糖尿病足

“中山二院方案”的理论和临床实践

刘兴州　叶　丹　杨　川◎编著

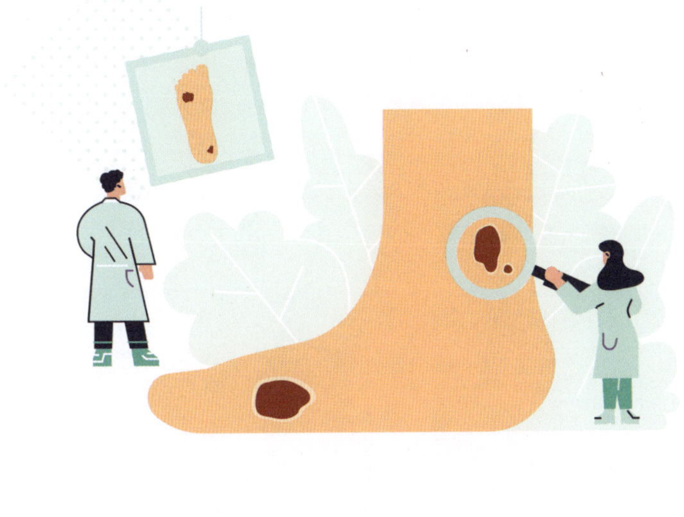

中国轻工业出版社

图书在版编目（CIP）数据

糖尿病足“中山二院方案”的理论和临床实践 / 刘兴州，叶丹，杨川编著 .—北京：中国轻工业出版社，2023.4

ISBN 978-7-5184-4258-4

Ⅰ.①糖… Ⅱ.①刘… ②叶… ③杨… Ⅲ.①糖尿病足—诊疗 Ⅳ.①R587.2

中国国家版本馆 CIP 数据核字（2023）第 031521 号

文字编辑：关　冲　　责任终审：张乃柬　　整体设计：悦然生活
责任编辑：付　佳　　责任校对：朱燕春　　责任监印：张京华

出版发行：中国轻工业出版社（北京东长安街6号，邮编：100740）
印　　刷：北京博海升彩色印刷有限公司
经　　销：各地新华书店
版　　次：2023年4月第1版第1次印刷
开　　本：710×1000　1/16　印张：12
字　　数：200千字
书　　号：ISBN 978-7-5184-4258-4　定价：98.00元
邮购电话：010-65241695
发行电话：010-85119835　传真：85113293
网　　址：http://www.chlip.com.cn
Email：club@chlip.com.cn
如发现图书残缺请与我社邮购联系调换
221485S2X101ZBW

序言

DIABETIC FOOT

《解密糖尿病足的“套路”》一书自2021年出版以来，受到了广大奋战在一线的临床工作者和糖尿病足病友及家属们的广泛关注及好评。这本书不仅回答了糖尿病足的发病机制，还提出了相应的治疗理念和方案；不仅讲述了糖尿病足局部创面的切口设计，还包含全身用药和营养支持；不仅归纳总结了临床工作中处理糖尿病足的经验和心得，还对规律性的现象提出了新定义和新观点。它通俗易懂地讲述着糖尿病足的故事，深入浅出地解密糖尿病足的“套路”……

本书作为《解密糖尿病足的“套路”》一书的升级版，在糖尿病足下肢动脉介入治疗及截肢方面，有着独到的见解和思考；不仅关注糖尿病足足部功能的保护，还对足趾的保全有不一样的认识和保护技巧；对糖尿病足的终极愈合手段，创造性地提出了“中二方案”，并结合大量的案例分享，如创面的部位覆盖，从足趾到足跟、从足背到足底、从踝关节到小腿、从截肢残端到大腿、从背部到手腕……相信翻开此书的你，一定能受益匪浅。

“中二方案”是中山二院方案的简称，经过近几年的积累沉淀和不断丰富，不仅可以立竿见影地解决糖尿病足的疼痛问题，还对创面的清创程度没有太大要求，适合各级医院应用。它能够加速伤口愈合，还可以解决住院时间长、费用高等难题。此方案普遍适用于大多数糖尿病足病人，在多家糖尿病足中心得到了推广和应用，解决了很多濒临截肢的糖尿病足病人的保肢难题，有着较强的适应性和生命力，是一套可复制、可普及、可广泛应用的糖尿病足治疗体系和治疗方案。

《糖尿病足“中山二院方案”的理论和临床实践》肯定不是放之四海而皆准的“武林秘籍”，但希望它可以成为糖尿病足治疗领域不可或缺的一本好书，能够帮助一线糖尿病足临床工作者，哪怕是治疗理念上有一点点启示，都是本书的意义所在。

笔者提供的案例丰富，总有一例会与你接触到的糖尿病足有几分相似，但是糖尿病足是一种非常复杂的疾病，每个病人之间的差别非常大，目前对糖尿病足的诊断和治疗也只能解决临床上部分病人的问题，还有很多有待进一步仔细观察、认真研究、慢慢体会的新问题。同时，由于编者团队都是临床一线的医护人员，无论是理论水平还是文字功底都有很多局限性，不足之处甚多，衷心希望所有有志于从事糖尿病足诊治事业的同行同道给予批评指正，为中国乃至世界的糖尿病足病人提供更好的服务。

愿所有读者平安健康，愿所有美好与温暖如约而至。欢迎读者对书里的内容提出建议，如有疑问，请咨询笔者助手电话：+86-13226411579。

（杨川）

目录

DIABETIC FOOT

DIABETIC FOOT

01 糖尿病足的终极愈合手段（一）

每个糖尿病足病人的慢性创面愈合都有一个治疗的“终极”手段，比如：以烧伤慢性创面愈合为基础的促进糖尿病足慢性创面愈合的“终极”手段是植皮；而对于有些糖尿病足的治疗的“终极”手段就是通过不同的敷料换药来获得创面的愈合等。其实，不同的“终极”手段，决定了每个新糖尿病足病人最初的处理方法，也就是说，对于一种比较正确的糖尿病足局部创面处理的思路应该是以“终极”手段为中心，确定一开始对糖尿病足处理的手段，并坚持不懈，直到创面完全愈合。

结合国内外治疗糖尿病足的文献及指南，笔者认为目前治愈糖尿病足的“终极”手段有以下几种：（1）截肢；（2）全接触石膏；（3）植皮；（4）异种胶原蛋白的植入。

这里的截肢是指踝关节以上的“大”截肢，这是一个复杂的医学问题和社会问题，在这里重点阐述有关的医学问题。实际上目前有关截肢的适应证一直没有统一的说法，各个版本的糖尿病足治疗指南中涉及截肢适应证的内容都很少，即便有，也是言之无物。对于一些比较确切需要截肢的病人（比如 Wagner 分级 5 级），一般没有多少争议，但是对于 Wagner 分级 3~4 级的病人，则有很大争议。在长期临床实践中，笔者觉得目前决定是否需要截肢的关键在于如果不截肢，是否能够用其他方法控制创面的炎症反应及促进最终愈合，而不会出现心功能及肾功能等重要脏器的严重受损。肯定回答就不需要截肢；如果对这个问题是否定回答，就需要尽快截肢。

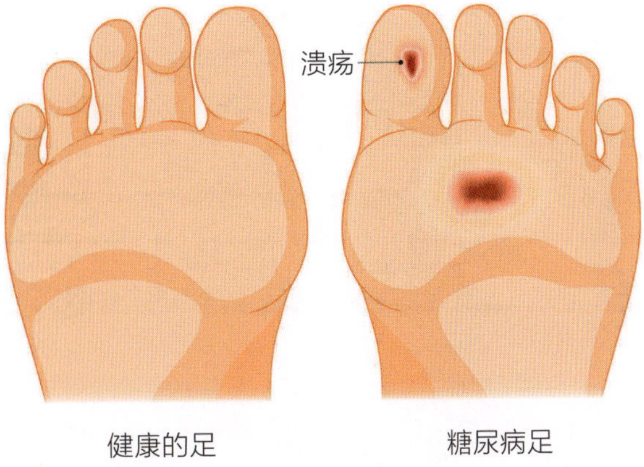

如果从这个观点出发，糖尿病足治疗的关键点是：如何能够尽快控制足部创面导致的严重炎症反应，当然，最好的方法是能够尽快使之愈合，但是对于糖尿病足病人来说，由于糖尿病的影响，皮肤的再生能力及抵抗力下降，愈合非常困难，故如何尽快减少局部的感染水平，减轻炎症反应，对于糖尿病足 Wagner4 级病人的治疗来说非常关键。

相反，如果糖尿病足局部创面的炎症反应不是非常重（感染不是很重），或者缺血比较严重（缺血严重的创面反而感染比较轻），其实病人可以带着创面长期良好地生存。当然，由于存在创面，导致皮肤的保护作用丧失，随时都有可能出现新的感染导致病情加重，如果能够尽快治愈创面（包括尽快形成痂皮），也是非常重要的。

为了达到上述目的，欧美国家的学者和中国学者有不同的思路，欧美国家由于环境、气候的原因（尤其是英国、北欧各国、美国北部地区），糖尿病足创面的感染相对轻，中国西北地区与上述地区有类似的气候条件，也就是说气候比较凉快（或者高温时段比较短），同时相对比较干燥（这点非常关键），因此足部的创面感染比较轻或者发展比较慢，炎症反应也较轻，因此，治疗这种糖尿病足的“终极”手段可以采用全接触石膏。

（刘兴州）

DIABETIC FOOT

02 糖尿病足的终极愈合手段（二）

西方学者认为导致糖尿病足最重要的原因是糖尿病神经病变，由于神经病变，足部受力异常，足部感觉障碍，容易发生损伤，会导致创面难愈合却不感染。对于这种创面，减压是一种很有效的治疗方法，伴随着这种理念的出现，全接触石膏就成了糖尿病足治疗的“终极”方法。

其一，全接触石膏可以有效减压。严格地说，全接触石膏可以把足部的压力分散到小腿上，结合其他支具（比如拐杖），可以最大限度地减轻足部压力而不用病人全卧床。

其二，不会过多干扰创面生长，全接触石膏一般 2 周才需要换药，病人可以出院在家休息。同时，可以节约大量人力成本，减少医疗费用。同时，反复清创由于很难鉴别清楚死组织和正常组织的界限而导致正常组织误伤。病人皮肤的再生能力本来就差，误伤的肉芽组织很难生长，有时候反而导致创面的愈合更加困难。

其三，就是气温比较低，也很干燥，病人能够承受长时间的全接触石膏治疗。更重要的是其感染发展慢（生长好的肉芽组织本身也具有抗菌作用），全接触石膏也有一定的保护作用，防止创面被污染。

由于全接触石膏非常便宜，安装方便，创面不需要非常特殊的处理（消毒或其他敷料也是需要的），因此应用非常广泛。

但是在中国南方，天气湿热，感染非常严重，所谓“神经性溃疡”（不愈合、不感染）的创面几乎见不到。一旦皮肤缺损，就容易出现严重的感染和全身炎症反应，导致病人产生“炎症风暴”，使得本来就因高血糖损害的重要脏器（心、肾等）雪上加霜。因此，全接触石膏在中国南方地区根本无法应用。

在中国西北地区，气温凉爽干燥，比较常见神经性溃疡，可以适当应用全接触石膏。但是由于负压创面修复技术在一定程度上与全接触石膏有类似的作用机理，在中国广泛应用，因此，全接触石膏较少应用。

安装负压后，由于害怕负压薄膜破口，因此病人一般都被要求卧床或者坐轮椅，造成事实上的减压，而且其抗菌能力及促生长能力较全接触石膏强，一般只需要 7~10 天更换一次，因此，这种技术与全接触石膏相比更胜一筹。

即使是负压技术有一定的抗菌作用，但是如果连续做负压或者做负压前创面感染控制不良，同样可以造成足部感染广泛扩散的后果。

那么，糖尿病足在中国的“终极”疗法是什么呢？烧伤科（整形科）医师挺身而出，告诉笔者是：植皮。

（刘兴州）

DIABETIC FOOT

03 糖尿病足的终极愈合手段（三）

糖尿病足慢性创面的核心问题是表皮缺损的长期不愈合，烧伤科（整形科）对这方面的病理生理有比较深入的研究，目前临床上有关慢性创面愈合的理论绝大部分都是烧伤科的专家学者提出来的，而对应临床治疗方法的核心技术就是各种植皮，对于其他部位的慢性创面或者糖尿病病人其他部位（除了足部），这套治疗方案应该还是非常有效的。

对于绝大部分的植皮方法，需要解决的核心问题是移植皮的存活，而影响移植皮存活的两个重要的基本条件是：感染和供血。

一方面，创面要尽量创造一种轻度感染，这需要全身抗生素的正确使用和局部抗菌敷料的应用，以及局部清创，清除坏死和感染组织等。另一方面，由于肉芽组织本身也有比较强的抑菌作用，因此使肉芽组织尽快生长也是局部抗感染的关键。因此，为了局部抗感染和使局部肉芽组织尽快生长，彻底的、有利于肉芽组织生长的清创也成为创面局部抗感染的关键技术之一。

无论是全身抗生素的应用还是肉芽组织的发育和生长，都需要创面血运供给，因此，虽然是两种方法，但核心是供血。由于大规模的清创可能导致局部血管被破坏，造成局部缺血更加严重。

这些问题在一般的烧伤或者非足部溃疡的病人中问题不是非常大（严重大面积烧伤的病人除外），糖尿病足创面总体来说比较小，供皮区丰富，因此一般认为烧伤科的这种以植皮为中心的治疗糖尿病足慢性溃疡的方法应该是很有效果的，但是临床情况却非常复杂。

糖尿病足碰到的第一大问题就是缺血，几乎所有的糖尿病足病人都有缺血，只是程度上的差别而已，而且有部分病人缺血十分严重，只能做下肢血管介入以改善，甚至做血管介入都不能改善。还有一部分病人虽然有血供，但是不足以支撑移植物（皮）的生长，因此很难 100% 的存活。

第二大问题就是前面提到的糖尿病足的感染往往十分严重，尤其是血运相对较好的病人感染更加严重，导致对清创的要求高，清创面积大，切除的足部结构多。一方面，由于糖尿病病人皮肤的再生能力差，足部缺血严重，大面积的创面生长十分缓慢，且炎症反应很难短时间内控制；另一方面，不能很快植皮来覆盖创面，而且有可能植皮覆盖的创面难以完全存活，因此，导致全身炎症反应综合征很难控制或者长期迁延，引起反复的心衰或者肾功能的急剧恶化。

第三大问题是足部小的空隙非常多，即使是非常彻底的清创，也很难完全解决感染问题，导致创面的不同部位生长速度不均衡，很容易形成窦道。即使植皮，由于很难完全存活或者生长速度不均衡，也容易形成窦道。一旦形成窦道，植皮非常困难，只能重新打开窦道，造成新的损伤。

第四大问题是足部的功能由结构决定，足部结构存在越多，残留的功能就越好，而大规模的清创术会导致大量结构被清除，残留的足功能很难恢复，也很难安装合适的假肢，病人的生活质量从某种角度上来说还不如直接在踝关节上截肢，安装一个技术成熟的假肢生活质量来得高。

当然，还有为了给植皮创造好的创面床，需要长时间住院以及植皮后的恢复等，导致糖尿病足非常压床。同时糖尿病足病人大多年龄非常大，一般情况非常差，很难耐受反复的大手术。同时医疗费用也非常高，增加了病人及社会的医疗负担。

总之，以植皮为终极愈合手段治疗糖尿病足（病人踝关节以下的足部慢性溃疡）面临着很多需要解决的难题。

那么，是否有其他方法来解决这些问题呢?

（刘兴州）

DIABETIC FOOT

04 糖尿病足的终极愈合手段（四）

解决以植皮治疗糖尿病足所产生各种问题的有效方法是尽量不植皮。

通过基础研究和临床观察，笔者认为感染是糖尿病足长期不愈的关键，而局部抗感染治疗是糖尿病足局部治疗的核心，清创并不是局部抗感染的关键，强有力的局部引流及抗感染的敷料才是糖尿病足局部抗感染的核心。当然，尽可能改善创面局部的血运也有利于治疗感染。

因此，当接收到一个新的糖尿病足病人时，首先应该确定如何切开，而这时切开的主要目的是如何充分引流，为了克服大规模切开清创带来的一系列问题，在临床实践中比较推崇一种 3~4 厘米平行于足长轴的切开，并且尽量避开足底的着力点和足背的趾缝处。

这种切开的最大优点是损伤比较小、恢复快，炎症反应比较容易控制，医源性损伤小，不容易导致继发性缺血或其他继发性的损伤。其最大缺点是清创比较困难，且不是非常彻底，感染控制有时候比较困难。因此，抗菌敷料的应用非常关键。

由于小切口很容易形成复杂窦道，窦道里面小的裂缝及小的窦道很多，因此最好用比较强的水剂杀菌剂（如水剂安尔碘、水剂银离子、双氧水等）清洗创面，最好不要用生理盐水或其他没有杀菌作用的液体清洗。之后填塞含杀菌剂的纱布（如安尔碘纱布、各种银离子敷料等）或者其他引流作用比较强的敷料，敷料最好不要太干。另外，不要用含有杀菌剂的棉球填塞，棉球引流作用差，容易遗留棉絮在创面深部而很难清除。由于清创后的糖尿病足创面都有血管破坏，长期应用重金属敷料有可能导致重金属中毒，而含碘敷料中碘的吸收几乎没有不良反应，同时严重的糖尿病足病人都有低 T3 或 T4 综合征，适当的碘吸收对于低 T3 或 T4 综合征的恢复有一定好处。

对于十分深而细的窦道，切开的损伤过大，可以考虑用水剂的安尔碘（一般用 3 型）或者碘伏灌注，同时填塞纱布或其他敷料的时候，一定要注意不要遗留敷料在窦道中。对于可见的坏死及缺血的组织可以用小剪刀清创。

一般处理局部创面的时候，要同步应用全身抗生素，以减少局部感染扩散，同时也希望能够对局部细菌感染有一定的抑制作用。

当然，其他能够增加局部创面血运的方法包括内科、外科及介入科的各种方法等，都可以同步进行，希望能够有充足的血液灌注而增加局部的抵抗力及增殖能力。

通过上述治疗后，下一个关键环节就是负压治疗的开始时间，也就是在什么条件下可以考虑进行窦道内的负压治疗。

由于负压有比较显著的增加局部血液供给及一定的抗菌作用，因此负压安装时机的选择总体来说有提前的趋势，但是要注意以下几点:（1）最好应用专门的负压敷料填塞，最好是干敷料;（2）最好不要用墙上负压（墙上负压多为吸痰等治疗用，持续长期负压非常不稳定）;（3）对于窦道，最好用吸管式的负压，吸盘式的负压对于较深的窦道效果一般;（4）最好不要连续做负压，每次更换负压敷料之间可以考虑用抗菌敷料换药 3~4 天，并进行一定的清创，以降低局部创面的感染程度。

之后，就可以考虑用终极愈合手段：人工真皮 - 缝合 - 负压辅助愈合治疗 - 家庭延展护理。

（刘兴州）

DIABETIC FOOT

05 糖尿病足的终极愈合手段（五）

对于典型的糖尿病足，实际上无论用什么方法，都很容易形成窦道，有些窦道非常细小且非常深，如果剖开，又会形成新的创面，如果单纯通过敷料换药，有些病人会长期不愈合，尤其是糖尿病病人，由于有神经病变及皮肤生长能力低下（其实是纤维蛋白生成不足），因此，按照“缺什么补什么”的一般思路，填塞纤维蛋白是常规方法。

目前商品化的纤维蛋白都来源于动物，由于猪 1 型胶原蛋白的氨基酸排列顺序和人的几乎一致，去除两端的抗原决定簇后，可以大大减少免疫排斥反应（其实几乎没有排斥反应）。一般的纤维蛋白会导致局部出现炎症反应，分泌大量组织液，使植入的纤维蛋白在 24~48 小时变成胶冻状物质，这种胶冻状物质最大的优点就是有可能填塞窦道中小的裂缝或腔隙，但缺点是容易流失。为了防止胶原蛋白流失，缝合窦道口是一种最有效的方法。

同时，由于皮肤有非常好的弹性，在适当时机缝合窦道口，很多时候可以完全封闭窦道，缩小窦道的空腔，减少胶原蛋白用量（降低费用），缩短愈合时间。

但是缝合的缝线在创面张力比较大的时候有可能会撕裂皮肤，同时由于皮肤的生长，一般糖尿病足慢性创面的缝线大约 3 天后就会松弛，导致创面重新裂开，有可能使得胶冻状纤维蛋白流出窦道口，因此，为了保持缝线的稳定性，可以继续减少窦道的空腔容积，促进皮肤贴合，在这种状态下在缝线外再装负压，一般 7~10 天更换一次负压敷料，连续装 2 次负压，就可以促进窦道的闭合。

这套方法（人工真皮－缝合－负压辅助愈合治疗－家庭延展护理）可以最大程度地减少窦道剖开导致的创面扩大，极大地加快了窦道的愈合，根据不同病人的条件，一般 2~4 周就可以使得窦道完全愈合。有些病人由于创面大，不能完全缝合，但是也可以在 2~4 周内把窦道闭合，简化创面，为病人回家后进行家庭延展护理创造条件，以降低糖尿病足病人的住院时间，减少住院费用和医保的支付比例，为病人提供了一种性价比较高的治疗方法和治疗模式。

人工真皮在窦道中的填塞，类似于血小板凝胶治疗糖尿病足的方法，血小板凝固后，形成胶原蛋白，但是由于抽血量的限制，其提供的胶原蛋白量较商品化的人工真皮（也是胶原蛋白）要少很多。同时由于人工真皮安装时是固态的，最好在安装前不要用生理盐水浸泡，安装方便、快捷，病人接受度高。另一方面，由于血小板凝胶是用新鲜血制作的，其中含有一些生长因子、免疫因子等，这是固态的人工真皮所不具有的，但是在多次用安尔碘清洗的窦道中一般都有新鲜肉芽组织形成，在填塞过程中往往会导致窦道中新鲜血的灌注，同时缝合窦道口时，也有新鲜血液流出灌注到窦道里面，这些新鲜血液中也含有生长因子及免疫因子，虽然比浓缩血小板凝胶少一些，但是也有一定作用。总之，人工真皮与血小板凝胶原理相似，但使用更方便、更快捷，效果更突出，所以临床比血小板凝胶的使用范围更广。

由于“人工真皮－缝合－负压辅助愈合治疗－家庭延展护理”的应用，使得糖尿病足从治疗理念到治疗模式都有了很大改变，并为糖尿病足的治疗提供了新思路。

（刘兴州）

DIABETIC FOOT

06 糖尿病足的终极愈合手段（六）

“中二方案”（“人工真皮填塞 - 缝合 - 负压辅助愈合治疗 - 家庭延展护理”）的直接作用就是解决了糖尿病足愈合过程中的一个大难题：窦道的封闭和愈合。实际上，由于这个问题的解决，带来了糖尿病足治疗理念的一系列改变。

首先，由于人工真皮的抗菌作用很弱（理论上没有），这就为糖尿病足慢性创面（窦道）的抗菌治疗提出了新要求，同时把对于复杂窦道的局部抗菌治疗的重要性提高到局部促生长治疗之上，甚至可以认为对于局部复杂窦道的抗菌治疗从一开始到伤口愈合都可以进行，而不需要进行太多的促进生长治疗（负压是一种具有抗菌及促生长双重作用的治疗方式，因此除外）。对于复杂窦道的局部抗菌治疗目前已经有很多方法，由于人工真皮抗菌作用有限，因此在安装之前，局部窦道要使用最强的抗菌方法进行清理，最好是使用临床用的液态杀菌剂。目前临床最容易得到且价格便宜、使用方便、对肉芽组织生长没有太大影响的液态杀菌剂就是碘制剂，最好是不含酒精的碘制剂。液态的安尔碘在笔者的临床实践中被发现是一种很好的用于糖尿病足创面处理全程的碘制剂。

其次，由于“中二方案”可以比较完美地解决窦道问题，为糖尿病足的“小创面切开”“小规模清创”“更好的引流”等方法提供了坚实的基础，使得有关技术在临床上能够真正广泛开展。

再次，人工真皮处理的创面对于局部创面血液灌注的要求比较低，一般能够支撑创面愈合的血运就可以胜任。因此，一方面，为很多没有条件进行血管介入的病人提供了保足的可能，可以通过内科治疗和等待，在局部创面有少量血运的时候就可以进行有关治疗；另一方面，对于糖尿病足下肢血管开通手术的要求也下降了，一般只要能够开通膝下三支血管中的一支就够用了，而不需要按照血管区理论（Angiosome 理论）来开通创面相关动脉（开通难度大，手术时间长，造影剂应用多），这样可以减少介入治疗对病人的损害。如果膝下三支开通实在太困难而侧支循环又建立得比较好，可以重点开通股浅动脉，也能够达到治疗目标，同时也可以使下肢动脉再堵塞出现的时间延长。总之，由于足部切口较小、感染控制较好，使得对于足部的血液灌注要求较低，从而为保足提供了最大可能性。

最后，由于创口比较小，愈合时间短，局部炎症反应轻，病人一般情况改善快，全身炎症反应轻，虽然病人的年龄大、局部供血不足，但手术耐受性和治疗耐受性都非常好，为挽救病人的生命和减少医疗开支奠定了坚实的基础。

同时，“中二方案”作为一种糖尿病足的终极治疗方案，也为解决目前临床上糖尿病足管理最头痛的两大难题提供了解决的新希望。

（刘兴州）

DIABETIC FOOT

07 糖尿病足的终极愈合手段（七）

在目前的医院管理模式下，糖尿病足管理对于很多科室来说都是一个难题，尤其有两大问题一直困扰着糖尿病足的专科医生，那就是：治疗费用高和病人周转慢，很多非常优秀的糖尿病足专科医生都败在这两个问题上。

那么对于这两个问题目前国内的有关科室有哪些解决方案呢？主要有三点。

（1）住院加门诊换药：这是目前国内应用最广也是最经典的管理模式。其优点有：可以部分解决上述两大难题，同时对于创面处理的质量有保证。缺点是：对于离医院较远的病人非常不方便；各种其他费用高；病人门诊换药麻烦。

（2）双向或多向转诊模式：比较重的糖尿病足病人及时转到区域糖尿病足治疗中心，等到创面比较稳定，全身及局部创面处理比较简单后，再转到比较基层的医院。其优点是：符合国家医保政策，可以部分解决上述两个问题，创面处理质量有保证，可以调动各级医院医师诊疗糖尿病足的热情，加强糖尿病足预防和早期糖尿病足的治疗力量，追踪病人方便。缺点是：病人转运困难，各级糖尿病足诊疗中心建设困难等。

（3）家庭延展护理模式：等到创面稳定，全身及局部创面处理简单后，直接回家，在家进行创面的延展护理。严格意义上讲，这是解决上述两个难题的终极方案，其优点是加强了病人及家属对糖尿病及糖尿病足的预防和治疗意识。缺点是创面护理质量参差不齐，加大了糖尿病足专科医师和护士的工作强度等。

三种方案各具优缺点，应该根据病人的实际情况来选择，或者几个方案联合使用。但这些方案能够得到实施的关键是需要尽快简化创面。简化创面即:（1）局部炎症反应得到控制;（2）缺血问题得到解决;（3）没有窦道。而“中二方案”中是能够较快达到这个目标的（对于一般的 Wagner4 级创面，一般只需要 2 周左右就可以达到转院或出院标准）方案，尤其是应用人工真皮 - 缝合 - 负压辅助愈合治疗 - 家庭延展护理后，很多病人都可以出院在家休养。另外，加上笔者简化了换药的敷料以及充分利用互联网技术等，使家庭延展护理模式运行得比较流畅，也比较好地解决了治疗费用高和病人周转慢的问题。

总之，糖尿病足“中二方案”，在临床实际运用过程中体现出了旺盛的生命力。很多医院结合其具体实际，灵活应用该方案，都取得了很好的糖尿病足治疗效果。读者可以结合笔者提供的病例，更加深刻地理解有关治疗要点，为糖尿病足病人造福。

（刘兴州）

08 黑脚趾的处理

糖尿病病人经常莫名其妙就出现黑脚趾，尤其是在冬季。一般认为这和缺血有密切关系。其处理比较棘手，且效果一般。

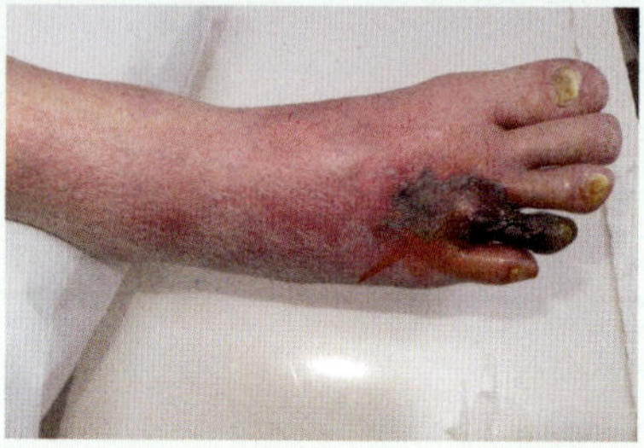

对于糖尿病病人的黑脚趾，首先在诊断上要有一个判断，就是脚趾缺血坏死是否由下肢动脉堵塞所致。虽然有一部分是糖尿病外周血管病变导致的，但是还有一部分是由于足部感染或者足部动脉栓塞导致，并不一定是下肢动脉堵塞直接导致的。换句话说，并不是应用下肢动脉介入治疗就可以解决所有问题，这种病人要慎重进行下肢血管介入治疗。可以考虑用双抗（例如：氯吡格雷 + 贝前列素钠等，建议不要用阿司匹林）进行保守治疗。

对于黑脚趾的局部治疗，笔者一般采取如下步骤。

（1）先用安尔碘纱布包扎，寻求黑脚趾的“木乃伊”化，并使黑脚趾与没有坏死的组织分界清晰，最好没有痂下感染。

（2）一般不必等待黑脚趾的自然脱落。病人的黑脚趾很难自然脱落，而长期黑痂覆盖的保护作用不可靠，早晚会出现痂下感染，并可能由于治疗不及时而导致感染扩散。

（3）等到创面和正常脚趾分界清楚，就沿着黑边切除黑脚趾，同时要避免趾骨曝露，最好把创面做成杯口状，为之后的缝合留下余地。

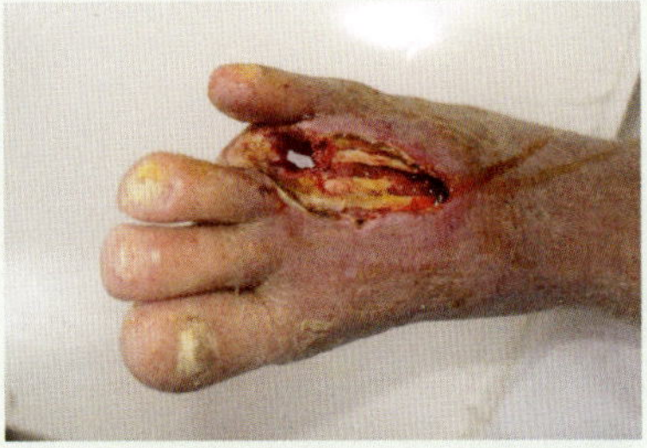

（4）切除黑脚趾后要注意向足背和足底方向探查，很多病人往往向足背或者足底方向有窦道形成。如果探查有窦道，一般需要在下面切开，但是切口最好离开黑脚趾创面 1~2 厘米，不要与黑脚趾创面相连。

（5）去除黑脚趾后，考虑用安尔碘纱布填塞和包扎一段时间，之后有两种选择：一种是持续安尔碘纱布包扎，直到创面愈合；一种是填塞人工真皮加缝合加负压。两种方法的取舍决定于换药水平低和治疗费用等多种因素。总体说来，第一种方法愈合比较牢靠且相对便宜，但愈合时间长；后一种方法愈合快，效果比较好，但费用相对较高。

上述方法是对于处理黑脚趾的经典方法的一种改进，最大改变就是可以沿着脚趾坏死的边缘将已经坏死的黑脚趾去掉，一般可以保留跖趾关节和足部的受力点，创面愈合后病人站立和行走功能能够大部分保存。其缺点是有可能感染没有完全清除而出现创面复发，但是如果换药仔细，安尔碘应用得当，出现复发的概率非常低。

应用这种方法对于糖尿病肾病合并“钙化防御”的黑脚趾病人效果尤其可期，可以最大程度保存病人足部功能，同时对于多趾出现局部缺血性坏死的病人也可以用这种方法进行处理。

（刘兴州）

DIABETIC FOOT

09 糖尿病足水肿的处理

导致糖尿病足水肿的原因非常多，大致可以分为四大类:（1）糖尿病足最初时期，由于感染导致的肿痛;（2）糖尿病足治疗过程中，由于心衰、肾衰和低蛋白血症等导致的肿;（3）糖尿病足创面愈合后期，这段时间有些病人也会出现水肿，被称为“愈合肿”;（4）由于下肢静脉曲张或者静脉栓塞导致的下肢水肿。

后三类水肿笔者在第一本书里已有涉及，这里主要说说第一类水肿。

第一类肿涉及糖尿病足治疗的一个重要方法选择：是保守治疗还是切开治疗。

病人如果出现红肿热痛的感染，不切的话，治疗方法是全身抗生素加局部抗菌敷料治疗，同时加少量利尿剂。这种方法的治疗关键是对局部情况的判断（是否存在脓腔）。如果存在脓腔，就需要尽快切开；如果决定不切开，最好联用比较强的全身抗生素，而且要密切观察全身的炎症指标（如体温、局部红肿热痛的情况、白细胞、C 反应蛋白等）的变化，如果病情没有明显改善，要及时切开。

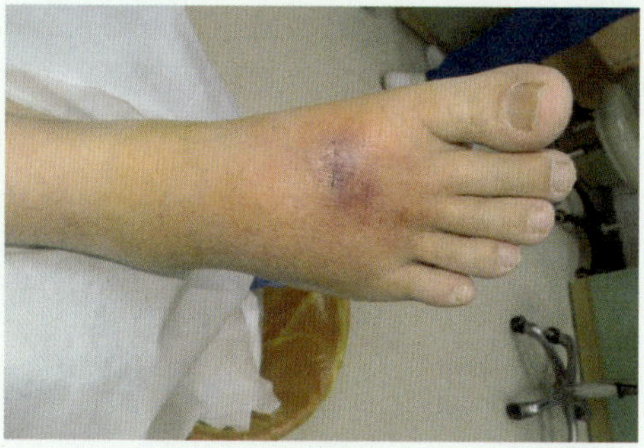

如果治疗有效，水肿会有明显改善，就可以用上述方法处理，这种方法代价比较小，愈合快。

虽然之后愈合慢，有可能有其他并发症，但可以尽快结束感染的扩散，减轻全身炎症反应，也能够及时消肿、止痛，使感染得到及时控制。

总之，糖尿病足的水肿是一个比较复杂的问题，需要根据不同的病因进行有针对性的治疗，才能获得更好的效果。

（刘兴州）

DIABETIC FOOT

10 糖尿病足病人动脉血管介入治疗的选择（一）

糖尿病足病人几乎全部都有下肢动脉疾病，也被称为糖尿病外周血管病变，而且很多病人的动脉病变都是全程弥漫性病变，也就是从大动脉到中动脉到小动脉甚至微动脉都有病变。对于这么广泛的动脉血管病变，目前能够用手术（包括介入手术和搭桥手术）进行干预的不到10%，因此，动脉血管介入手术如何选择病人，是保证手术成功及疗效的关键步骤。

无论从理论分析还是临床实践，糖尿病足病人进行动脉介入治疗都有其显著优点，但是也存在很多问题，尤其是一些病人做完介入手术后，创面的愈合仍然十分困难，而且在手术过程中和手术后也会出现程度不同的并发症，有些严重的并发症甚至可以导致病人死亡。从这个角度来说，也不是所有“缺血”的糖尿病足病人都需要或者都能够进行动脉血管的介入手术。

任何手术的适应证都是两方面：疗效和不良反应（并发症），动脉血管介入手术并发症的预防涉及对病人重要脏器的评估、术者的技术水平等多方面的问题，是一个动态的标准，但是是否需要做手术，就糖尿病足而言最重要的因素还是足部的局部情况。

在这里有一个需要判断的关键问题并不是足部是否缺血，而是足部这种缺血是否是用动脉介入治疗能够解决的或者能够改善的。换句话说，足部创面的愈合是否依赖下肢动脉介入治疗？糖尿病足病人动脉血管介入治疗的选择最重要的标准就是动脉介入治疗即使成功了是否能够加快或者改善其创面愈合。如果可以就应该做，如果不可以或者没有把握，最好不要做，或者再观察一段时间再考虑是否应该做。

目前临床上有很多方法用来评估下肢动脉病变，这些方法中有一些用来评估下肢动脉病变的程度，或者直接说是评估下肢大中动脉堵塞的程度，另外一些用来评估足部缺血的程度，但是目前没有比较好的指标能用来评估足部缺血是否是介入治疗能够干预的且是动脉堵塞导致的，或者说，没有哪个指标能直接评估介入治疗能够干预的动脉堵塞占足部创面缺血原因的多少。因为下肢，尤其是小腿（膝下）及足部的动脉可以形成非常广泛的侧支循环，而这种侧支循环的评估十分困难，而用介入的方法开通所谓的主要血管（一般侧支循环会关闭或者受到损伤）后，是否一定比侧支循环提供给足部创面的血量更多，不同的病人可能相差很大。也就是说，如果手术前这个病人下肢主干动脉闭塞或狭窄对于足部创面的供血是侧支循环不能替代的，做介入手术比较有效；而如果侧支循环能够提供足部创面足够的血运，至少在这个时候是否需要做下肢动脉的介入手术，可能需要仔细考量。

（杨川）

DIABETIC FOOT

11 糖尿病足病人动脉血管介入治疗的选择（二）

如何判断介入治疗能够干预的动脉堵塞与足部创面缺血程度直接的关系呢?

在临床实践中，如果足部远端发生缺血改变，就肯定是有缺血，但这种缺血除了血管问题外，还在一种情况下经常发生，就是缺血创面本身或者近端有感染，炎症反应出现红肿热痛，尤其是局部水肿可能压迫血管，导致毛细血管出现血栓等，这种急性血栓形成很难产生侧支和代偿，因此，可以导致足部远端出现急性或者进展性的缺血坏死，这种坏死进展非常快，很难通过介入手术来改善，但可以通过局部切开（一般是小范围切开）、含碘纱布条引流等方法来减压，为之后小范围去除坏死组织，最大程度保全足部功能创造条件。

如果小范围切开及引流之后，切开的局部伤口在含碘纱布条填塞后，再次出现坏死，尤其是干性坏疽，则强烈提示这种坏死是由于更近端的动脉狭窄或者堵塞所致，而且在目前这种炎症状态下，侧支循环无法为创面提供足够的氧气和营养物质（血供不足）。因此，比较正确的处理方式是:（1）尽快进行下肢动脉的介入治疗，以提高局部创面的血供，同时在切开且良好的引流条件下，也可以尽快使创面的细菌感染和炎症消退，为介入治疗创造条件;（2）如果没有条件做介入治疗（由于技术问题、病人的全身状态、经济问题）时，一方面，尽量不要再扩创，以免使得坏死部位更加扩大，另一方面，可以增加全身的扩血管治疗，等待局部血运的恢复。由于切开引流及局部含碘敷料的应用使局部感染得到控制，炎症反应得到消除，病人全身情况将有明显好转，这时可以考虑再进行下一步治疗，比如截肢，或者先回家继续换药等待血运恢复。在每天应用含碘敷料进行换药的情况下，血运恢复的标志往往是出现痂下感染或者硬痂变为软痂，此时再进行去痂治疗，有可能获得良好的创面床，之后再进行负压治疗等顺序性治疗从而最终获得创面的愈合。

如果小范围切开及引流之后，创面红润，说明之前足远端的缺血坏死是由于局部感染所致，由于小范围切开引流清创等处理使得局部血运得到恢复，而更近端的下肢动脉虽然有狭窄或梗死，但是侧支循环的形成足以维持远端创面的血供，在这种状态下，完全可以通过之后的负压、敷料、清创、人工真皮等方法获得局部创面的愈合，而并不一定需要做下肢动脉介入治疗。

还有一种比较尴尬的情况，就是病人下肢血管梗死，尤其是从股浅动脉（甚至从髂动脉）就有长段的梗死，膝下动脉基本堵塞了，病人一般情况也不太好，尤其是心功能和肾功能一般。虽然这种病人是需要做介入手术的，但病人不一定能够耐受长时间大剂量的造影剂手术，那么医师有什么选择呢？

（杨川）

DIABETIC FOOT

12 糖尿病足病人动脉血管介入治疗的选择（三）

糖尿病足病人往往已经到了糖尿病晚期，全身各个部位的血管条件都很差，尤其是心功能、肾功能都不是很好，且年龄也很大。在这种情况下，病人的手术耐受性非常差，长时间大剂量造影剂的动脉介入治疗后，往往会出现不同程度的并发症，尤其是严重的心衰或者肾功能不全，因此，如何能够缩短手术时间，减少造影剂的用量也是对病人进行动脉血管介入治疗的挑战。

当然，提高医生的技术水平及应用更好的设备器械是应对上述问题的基础。

然而，在手术中对开通血管的选择是解决上述问题更有效的方法。但是，根据下肢动脉血管介入治疗的 Angiosome 理论，需要尽量开通足部创面的直通血管，这就意味着要努力开通膝下三支，尤其是胫前动脉（这条动脉在糖尿病足病人中基本上都是闭合的）是非常困难的，需要耗费大量时间和精力，而且由于不能用支架，很容易在短时间内出现再堵塞而前功尽弃。更关键的是在反复操作中，也可能会损伤已经建立的侧支循环，出现笔者之前讲的情况：开通的血管的供血不一定比之前建立的侧支循环更好。

因此在临床实践中，对于开通血管的选择是尽可能开通股浅动脉和腓动脉，而不追求开通到达足部创面的直通血管。

这种选择的好处是：（1）效果好，虽然只开通了股浅动脉，但强大的血流可以维持膝下的侧支循环，甚至可以开通新的侧支循环，也有可能改善膝下三支主干动脉的梗阻或狭窄的情况。可以明显改善足部远端缺血坏死组织周边的血运，加快及促进创面愈合；（2）股浅动脉几乎没有侧支循环，不会破坏侧支循环；（3）股浅动脉可以放各种支架，结合全身用药，短时间内不会出现严重的再梗死；（4）操作简单，手术时间短，造影剂应用少，一般造影剂用量低于50毫升，很多病人甚至低于30毫升；（5）术后并发症出现少，很少出现造影剂肾病；（6）病人手术耐受情况好，一些心肾功能很差的病人都可以进行手术。

糖尿病足病人外周血管病变严重，年龄大，局部创面供血不良，是严重影响其创面愈合的重要原因，一方面尽可能用内科、外科的方法开通各级血管，增加供血；另一方面，应用小切口、可靠的引流、具有局部强烈杀菌及抑制炎症反应的敷料等，以最快、最有效的手段降低创面局部的耗氧量，使得供给和消耗平衡，以获取性价比最好的治疗效果。

总之，对于糖尿病足的介入治疗，正确选择最合适的病人、正确选择最合适的方法、正确开通最关键的血管、正确预防和治疗有关的并发症是最关键的。

（杨川）

DIABETIC FOOT

13 糖尿病足病人动脉血管介入治疗的选择（四）

胫骨横向骨搬运技术（以下简称骨搬运）在国内流行快10年了，期间也有一些发展和改进，对于这种技术的评价相差甚远，有医师和专家认为这是一个解决糖尿病血管病变的“法宝”，不但可以解决糖尿病足的供血问题，还可以改善病人全身的血管病变。并认为该技术具备简便易操作、创面小、病情改善快、有可能减少截肢、减轻痛苦、提高生活质量、治疗费用相对较低、病情不易复发等优点。比如笔者就接收过左侧糖尿病足的病人，做了右侧骨搬运，效果让人大吃一惊。

不看好的医师和专家认为这种技术主要有这些问题：（1）从理论上讲，这种技术的理论基础始终比较模糊，如到底是否改善了侧支循环，通过什么机理改善了侧支循环，就算有改善，这种改善是否有效；（2）从临床上讲，到目前为止比较严格的临床对照研究资料不多，单纯的病例报告及少数病例研究能够说明这种技术有一定的效果，但是很难说明比目前临床常用的其他方法更优越；（3）从预后来看，有少数糖尿病足病人最后不得不截肢，也有不少病人能够愈合，并没有非常确切的比例来说明这种技术的优越性；（4）相对于其他糖尿病足治疗的技术，骨搬运的费用较高（与血管介入技术比便宜一些），很多病人难以接受。

公平讲，笔者认为作为一种治疗糖尿病足的技术，该技术和其他技术一样，还是有一定的效果，但是这种技术的适应证不清晰，并发症目前相对比较清楚，但对并发症的补救方法不是非常明确，注意事项也不太清楚。因此，影响了这种技术的传播和传承。

实际上对于骨搬运技术的疑问，在很多糖尿病足治疗的其他技术上也都存在。而病人对于保命保肢的要求越来越高，无法做到将这些技术的机理盲点研究清楚才进行治疗，只能在临床上摸索着前进。因此，到目前为止，各个糖尿病足中心都有一些核心技术和“绝技”，这些“技术”“绝技”和“模式”都很难成为绝对主流，也很难规范化。加上按照经典的循证医学理论和方法进行临床验证又特别困难，使人感到糖尿病足的治疗很不规范、很难掌握、很难推广。

对于骨搬运技术以及其他糖尿病足治疗方法和理论最需要做的是让人如何真正接受其原理，信服其效果，掌握其适应证、并发症及注意事项等，所以，糖尿病足的治疗任重而道远。

（杨川）

DIABETIC FOOT

14 糖尿病足大截肢平面的确定及残端的保护（一）

糖尿病足是否需要进行踝关节以上的截肢（俗称大截肢），或者确认大截肢的适应证，是目前糖尿病足治疗中一个备受争议的问题。由于很多糖尿病足中心的治疗目标之一就是尽量避免大截肢，因此，很多中心或者专科医师对于大截肢的适应证控制得非常严格。笔者中心对于大截肢的态度也是随着对糖尿病足治疗认识的深入而逐步加深的。

目前对于糖尿病足治疗的理解导致对于糖尿病足大截肢的适应证产生了如下看法。

从糖尿病足治疗的目标看，终极目标是保住病人的生命，其次是尽量提高病人之后的生活质量。因此，当足部病变已经直接影响病人生命时，应该丢车保帅，尽快进行大截肢。最常见的就是全足严重感染：（1）已经无法用目前的保守治疗（保足）来快速有效地控制足部感染；（2）不能快速控制由于糖尿病足而导致的严重心衰和肾功能不全；（3）不能有效控制由于糖尿病足导致的进展性心功能和肾功能的恶化等。

由于各个中心治疗糖尿病足水平的差别，难免导致有些可以保足的病人被截肢。即便是目前国内外水平最高的糖尿病足治疗中心，对于有些糖尿病足导致严重的全身炎症反应综合征无法用非大截肢方法来控制的时候，都应该尽快进行大截肢手术，以保全病人生命。

还有一种情况，也不能不进行大截肢手术，就是病人足部缺血，或者进行了下肢血管介入手术后，由于各种原因导致的血管再堵塞。这种病人不是大截肢的绝对适应证，需要医师和病人或病人家属根据病人的病情、诉求、经济情况、社会支持能力等条件进行综合判断和权衡，最后确定是否需要进行大截肢治疗。

这种情况最考验医师的技术水平和医学伦理水平，但是一般而言，进行血管介入治疗效果不是特别好，病人创面愈合缓慢，对于创面护理要求高，如果家庭经济情况不好或者所在医院外周血管介入水平有限，最好还是考虑进行大截肢手术，以缩短战线，为病人争取更好的生活质量。

但是其中有一个非常重要的判断，就是预判血管介入治疗对于创面愈合的作用有多大。由于目前各种常规血管病变判断的方法都很难确定下肢血管侧支循环的代偿情况，使得这个判断变得并不准确，而这个判断是决定是否保足最关键的砝码，所以在哪些情况下只能进行大截肢手术目前还是一个争议颇大的难题。

（叶丹）

DIABETIC FOOT

15 糖尿病足大截肢平面的确定及残端的保护（二）

笔者在前文中详细论述了糖尿病足创面缺血的判断，即可以根据糖尿病足创面的缺血情况来判断是否需要进行介入治疗。如果还是不能准确判断是否需要进行介入治疗，可以考虑在创面做一次负压治疗，1 周后拆除负压，如果创面的缺血情况较前有明显改善，则说明缺血情况还不是很严重，或者不需要进行腿部动脉的介入治疗。如果缺血情况改善不明显或者更加严重，则说明创面缺血严重，可能不进行介入治疗就无法使得创面愈合。如果病人没有条件做介入治疗或者伴有感染，就有强烈的大截肢的指征。

一旦决定需要进行糖尿病足踝关节上截肢术，截肢平面是下一个需要确定的问题。

按照经典理论，一般是根据血流的情况确定截肢平面。但是经过 10 多年的临床实践，笔者发现人体有一个“天生”具有众多优点的截肢平面，那就是膝关节下 10 厘米（小腿中上三分之一）的平面，也就是胫骨粗隆下平面。

其有如下优点。

（1）远离糖尿病足感染平面，一般可以追求 1 期愈合。当然，如果感染侵犯到这个平面附近，或者超过了这个平面，就只能在膝关节上截肢。实际上截肢治疗是一种以空间换生命的做法，将足部的严重缺血或感染的伤口换成膝关节下的清洁伤口，以追求在短时间内尽快控制感染，降低炎症反应综合征和强化创面的完全愈合。

（2）随着生物工程的进展，目前踝关节的替代支具已经非常成熟，替代效果非常好，价格也比较便宜，性价比高，膝关节下 10 厘米的残端为安装有关支具提供了非常好的“接头”，而且由于残留了一些小腿肌肉，大腿肌肉保存完全，膝关节功能完善，安装假肢后经过一段时间的训练，病人可以比较好地驾驭假肢进行运动。

（3）由于膝关节下 10 厘米平面恰好在小腿肌肉的上方，切断胫骨及腓骨后，可以留下比较长的肌肉和多层肌肉包住骨残端，为之后的创面愈合创造良好条件，使得截肢创面能够达到 1 期愈合，也是不需要进行二次手术或进一步向上截肢的重要保证。实际上，做踝关节离断、小腿中下三分之一截肢、小腿中段截肢等，与膝关节下 10 厘米平面截肢相比，在功能保全上没有任何区别，在安装假肢的难易程度上，膝关节下 10 厘米平面反而更加成熟，最重要的是，膝关节下 10 厘米平面较前几个平面具有更充分的肌肉来包裹骨残端。笔者中心收进了好几位小腿中段截肢而无法完全愈合的病人，都出现了骨曝露的情况，处理起来比较棘手。

（4）膝关节下 10 厘米平面恰好在腘动脉分为膝下三支（腓总、胫前、胫后）附近，血运比较丰富，即使是这些血管堵塞了，其侧支循环也比较充分，为截肢创面的愈合提供了丰沛的血运，为创面 1 期愈合提供了非常好的条件。

糖尿病足的截肢手术没有什么特殊要求，截肢后可以常规安装引流管，但是不要立刻在创面上安装负压吸引，一般缝合以后的伤口负压吸引的主要作用是压合，而截肢手术后皮肤的张力都比较大，皮下没有空腔，无须压合。且 7 天作用的负压反而容易导致皮损、感染加重等，不利于创面的观察和修复。

（叶丹）

DIABETIC FOOT

16 糖尿病足大截肢平面的确定及残端的保护（三）

我中心收治过大量重症的糖尿病足病人，其中截肢病人并不少见。在大截肢后残端的保护上已经形成了自己的一些方法和理论。

（1）截肢后第二天白天，离截肢手术不到 24 小时，就可以打开截肢残端的敷料，用安尔碘清洗创口，并用安尔碘纱布包扎；之后每天创面换药，用安尔碘棉球清洗创口，并用安尔碘纱布包裹残端。

（2）第 3~5 天，当引流管内 24 小时的引流液不足 10 毫升时，拔出引流管。

（3）一般在术后 10~14 天，手术的创口经常会有不同程度的炎性反应，甚至皮肤切口会裂开，此时是处理残端的关键时刻。继续用安尔碘棉球清洗创口，但是一定不要用止血钳、镊子、探针探查裂缝，更不能间断拆线或者直接拆线，也不要用生理盐水冲洗创面或者灌注裂缝，可以考虑用安尔碘灌注裂缝，最重要的是清洗创面后直接用不是太干的安尔碘纱布覆盖创面（全部缝线的地方），之后用白纱布包裹及绷带包扎，切忌在 2 周左右拆线。到手术第 3 周末（术后 21 天），则需要拆线，哪怕判断拆线后创口会有裂开。

（4）如果拆线后创口裂开，有或者没有明显的感染，都可以按照糖尿病人皮肤慢性创面进行处理。一般是继续用安尔碘清洗创面（不要用生理盐水进行清洗），安尔碘纱布覆盖创面，也可以进行负压治疗，或者人工真皮加缝合加负压等。如果有一些小窦道，也可以用安尔碘灌注，但是不要切开，尤其是看到皮下的缝线，如果没有线头感染，一般不要拆线。看到窦道也不要探查，更不要切开，以防骨残端曝露。

（5）待创面完全愈合后，可以考虑安装假肢。一般而言，如果在得糖尿病足之前能够比较正常行走的病人，一般情况比较好的病人，成功安装假肢的可能性更大；如果得糖尿病足之前就已经不能正常行走或者行走非常艰难的病人，一般很难成功安装假肢，可以考虑在床上进行一些康复运动。凡是一侧做过大截肢手术的病人，另外一只脚都是高危足，一定要注意不要出现健侧足的新溃疡。

（杨川）

DIABETIC FOOT

17 糖尿病足大截肢平面的确定及残端的保护（四）

为什么糖尿病足大截肢后创口要3周才拆线，而且在3周必须拆线呢？这是笔者根据对大量截肢创口的观察得出的结果。正如前文所述，截肢实际上是以空间换生命，以空间换感染的控制，因此，一般认为到小腿中上三分之一平面应该是没有感染的清洁伤口，但实际上由于病人全身抵抗力的下降和糖尿病足创面感染的扩散，很难保证小腿中上三分之一平面是完全无菌的（按照一般骨科各个关节置换术的要求，病人全身都不能有创面，尤其是足部不能有创面），因此，糖尿病足大截肢手术只是一个低细菌负荷的手术而已。

另外，截肢手术残端是一定要分层缝合的以保护截断的胫骨和腓骨断口不曝露，一旦曝露就必然感染，这时导致的感染是很难处理的，只能选择更高的平面来截肢，以获取新的非感染平面。

对于最外层的皮肤缝合层，理论上出了手术室就会有细菌附着，这时无论是敷料还是负压，都不可能保证完全无菌，如果不及时处理创口（每天用强有力的杀菌剂清洗创口），一般而言，1周后会有细菌滋生，因此，截肢的创口不需要马上安装负压，而是需要尽快用安尔碘清洗创面和用安尔碘纱布覆盖创口，以降低创口附近的细菌负荷。

中间的肌肉层，是保护胫骨和腓骨断口不曝露的最重要的屏障，一旦这层屏障曝露了，那么胫骨和腓骨断口基本上就无法保证无菌。就需要进一步向上截肢来进行治疗。因此，笔者从平面的选取（小腿中上三分之一平面在小腿肌肉的近端，可以在截肢手术时有充分的肌肉来覆盖断口）时就要考虑到这个问题。更重要的是，当皮肤缝合层出现破口时（根据笔者的统计数据，大约 60% 以上的糖尿病足大截肢的创口在第 2 周都会出现破口），一定不能进行探查、切开、拆线等操作，这个时候肌肉缝合层往往还没有完全愈合，一旦通过上面所述的操作将肌肉缝合层打开，那么细菌一定会进入最里层后到达端口处，这个时候如果病人抵抗力没有得到恢复或者全身抗生素应用不到位，极易引起胫骨和腓骨断口的感染和肌肉层感染等，而使得整个残端的防御体系崩溃，导致严重后果。因此，笔者对于糖尿病足大截肢残端的治疗核心是保证截肢残端肌肉层的完整和不感染，这是最重要、最核心的治疗原则和方法。当然，也要保证有关残端的血运和血栓形成，糖尿病足总体来说是缺血的，因此，术后第二天开始，一般要给 3~7 天的抗凝药和长期的抗血小板药物治疗（不用担心残端出血）。当然，由于大截肢手术对于病人而言是一个大刺激，一般不要用阿司匹林来进行抗血小板治疗，以防出现消化道出血。

对于膝关节上平面的截肢手术，一般要尽量避免，以免产生严重后果。

（杨川）

DIABETIC FOOT

18 糖尿病足大截肢平面的确定及残端的保护（五）

膝关节上的截肢平面一般有三个，一个是膝关节上10厘米，一个是股骨中段，一个是髋关节。在糖尿病足病人中，如果需要进行髋关节离断术，病人状态很差，基本是弥留之际，可以不用做手术。膝关节上的截肢残端一旦感染或曝露股骨，就完全没有退路，只能进行髋关节离断术，这种情况就非常被动，一定要尽量避免，确保截肢残端不感染或股骨不曝露。

膝关节上截肢，如果靠近膝关节（股骨中下三分之一），由于大腿的肌肉位置比较高，实际上覆盖股骨残端的肌肉并不充分，如果做股骨中段截肢，肌肉是比较充分的，但大腿的皮下脂肪比较多，术后很容易形成切口处的脂肪溶解，导致切口裂开，而更高位的截肢平面，病人手术风险更大，术后功能恢复更加困难，所以更不可取。因此，对于糖尿病足病人而言，最好还是能够在膝关节下的平面进行截肢。

确实需要进行膝关节上截肢手术，术后的创口护理总原则与之前提到的是一样的。考虑到膝关节上截肢的肌肉层创口更大，更容易形成脂肪溶解，因此，可以考虑截肢创口更晚拆线，笔者一般是术后3~4周才拆线，一定要尽可能等到肌肉层愈合后再拆线。同时一定不要对创口可能形成的窦道或者裂缝进行大规模探查，也不能用生理盐水冲洗，最好也不要用各种新型敷料填塞，可以用安尔碘进行灌注，裂口处不要用安尔碘纱条填塞，更不能进行清创、拆线等操作，也不要做负压或其他治疗。这个时候最重要的局部治疗就是每天用安尔碘（或者碘伏）冲洗切口，用安尔碘纱布湿敷创口并包扎创口。另外要注意大小便对于创口的污染，尤其是女性病人，最好插导尿管。

术后第4周一定要拆线，即使用安尔碘纱布换药也不能阻挡线头导致的感染。拆线后很多创口都会裂开，这时可以考虑在安尔碘纱布清洗后安装负压，以促进开裂创口的愈合。

糖尿病足踝关节以上的截肢手术基本上是糖尿病足治疗的终极手段，病人付出了肢体的代价来换取生命的保全，是一个十分痛苦的决定。对于医生而言，追求手术过程的安全性及术后创口的尽快愈合，是糖尿病足专科医师最重要的责任，尤其是要避免“切腊肠”式的手术过程，所以要尽可能选择膝关节下的截肢平面，最好是小腿中上三分之一的平面。而手术后残端的处理一定要尽可能保证肌肉层的完整和不被感染，防止骨残端曝露是截肢术后创口护理的最重要目标。

总之，评估糖尿病足病人的截肢手术创口的1期愈合也是评估糖尿病足中心水平的重要指标，需要笔者及中心医护工作者的共同努力。

（杨川）

DIABETIC FOOT

19 足趾的保全（1）：总论

足趾有什么功能？可能很多人都没有注意到，而在糖尿病足的病人中，足趾出现问题的非常多，那么笔者是否应该尽力保存病人的足趾？有什么方法可以保存病人的足趾？

随着糖尿病足治疗技术的提高，糖尿病足病人踝关节以上的截肢率有了明显下降，但同时以部分切除足为代表的小截肢率在不断上升，尤其是足趾的切除。很多医护认为足趾无关紧要，保足趾性价比不高，切除就切除了，因此处理起来就有些随意。

实际上，人身体的任何一个结构都是有功能的，都有其存在的意义，足趾的保存还是很有价值的。其一，从广泛原理来讲，足的结构决定足的功能，没有结构就没有功能，因此，足的结构保留得越多，其功能就保全得越好。其二，足趾具有调整人行走稳定性的重要功能，很多老人本来行走功能就比较差，如果没有足趾，行走就会更加困难，甚至无法重新行走，这就会让医护人员花了大量心血所做的保足工作失去意义。其三，大趾及小趾下方的跖趾关节附近是足部的受力点，如果大趾或小趾被切除，这些受力点也会被破坏，足底受力必然会发生改变，这些改变将直接导致新溃疡的形成，引起糖尿病足复发。其四，中间三趾的供血在结构上几乎是一体的，如果切除一个，另外三个可能也无法保全，从而形成“剪刀脚”，这种脚型很容易导致大趾的外翻和小趾的内翻，这也是糖尿病足复发的原因之一。其五，去掉任何一个足趾，在病人开始活动后，都有可能导致附近足趾的变形，这些变形既直接影响走路的功能，又容易导致新的皮肤溃疡形成，甚至可以导致病人摔倒。总之，应尽可能保全足趾。

对于糖尿病足足趾保全的策略应该从刚开始接收糖尿病足病人时就进行策划。

一般糖尿病足足趾无法保全的原因是:(1)完全缺血坏死，这种情况最多见，对于已经完全缺血坏死的部分是无法保全的，但对于没有发黑的部分可以保留，尤其要尽量保存跖趾关节;(2)对于活力变差的足趾，尤其是趾下部有感染的情况，可以应用切开和清创引流的方法，保住足趾;(3)对于长期趾尖不愈合的创面，一定要注意探查是否有由于感染沿着韧带扩散而形成的窦道，如果窦道得不到良好处理，趾尖的创面就很难愈合;(4)在进行切开及清创的时候，一定要注意保护足趾根部，这个部位是血管为足趾供血的部位，一旦被破坏，很容易导致足趾缺血坏死;(5)足趾是皮包骨，皮肤上面的感染很容易引起趾骨的水肿，因此，不要轻易下“骨髓炎”的诊断，需要进行进一步观察和治疗;(6)跖趾关节的关节囊非常薄弱，清创时一定要小心，一旦关节囊破损，将导致跖趾关节炎，引起关节脱位而导致足趾无法保全。

总之，足趾的保全是一个技术活，在下文中，笔者将用一些病例来说明如何做到足趾的保全。

（叶丹）

20 足趾的保全（2）：足趾感染（上）

足趾感染是一种比较常见的糖尿病足表现形式，能否保全足趾是一个比较有技巧的工作，现举例说明。

病例 1 男 59 岁，入院时情况（2019 年 7 月 10 日）

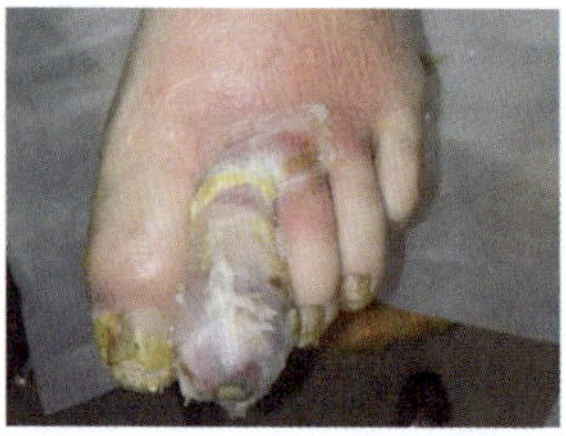

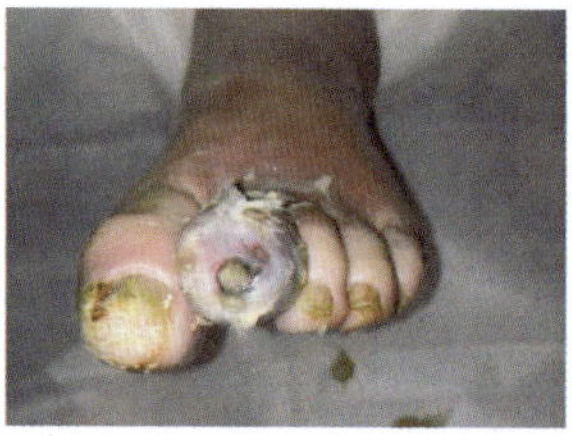

可见左足第二趾有严重的感染。
第一步，是照相，留取细菌培养及药敏。

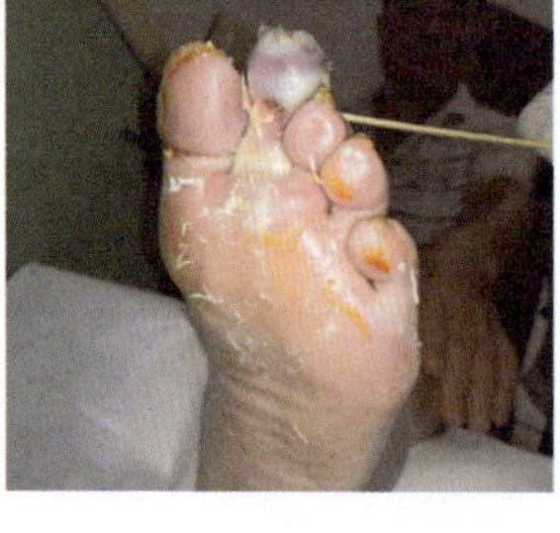

第二步，是清创。并进行以下切开。

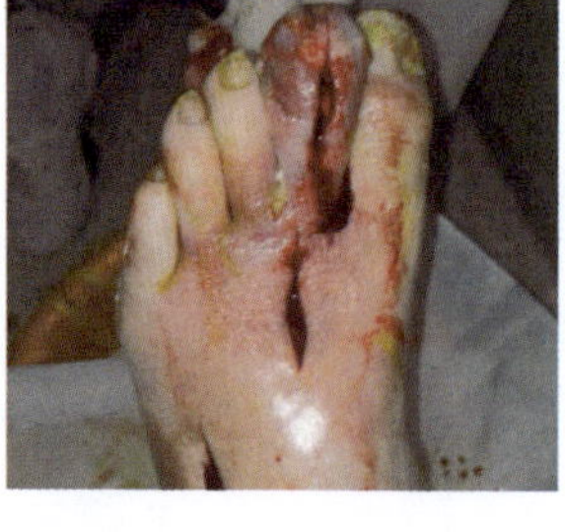

足趾正中切开，足背脓肿错位切开。

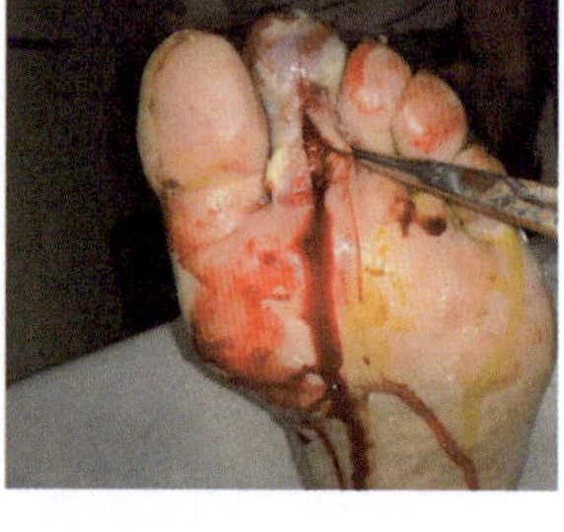

足趾的底面切开，探查是否有“杨氏扩散”。止血，填塞安尔碘纱条，包扎。

第 2 天开始，清创

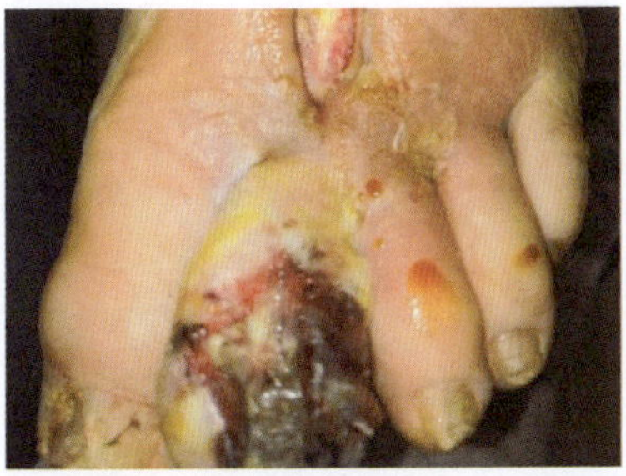
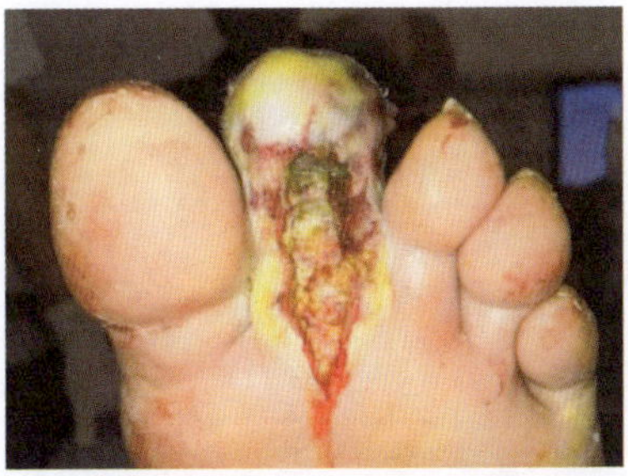

注意，要继续进行探查，如果有新的窦道，需要切开，目前坏死的趾尖分界不清楚，暂时不要清除趾尖的坏死组织（由于脓腔已经打开，并且用安尔碘纱条填塞，一般不会扩散）。

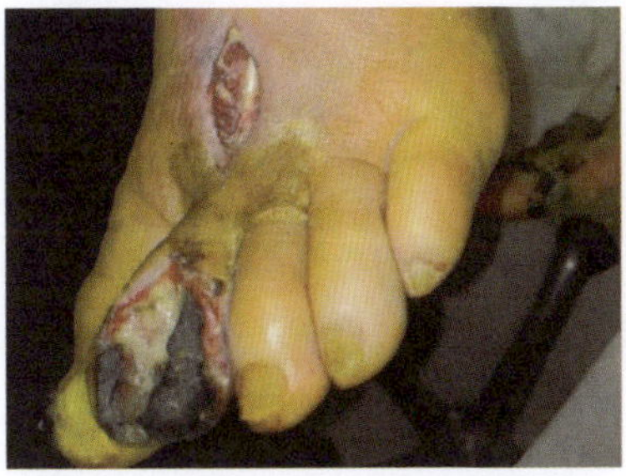
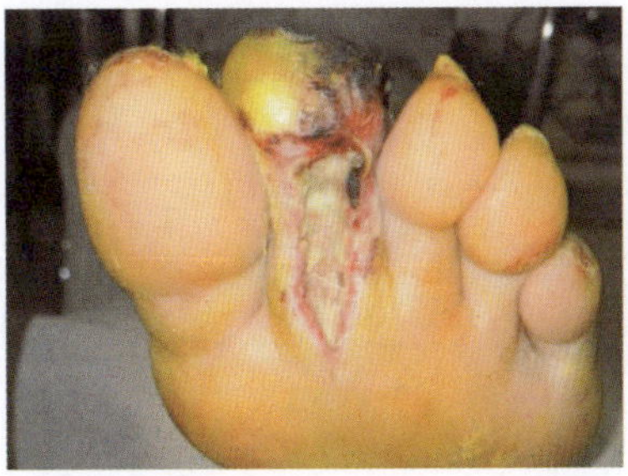

在安尔碘的作用下，坏死组织迅速干结，并出现明确的分界，而且创面逐渐干燥，炎症反应减轻。病人一般情况明显好转。

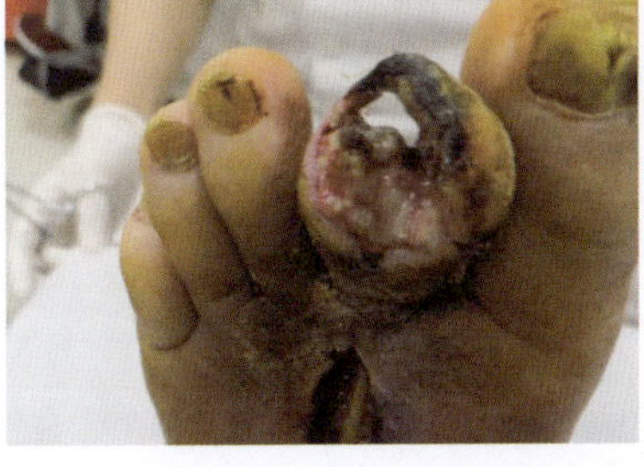
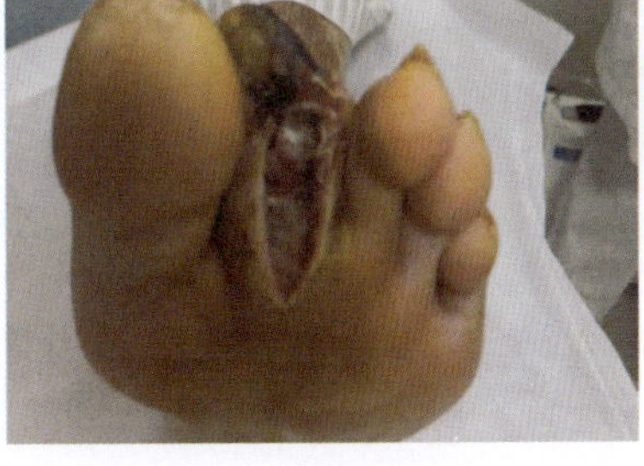

小心清除黑痂，分界不清楚的组织继续保留。

安装负压

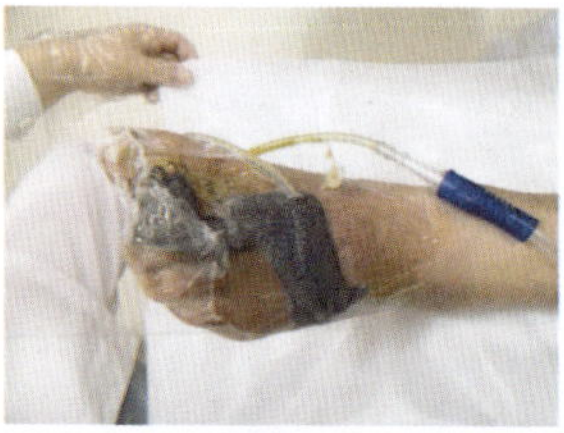

负压后，小心清除坏死组织，清除趾尖碎骨，尽可能留取皮瓣。

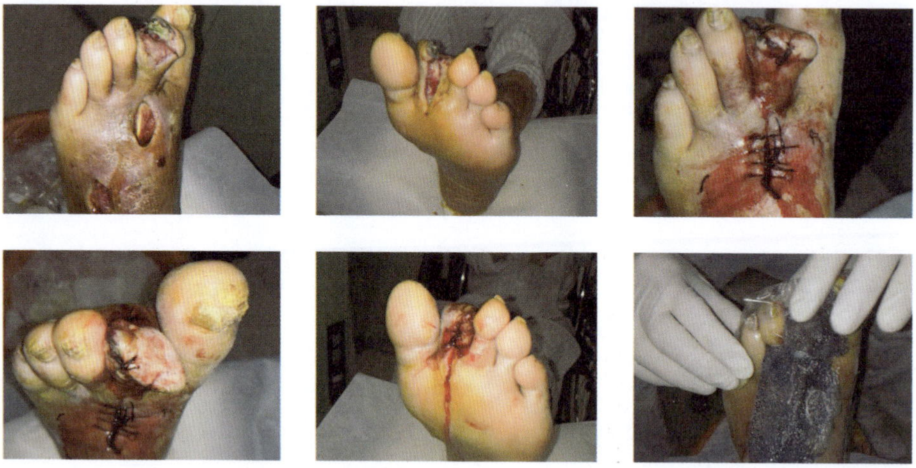

运用人工真皮－缝合－负压辅助愈合治疗－家庭延展护理。注意皮瓣的缝合。

拆负压、家庭护理模式、拆线，治疗成功（2019 年 8 月 25 日）

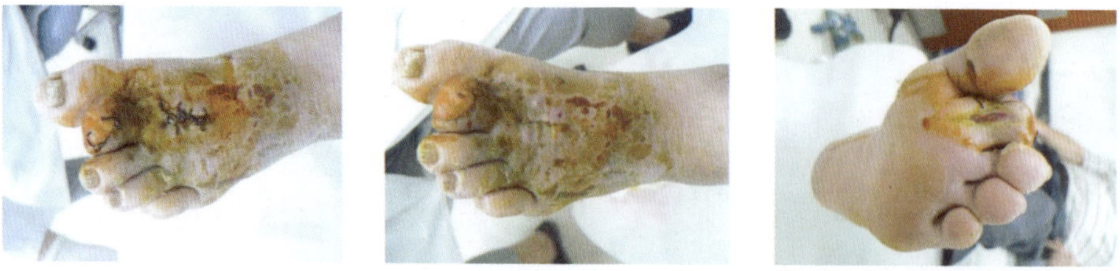

注意第二趾，仅仅只要去除大约三分之一的足趾，不但跖趾关节保住了，第二趾趾关节也保全了，愈合速度也快。

（叶丹）

21 足趾的保全（3）：足趾感染（中）

大趾是足部最重要的结构，如果被切除，对于足部的功能有较大影响，因此应尽可能保全。

病例 1 男，70 岁

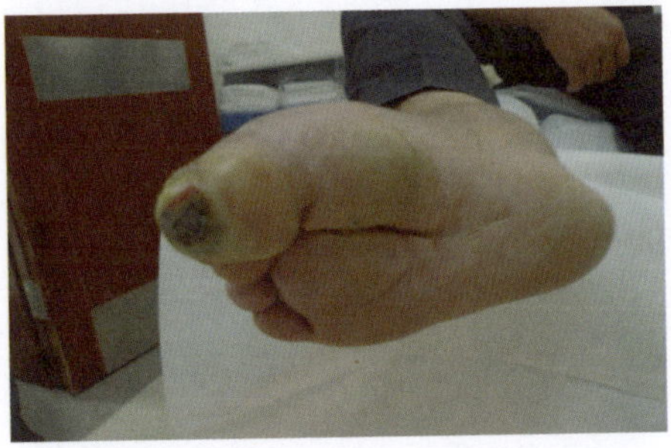

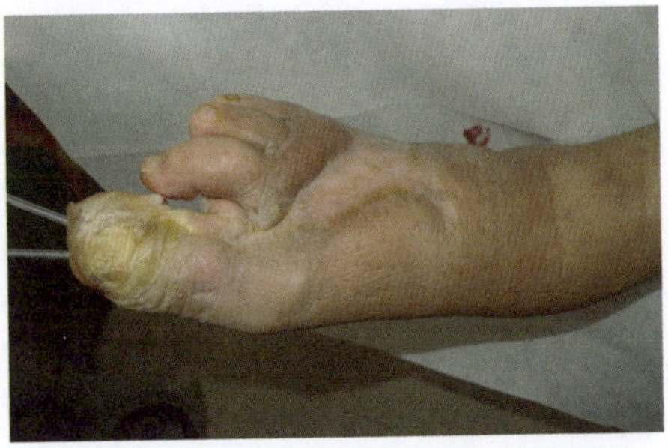

这是一个 3 年前在我院治疗痊愈的糖尿病足病人，近期再次出现大趾感染，能闻到浓厚的臭味。

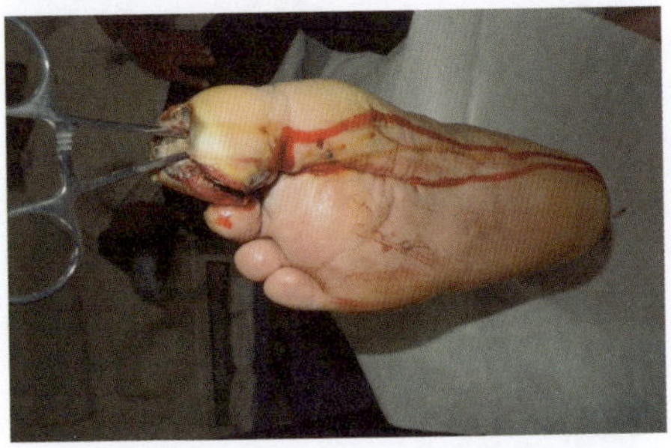

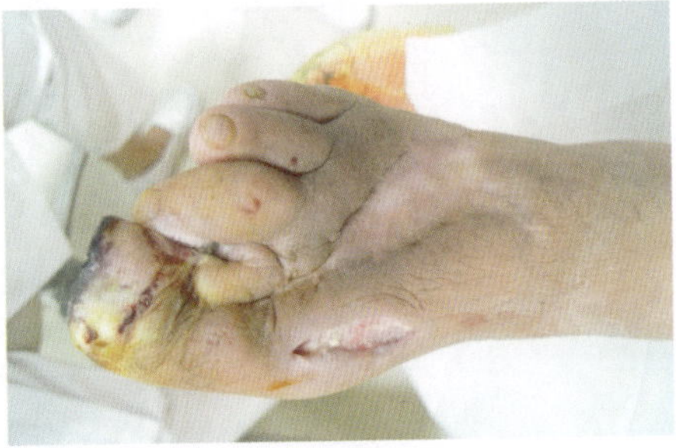

切开，可以探及大趾内部一个很深的窦道，一直到足背。进一步在足部切开，清创。

经过负压治疗后，慢性皮肤溃疡有所好转，但窦道仍然存在。

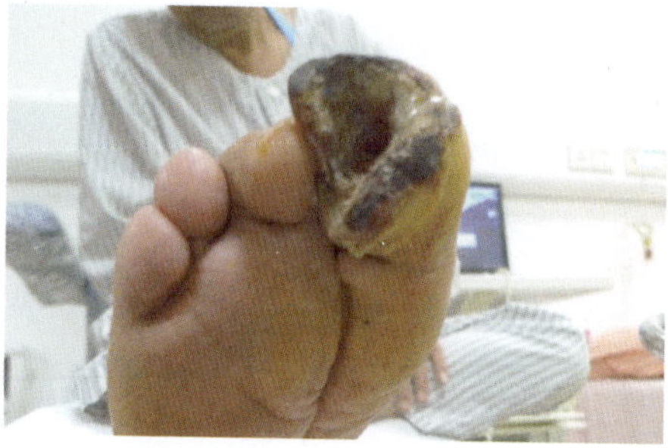

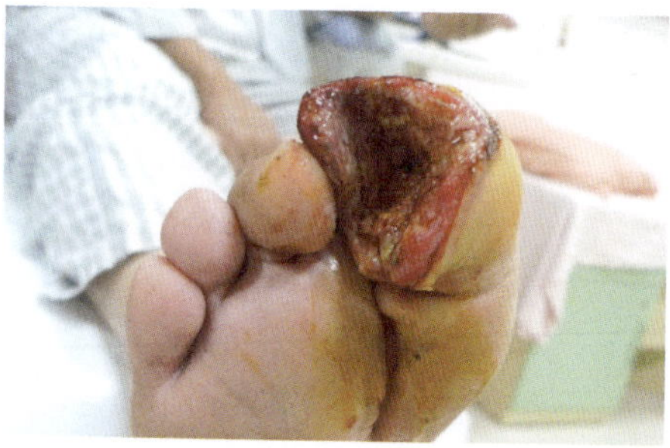

切口处出现少量坏死，清创。

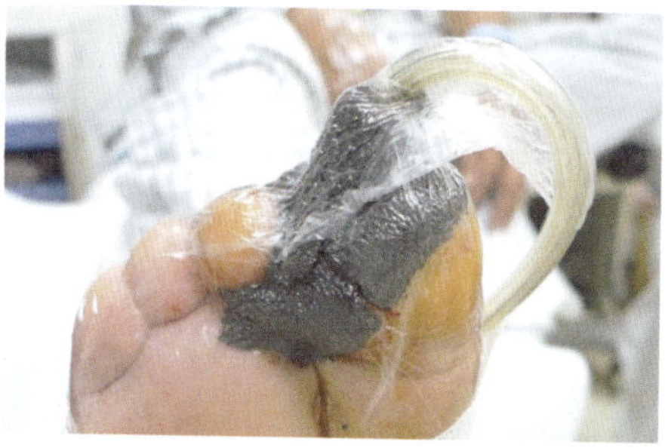

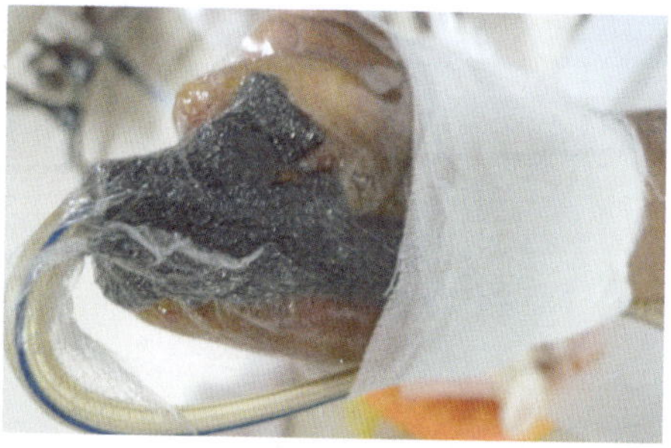

加负压。

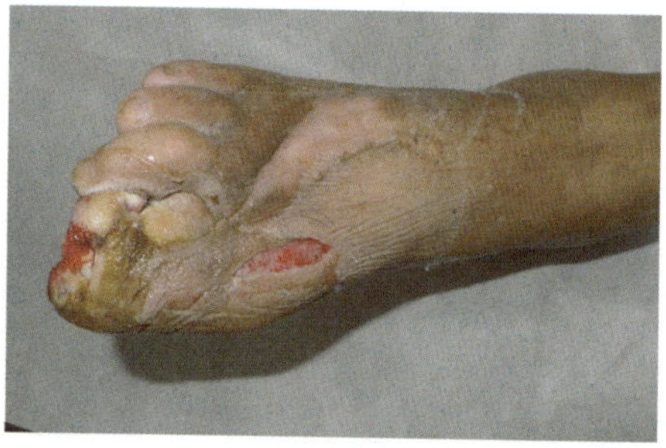

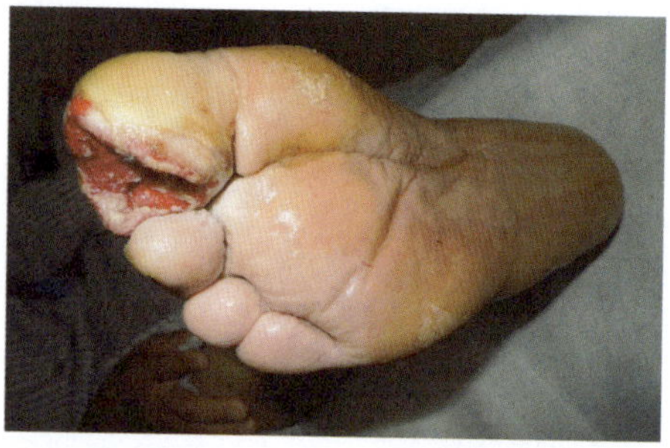

经过负压治疗后，慢性皮肤溃疡有所好转，但窦道仍然存在。

仔细观察溃口处有一块游离皮瓣，如果缝合到窦道里面，就不需要用人工真皮填塞。

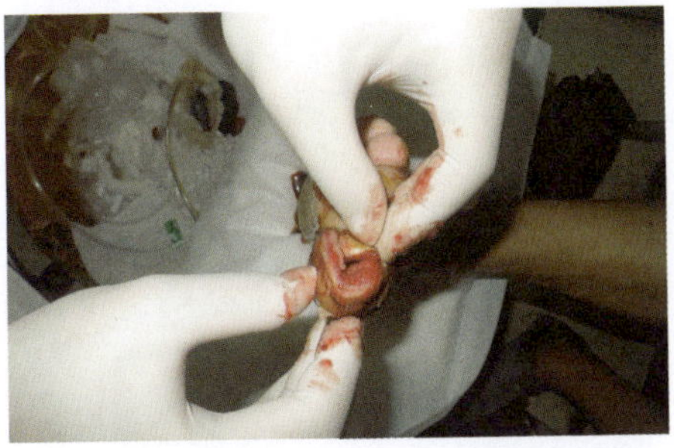
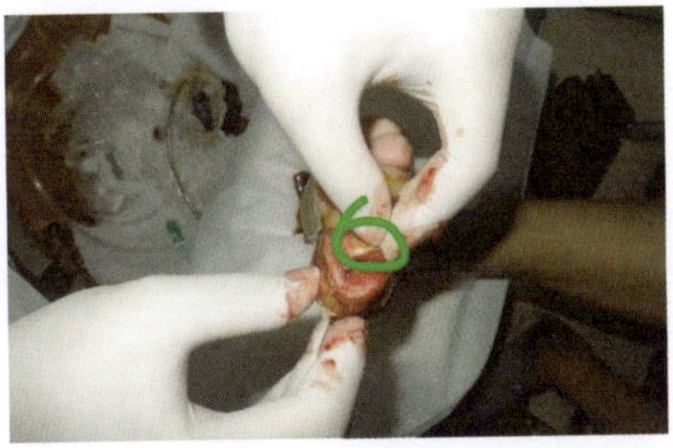

将皮瓣修剪后塞入窦道，正好能够填充。

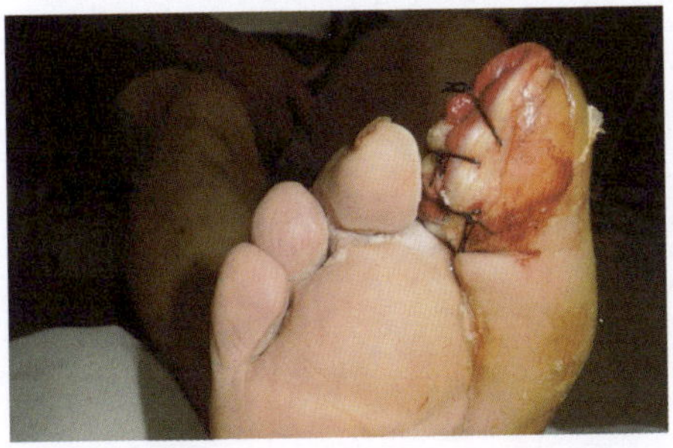
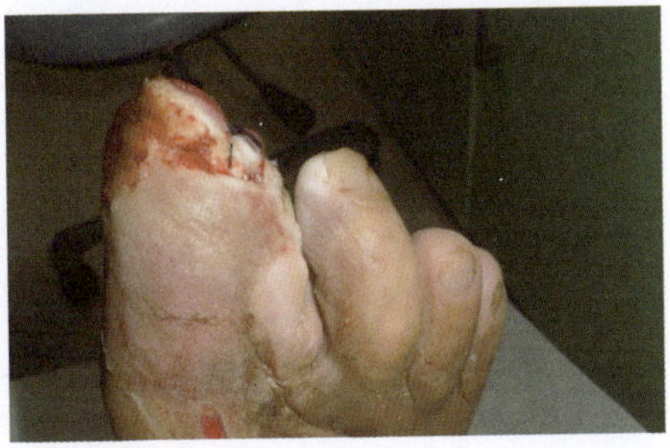

缝合，再次加负压，等待病人回院复查，到目前为止，大趾基本保全。

病例 2 男 70 岁左右

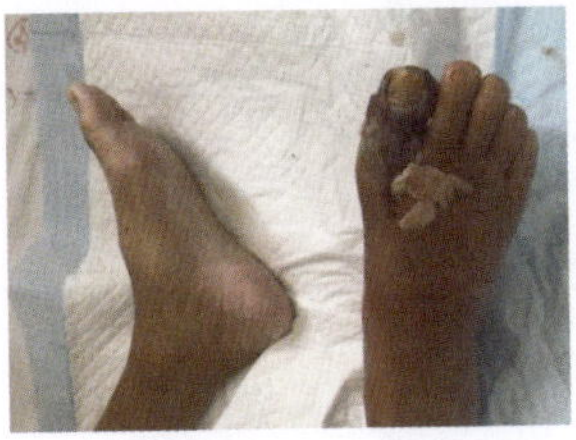
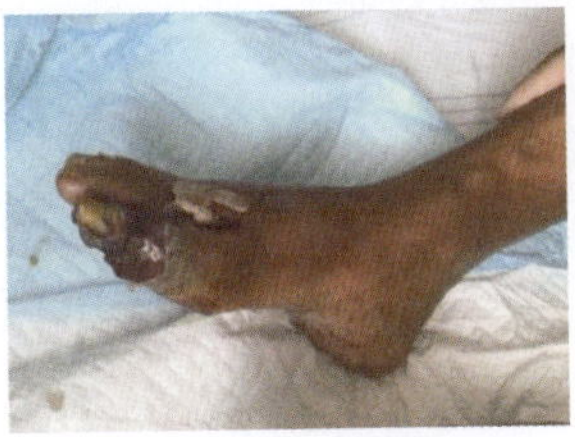
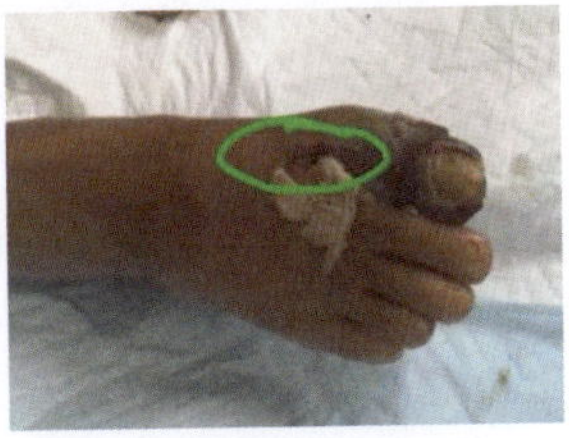

病人大趾的病变比病例 1 更严重，绿圈标示处应该有脓肿。如果笔者处理，会先切开脓肿，安尔碘纱布包裹大趾，等待分界清楚后，再清除坏死组织。

但当地医师进行了清创。结果见下图。

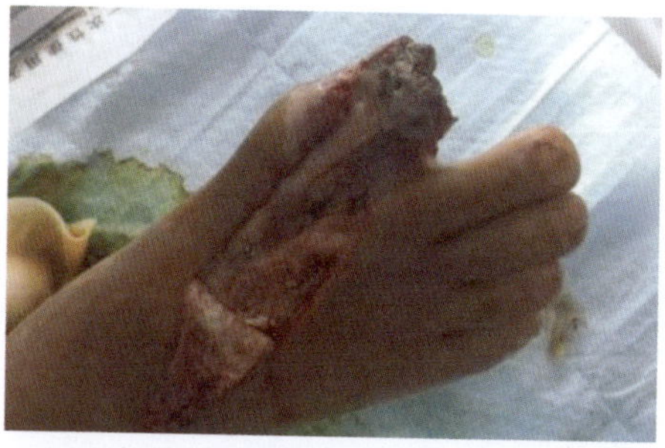

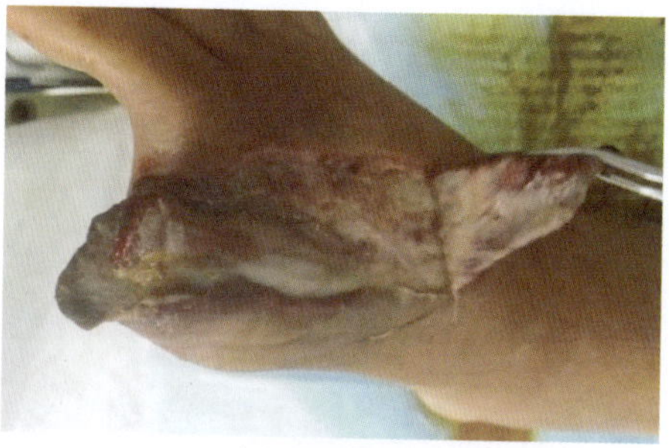

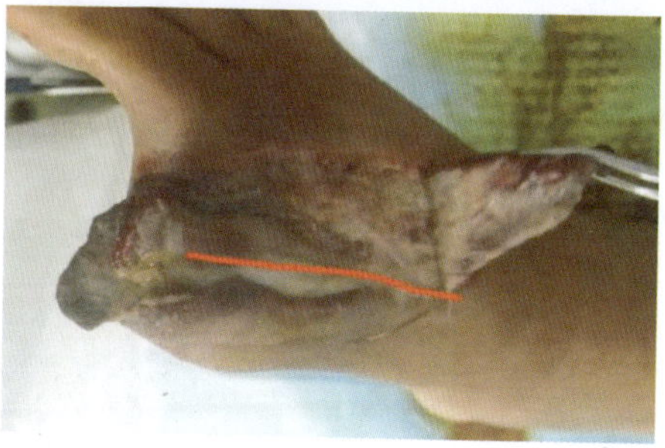

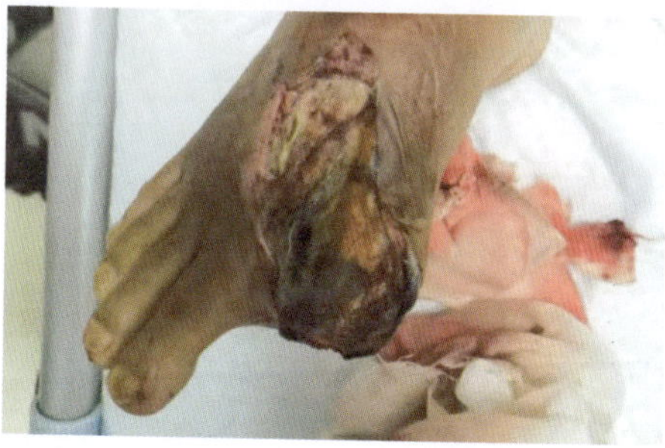

清除分界不是很清楚的坏死组织后，最好按红线方向切开，但选择了现在的处理方式，结果大趾趾骨继续坏死。最后只能进一步清创，最后切除了大趾的跖趾关节。

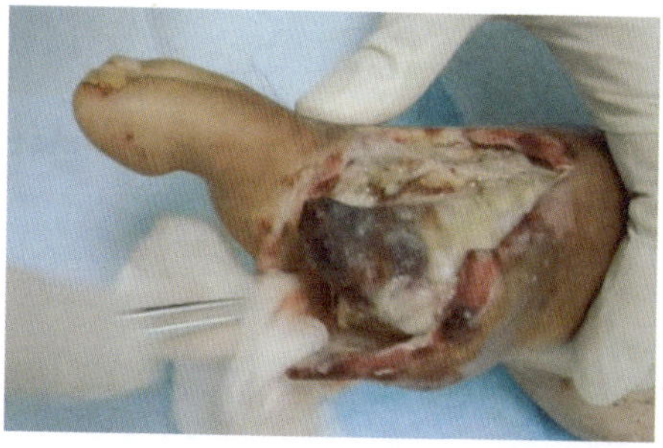

病人残留的伤口。

虽然笔者处理这个病人也不一定能够保住其大趾，但是至少有可能保住跖趾关节，对于病人之后的足部功能保全有一定帮助。

（叶丹）

DIABETIC FOOT

22 足趾的保全（4）：足趾感染（下）

病例 1 男，55 岁，足部肿胀 1 周

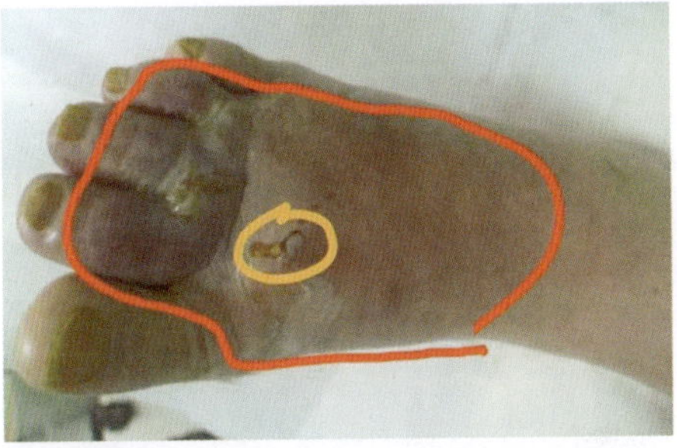

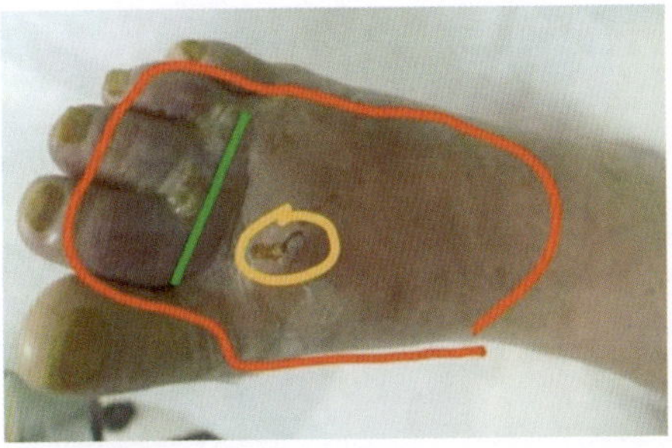

病人中间三个足趾都有明显肿胀，其根部也有脓腔，如果按照绿线方向切开，三个足趾都无法保住。

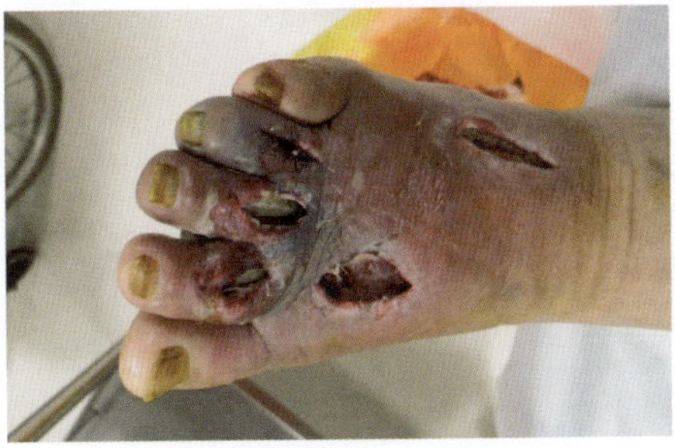

笔者选择在其三趾纵轴方向切了三刀，但是第四趾有坏死倾向，要求换药。护士未做“彻底”清除，只是填塞安尔碘纱布，尽量充分引流。尤其是不要在趾间清创。

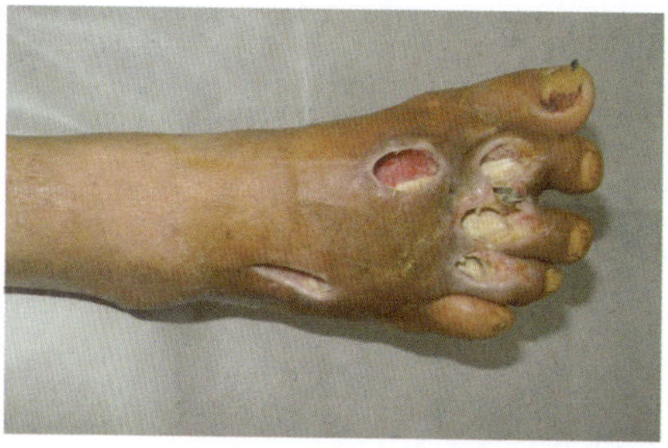

虽然创面不是非常干净，但是在各种切开及安尔碘纱布的作用下，感染没有扩散，而且足趾颜色明显好转。

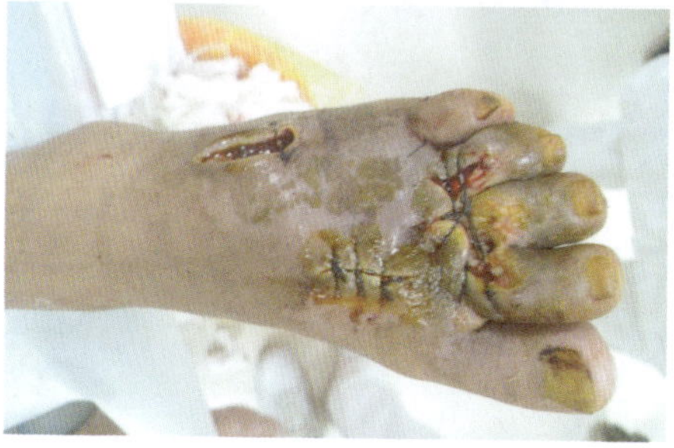

做完负压后，填塞人工真皮，缝合。之后再加负压 2 周，安尔碘换药 2 周，拆线。

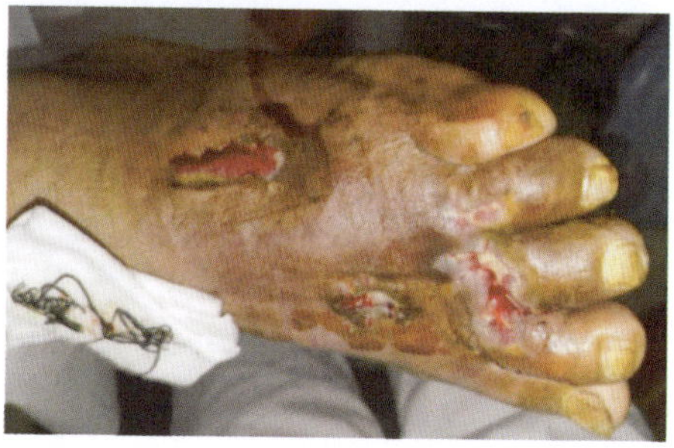

继续安尔碘纱布换药，等待愈合，病人的足趾完全保全。

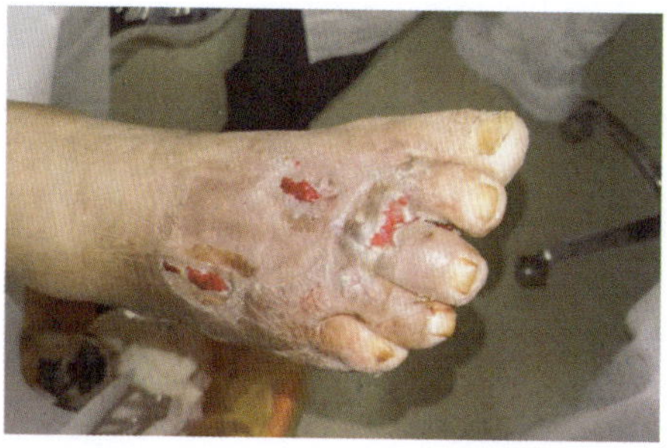

2019 年 9 月 4 日的情况。

（叶丹）

23 足趾的保全（5）：“卢红斌式伤口”的小趾保全

“卢红斌式伤口”是伤口出现在足部外侧第五跖趾关节附近，在糖尿病足病人中发生率比较高。

在这里主要谈谈有关“卢红斌式伤口”的切开及小趾的保全。

收治的“卢红斌式伤口”（2019 年 9 月 3 日）

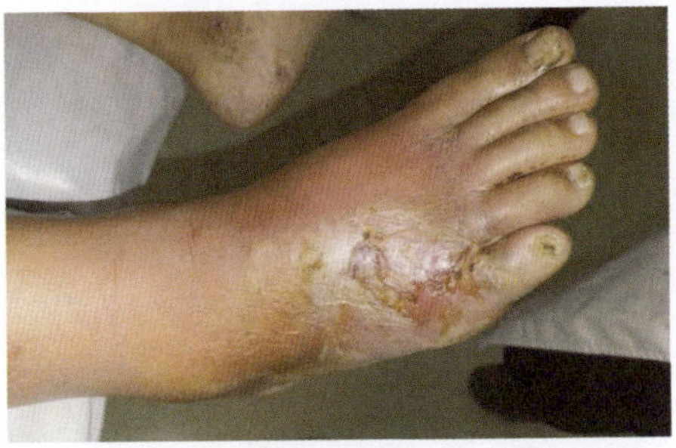
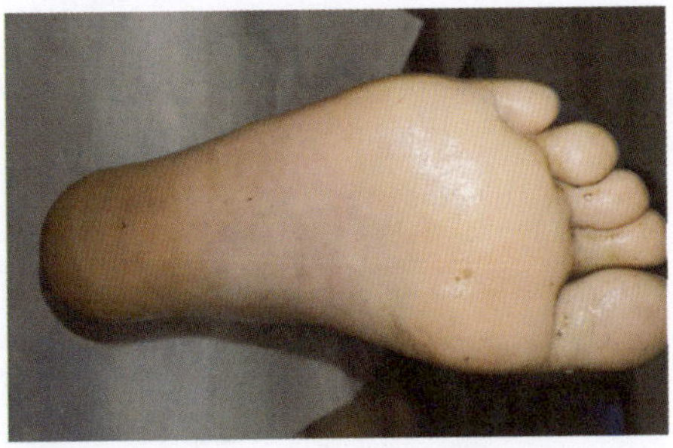

从足底看，没有“杨氏扩散”。

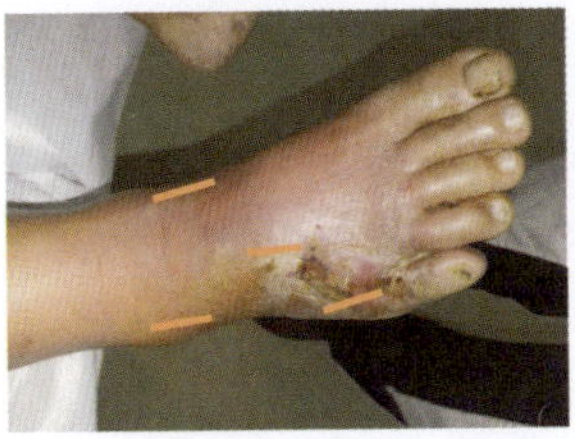

切开的设计。

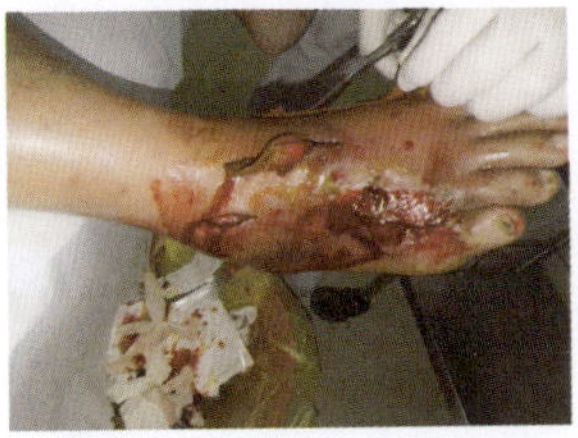
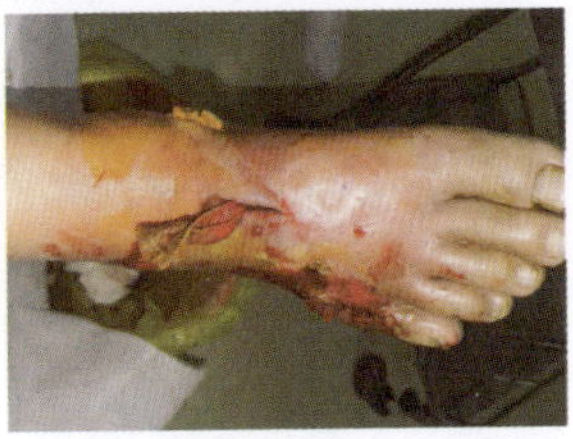

实际的切开。

经过探查，没有发现足底的“杨氏扩散”，因此，没有进行“刘氏切开”。

第 2 天的情况

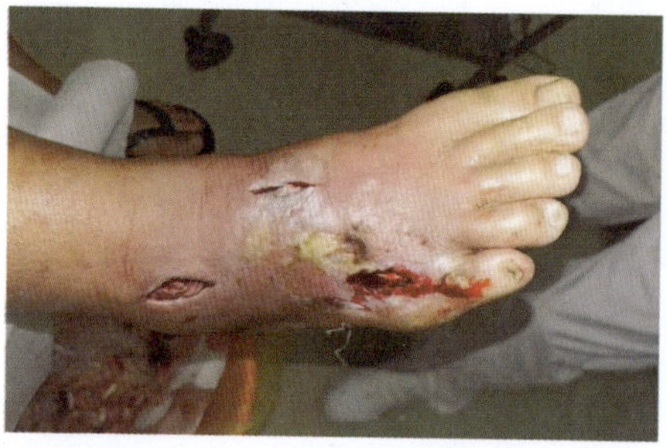

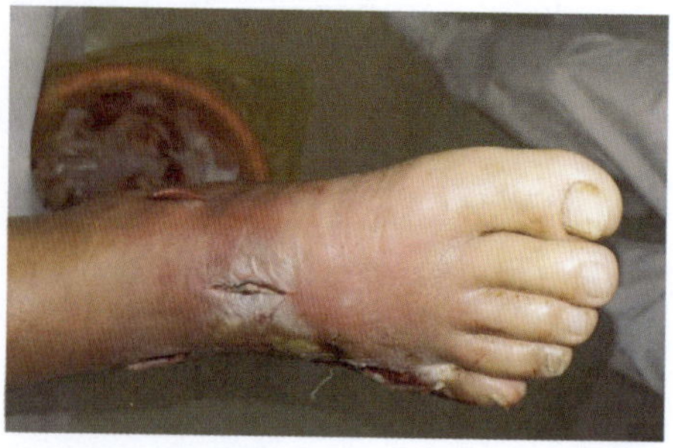

从图中可以看出，小趾没有发生缺血，足背皮肤没有出现大面积坏死，引流通畅，病人全身情况明显好转。

第 5 天的情况

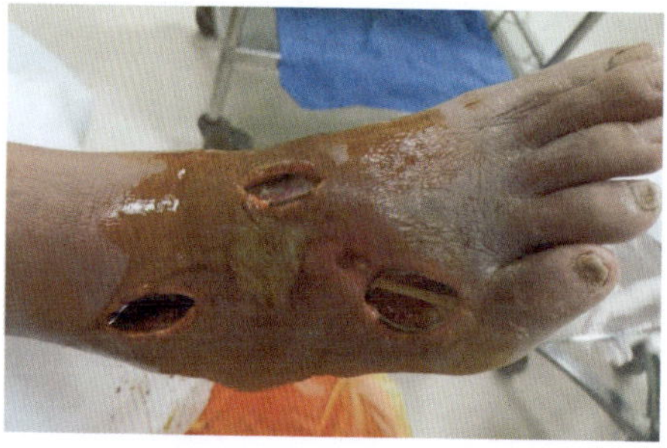

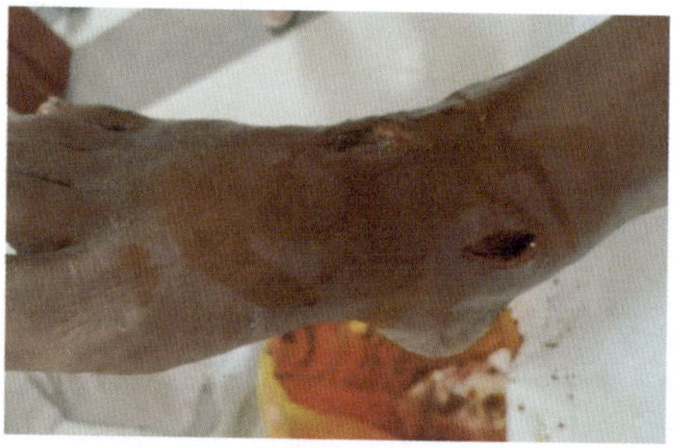

病人一般情况明显改善，开始减少全身抗生素的用量，准备安装第一次负压。

在“卢红斌式伤口”切开的设计中，主要是切开的技巧，这个部位的切开最重要的是以小跖趾关节为中心，由于“卢红斌式伤口”的治疗难点就是小趾跖趾关节的感染，或者小趾趾骨或跖骨的骨髓炎，因此，经过进一步检查，一旦确定有上述感染，从这里切开就可以直接清除感染的骨质，以保证溃疡的彻底愈合。如果没有上述感染，由于已经有了充分的引流，经过下一步更细致的清创后，就可以进入“人工真皮 – 缝合 – 负压辅助愈合治疗 – 家庭延展护理”的“中二方案”。有意思的是，“卢红斌式伤口”通常缺血不严重，一旦切开、清创、引流完成后，很多病人会愈合得非常迅速。

但是“卢红斌式伤口”一定要注意足底的“杨氏扩散”，下图就是一个典型的“卢红斌式伤口”出现“杨氏扩散”的病人的情况，因此需要进行“刘氏切开”。

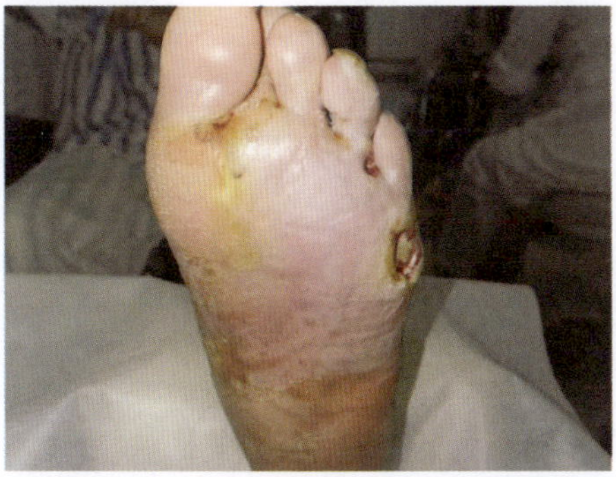

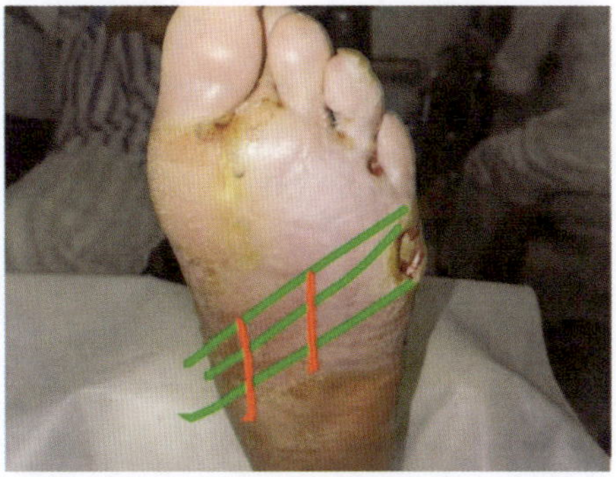

绿线表示感染走向，红线表示切口位置。

切开后第三天的情况

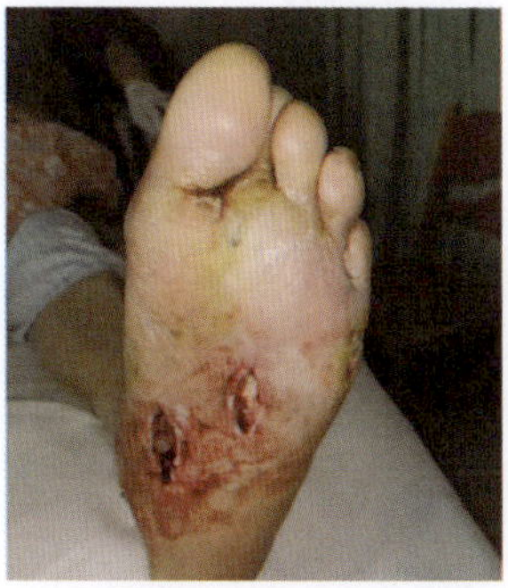

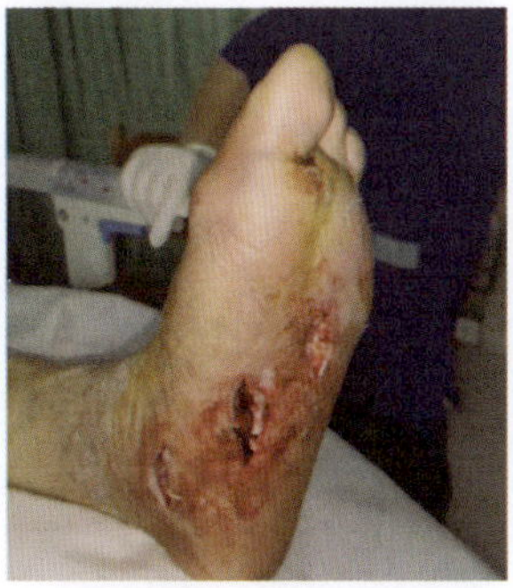

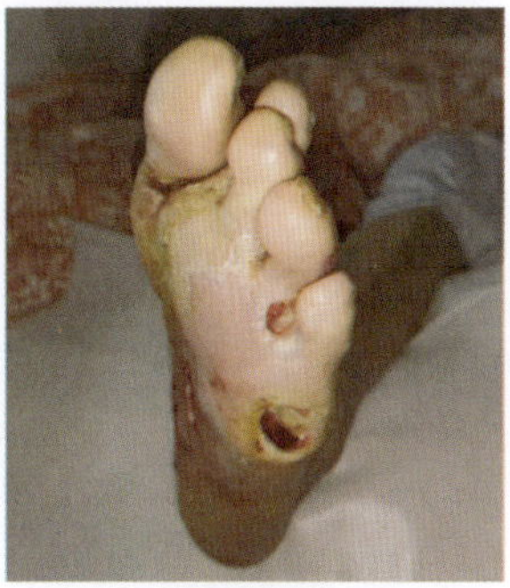

可见各个切口非常红润，不存在缺血的情况。小趾颜色也非常正常，皮温与健侧一致，如果没有特殊情况，过几日可以考虑做负压。

（叶丹）

DIABETIC FOOT

24 足趾的保全（6）：足趾缺血

由于糖尿病的外周血管病变及神经病变，一般糖尿病病人足趾的供血比较差，很容易坏死。最常导致足趾坏死的原因有：（1）大血管阻塞；（2）小血管阻塞。尤其是足趾根部感染后会出现水肿，很容易压迫本来就比较狭窄的微血管，导致足趾缺血和坏死。

已经缺血坏死的足趾不可能救活，但是缺血的组织有可能救活。在严重感染的状态下，坏死及缺血组织分界不清楚，如果盲目清创，很容易导致足趾缺失，因此，对于缺血性的足趾损伤，首先要解决的问题是区别缺血坏死的足趾是由于大血管的阻塞还是感染导致的足趾小血管阻塞所致（图1）。其次，对于大血管阻塞导致的缺血，应该积极进行血管介入治疗，对于感染水肿导致的足趾缺血坏死，最关键的一步是切开引流，消除水肿，积极清创换药，控制感染（图2）。第三，等缺血及坏死分界清楚后，在分界处清除已经坏死的部分，保留存活的部分，就算是足趾的根部也需要尽量保存。第四，认真探查坏死足趾是否有沿着肌腱扩散的窦道，如果有，要尽快切开引流，以防“杨氏扩散”。

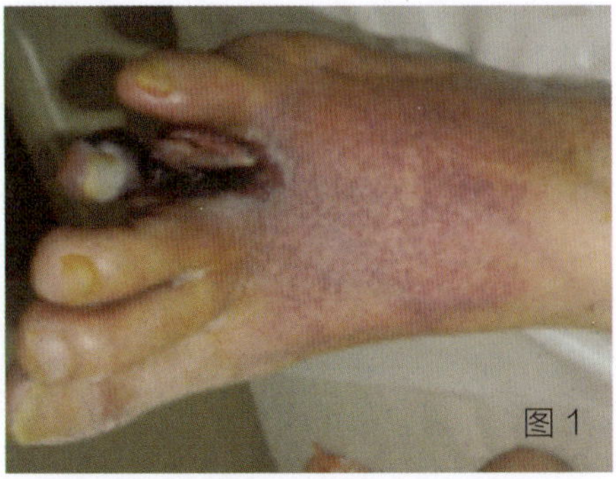

图 1

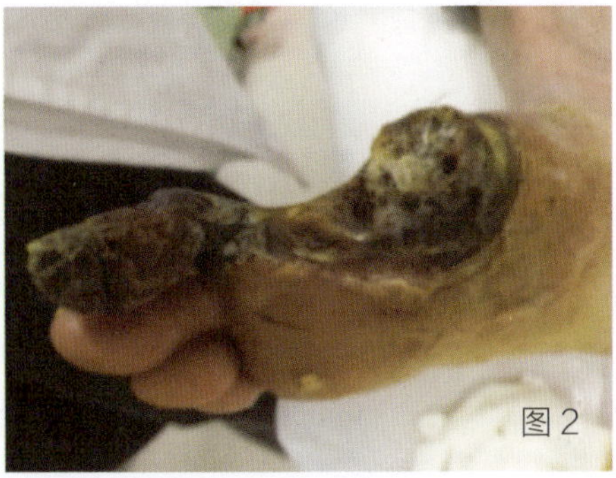

图 2

图 1 的黑脚趾是由于足背处感染导致的水肿所致，图 2 中的黑脚趾是由于大血管阻塞所致，应该考虑进行介入治疗。

当然，图 2 的第二趾是无法保全的，但有可能保住剩下的几个脚趾。

病例 男，85 岁

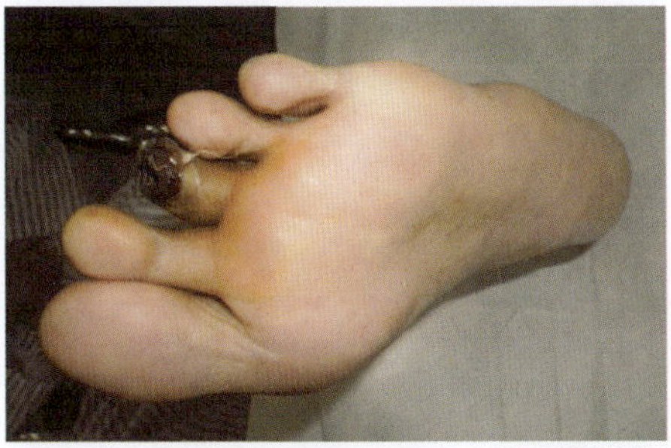

第三趾趾尖出现缺血坏死半年，当地医院要求切除脚趾，被拒绝。
图中可以看到伴有感染。

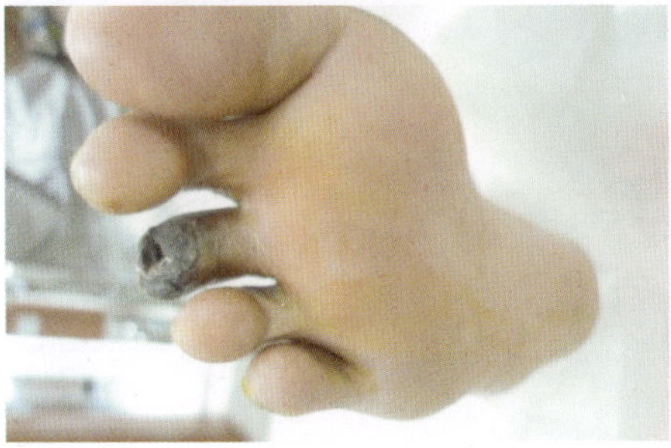

先用安尔碘包裹，使分界清晰。
如图，分界明显清晰。

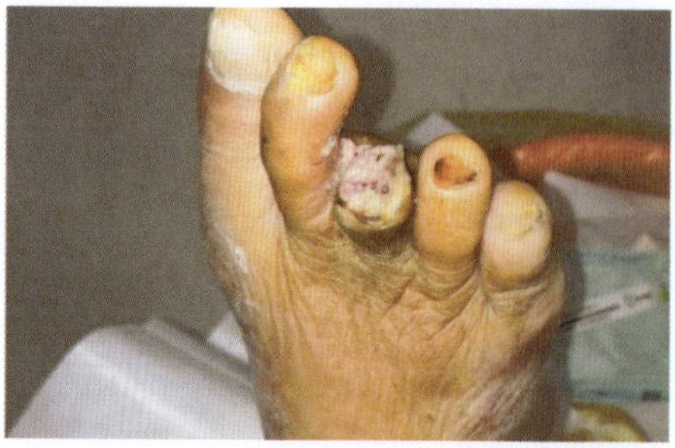
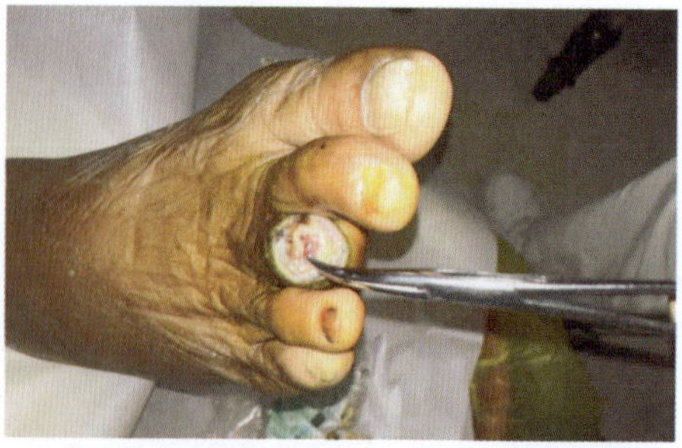

从分界处，清除已经坏死的组织，不是截趾。

将伤口做成杯状，连续换药，但伤口反复不愈合，这时要小心沿着足底韧带扩散的感染所形成的窦道。探查后发现有一条达到足前掌的窦道。

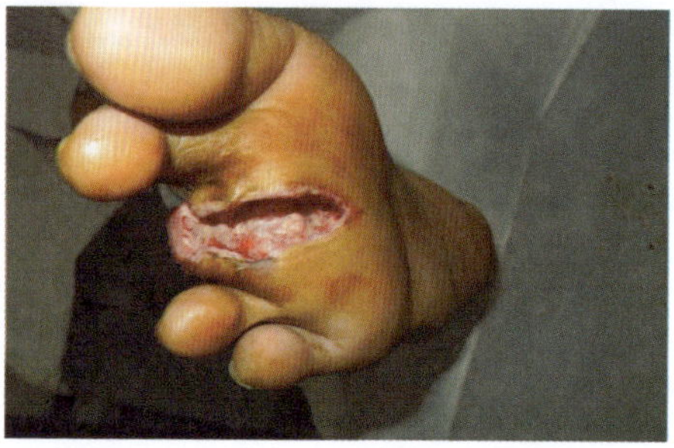
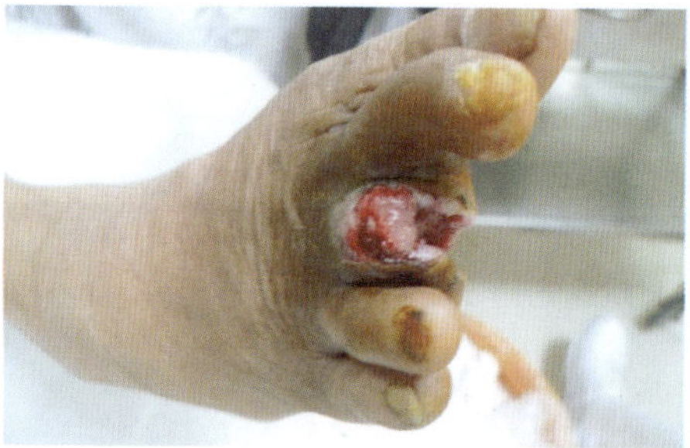

再次切开，并清创，继续用安尔碘纱布填塞，并安装负压，可见肉芽明显生长。

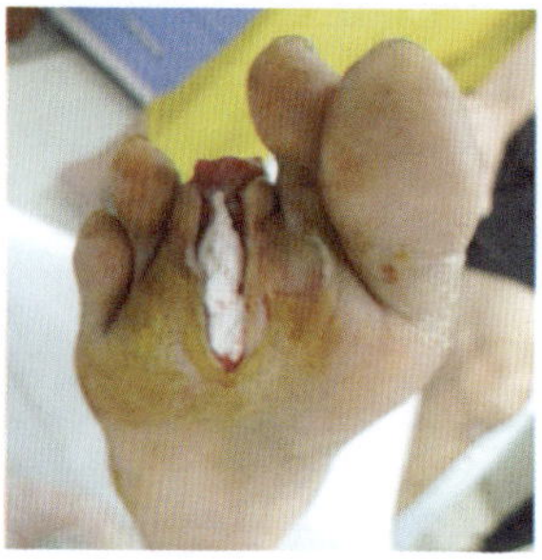
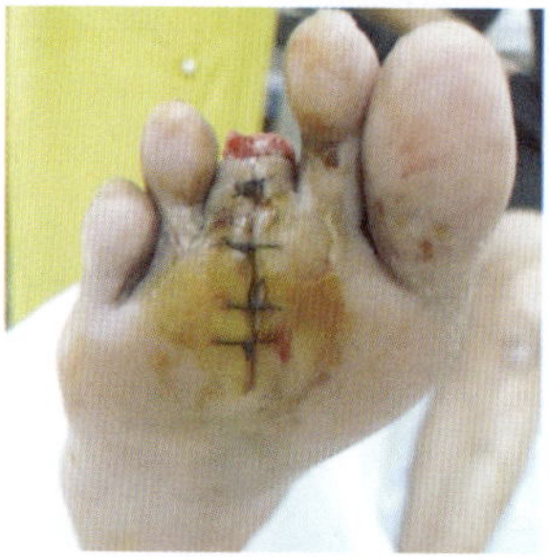
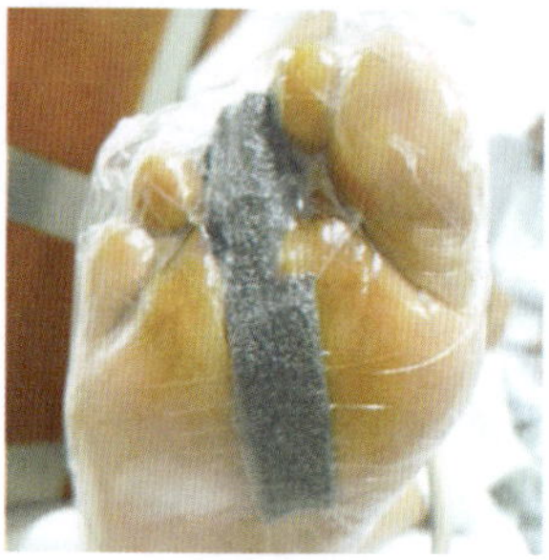

填塞人工真皮（白色的为人工真皮），缝合，安装负压。

保住这个足趾最大的好处是其占住了这个位置，两侧的足趾不会向中央方向倒伏，可减少以后的复发。

（叶丹）

25 足趾的保全（7）：足趾的小灶病变

老年人由于长期的行走、站立，足趾多少会有些变形，足趾之间相互挤压，导致足趾皮肤形成一些小的缺损或者坏死灶，这时如果处理不当，不仅足趾不能保全，甚至有可能导致病人出现全身问题。

男性 78 岁，足趾出现小溃疡 3 月

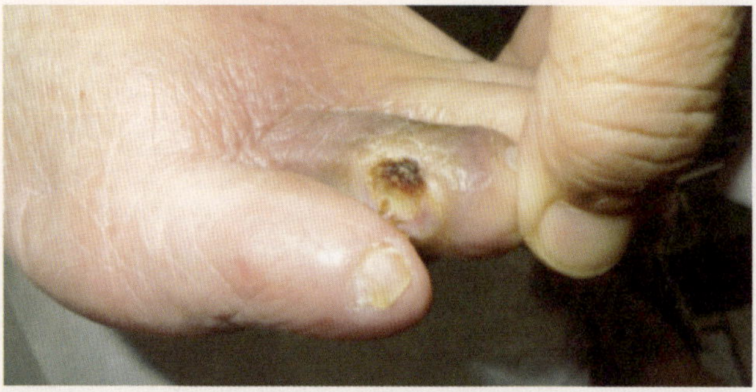

病人来医院时的情况

从图中可以看到由于小趾的摩擦，导致第四趾的跖趾关节外面的皮肤破溃，但已经结痂，从皮肤颜色来看，第四趾应该有软组织感染。当下一般处理方法是安尔碘消毒，安尔碘纱布包裹，全身用抗生素。等待软组织感染的消除并防治痂下感染，但是当时笔者的处理是尽快去痂。

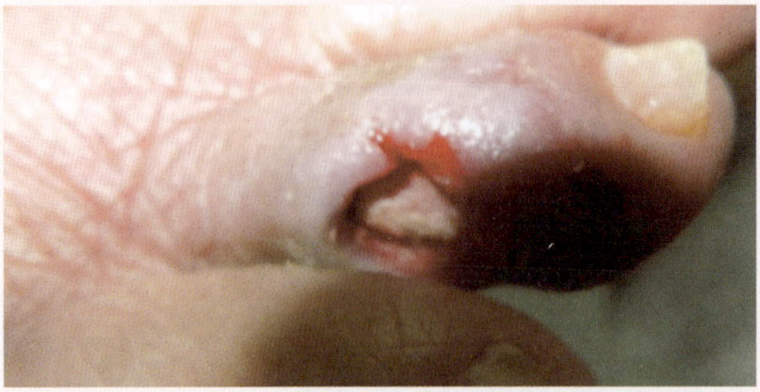

上图中去痂后，清创，打开窦道，局部没有任何脓性分泌物及感染软组织，应该做得非常漂亮。但是皮肤下面就是跖趾关节囊，在清创过程中不小心打开了这个关节囊。

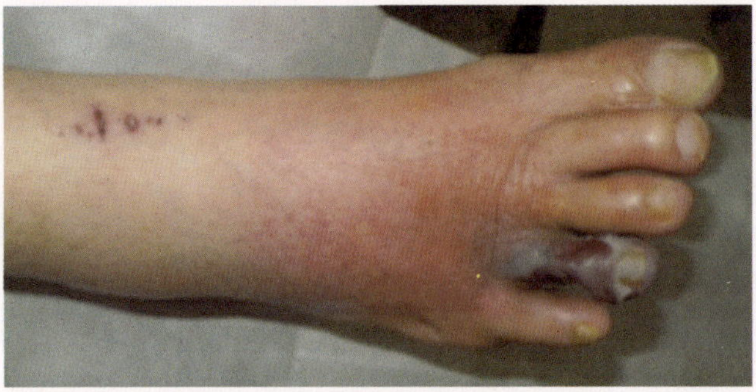

结果，一方面感染扩散，另一方面，清创破坏了足趾的供血系统，第四趾开始缺血。同时病人出现全身炎症反应，诱发了心衰及脑梗死。

如果现在，笔者将对其升级抗生素治疗，同时加强局部抗感染治疗，尤其是应用安尔碘纱布包裹，使足趾的坏死区域尽快分界清晰。

但当时，进行了血管介入治疗，之后足趾的情况没有明显改善，最后请外科会诊，切除了第四趾。

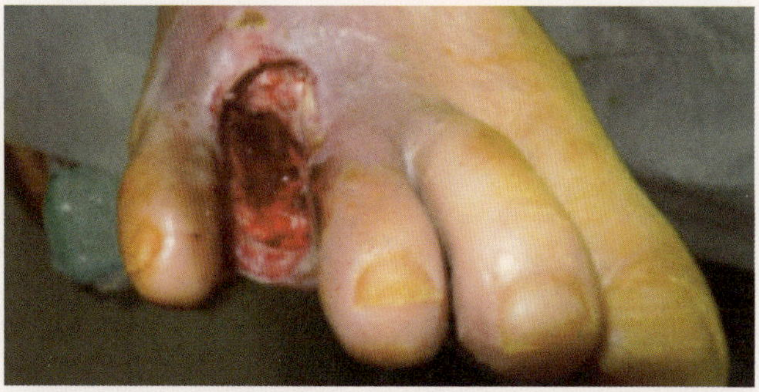

按照骨科的标准治疗方案，切除了跖趾关节，并将怀疑有骨髓炎的跖骨上段切除。手术过程还是顺利的，但术后全身症状进一步加重，在 ICU 抢救一周，病情稳定后，重新转入我科进行创面护理。

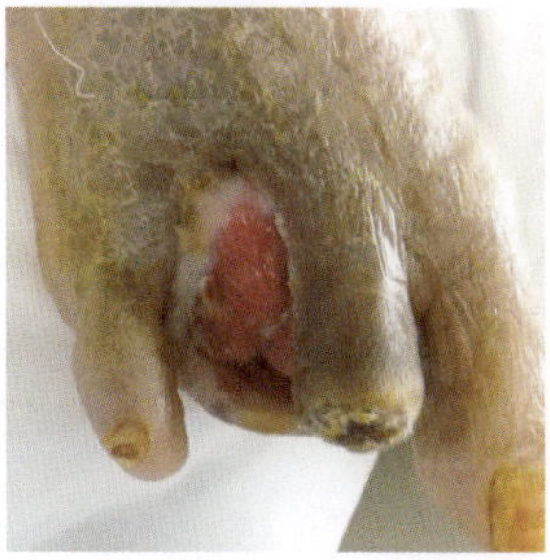

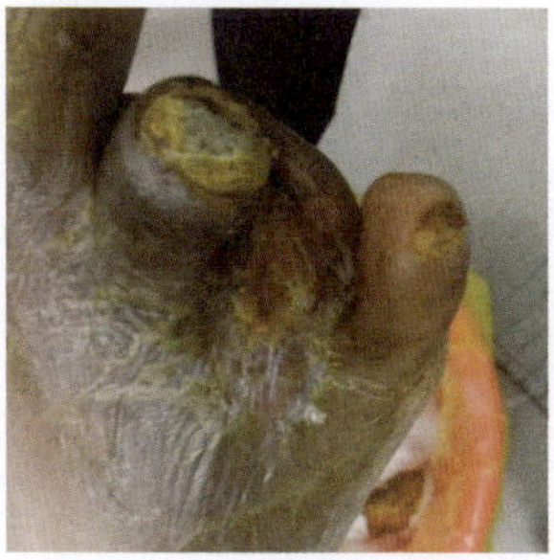

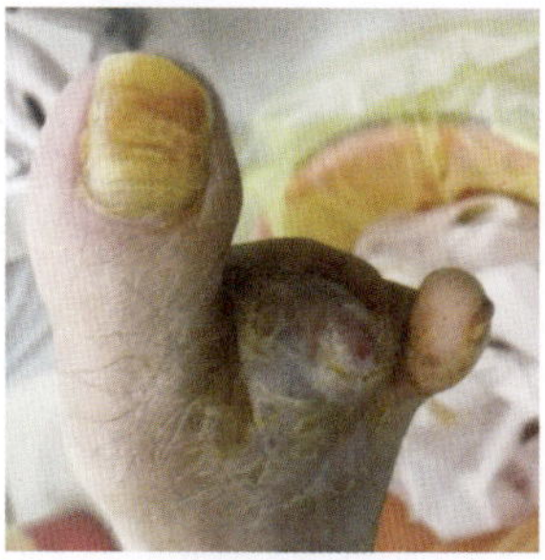

经过近 3 个月的不懈努力，病人终于保住了生命，也保住了足，但足趾只剩下两个，且不能下床活动。

这个病例给了笔者极大教训，现在对于类似的足趾小灶病变，尽可能不要进行大规模切开，也不要进行彻底清创，依靠全身及局部抗感染治疗，虽然速度可能慢一些，但病人一般情况维护得好，而且大部分足趾也能得到保全。

（叶丹）

DIABETIC FOOT

26 痛风石和骨水泥

现在痛风病人越来越多，有痛风结节的病人越来越多，大部分痛风结节破溃后导致难愈皮肤溃疡的病人也越来越多，给糖尿病足专科医生带来了新的难题。

经过近几年对痛风石导致皮肤溃疡的仔细观察，发现痛风石导致的皮肤溃疡有如下特点：（1）相对于糖尿病足创面，痛风石溃疡不缺血，甚至经常很难止血；（2）相对于糖尿病足创面，由于尿酸的作用，这种溃疡不容易感染，但是有非感染性炎症，有红肿热痛，而且有时候也很容易导致全身感染指标上升，包括体温升高；（3）由于白色胶冻状或者粉末状痛风石不断从创口处流出，使得慢性创面很难愈合。

对于痛风石导致皮肤慢性溃疡局部治疗的难点就是如何处理这些不断外流的白色胶冻状或者粉末状的痛风石。最开始，笔者想用清创的办法把这些痛风石清干净，结果发现这是一项非常困难的工作。一方面，很难清理干净；另一方面，如果不断清除痛风石，很多骨头也会被清除，使得肢体结构严重破坏。虽然最后创面愈合，但是很多功能也因此丧失。后来，笔者希望通过负压把痛风石吸干净，但结果是痛风石粉末很快就堵塞负压敷料，导致负压无法发挥相应作用，如果冲洗负压系统，经常会把痛风石的粉末重新冲进创面而且无法再被吸出来。

最近几年，对于创面尤其是慢性窦道的治疗，成为大部分糖尿病足的治疗重点，要么用人工真皮，要么用浓缩血小板凝胶，要么用骨水泥填塞这些窦道。总体说来，这几种方法对于供血充分的窦道效果都还可以。笔者应用人工真皮更有心得，对于不是很大的窦道，尤其是越深越细的窦道效果不错，骨水泥的效果也不错。在总结了这几种方法的优缺点后，笔者突然想到，为什么一定要把痛风结节导致皮肤溃疡中的痛风石清干净呢？既然外源性的骨水泥都可以填塞窦道，来源于自身的痛风石（其实也是含钙含磷的盐）为什么不能直接用来填塞窦道呢？脑洞大开之后，笔者采取了以下方法：先适当进行扩创（如果痛风结节没有破溃，最好不要人为打开），填塞安尔碘纱布，减少局部炎症反应，然后填塞人工真皮（作用类似于“钢筋”），然后缝合创面，用负压覆盖缝合口2周，最后用3型安尔碘纱布换药，很多病人的创面可以愈合。

在这里特别强调最好慎用激素，尤其是对于有体温升高伴随非常疼痛的皮肤破溃的痛风病人，激素会导致创面愈合更加困难，而且其降低体温的作用有限，很容易反弹。同时，最好也不要长期用高强度的抗生素，对于单纯痛风石导致的皮肤溃疡，其炎症大部分都不是细菌导致的，而安尔碘或者负压对于局部的非细菌性炎症有一定作用，因此，尽快缝合伤口配合负压更有效。

（叶丹）

DIABETIC FOOT

27 一例踇趾坏死的糖尿病足病人愈合案例

李某，女，74 岁，因“体重减轻 2 年，口干、多饮、多尿 1 年，左足破溃 1 月”于 2021.3.4 入院。

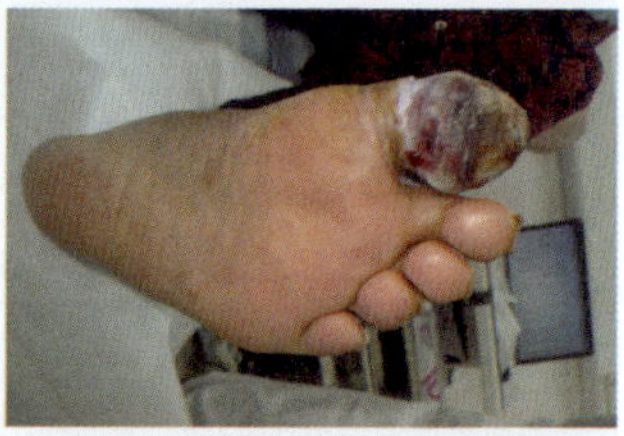

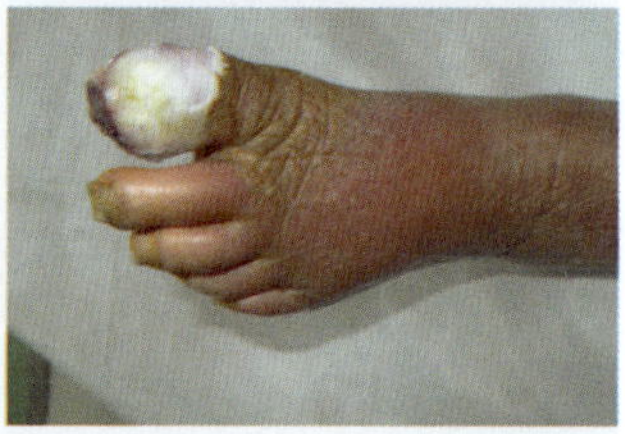

入院后部分检查：

血细胞分析：

白细胞计数 10.71×10^9/L（2021.3.4）

白细胞计数 7.10×10^9/L（2021.3.15）

四肢血管超声：

双侧髂外动脉、股浅动脉、腘动脉、胫前动脉、胫后动脉、腓动脉、足背动脉硬化（粥样硬化斑块与动脉中层钙化均广泛存在；双侧腓动脉、左侧胫前动脉下段、左侧足背动脉上段符合动脉硬化闭塞症声像；双侧胫后动脉近心段血流充盈欠佳，不除外有局部较明显狭窄可能；其余动脉管腔血流尚通畅，以轻度狭窄为主）。（2021.3.5）

诊断：

1. 2 型糖尿病伴有多个并发症

（1）左足糖尿病足（Wagner4 级）

（2）糖尿病周围血管病变

（3）糖尿病周围神经病变

（4）糖尿病肾病（A2G3）

2. 原发性高血压（1 级较高危组），高血压性心脏病（三尖瓣重度返流）

3. 心律失常

（1）心房颤动

（2）冠心病（可能）

4. 脑桥右侧及左侧基底节区多发脑梗死

5. 低蛋白血症

（1）心包积液（少量）

（2）双侧胸腔积液（少量）

6. 双侧间质性肺炎（慢性）

7. 老年性白内障（OU）

8. 结节性甲状腺肿

9. 子宫平滑肌瘤（脂肪变性）

2021.3.4【第 1 天】

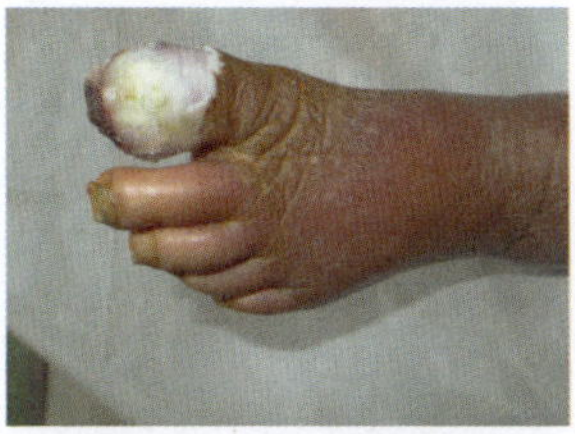

入院当天，伤口可闻及恶臭，足背红肿，往足背方向，可探及潜行约 8.0 厘米，遂顺潜行方向隔空切开引流。

2021.3.5【第 2 天】

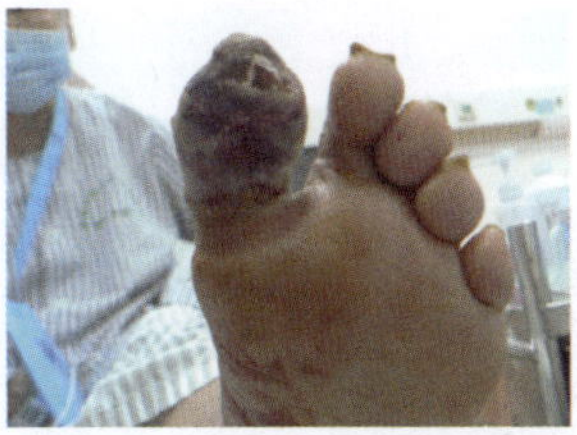

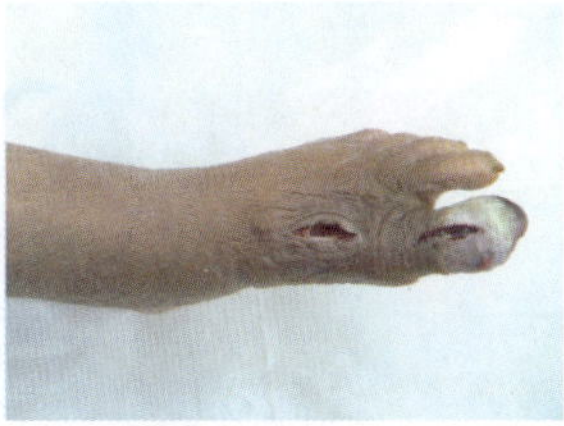

继续安尔碘纱布引流。

2021.3.9【第 6 天】

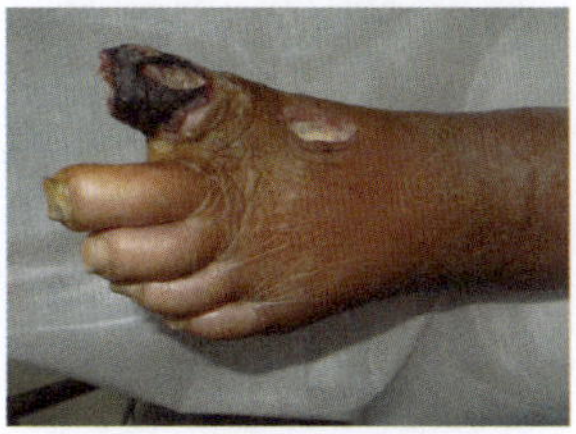

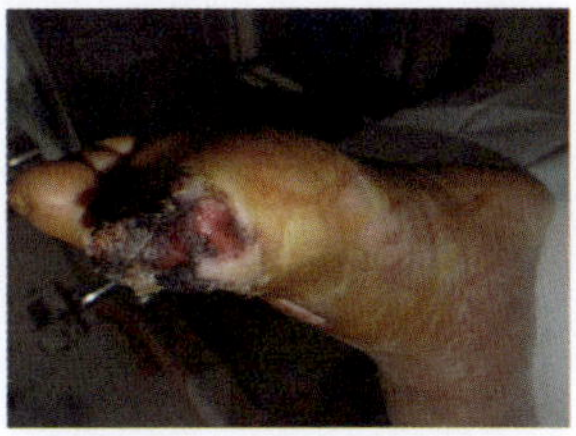

第一趾逐渐发黑，最终坏疽，但好消息是，发黑部分非常局限。所以，果断进行蚕食性清创，去除坏死组织。

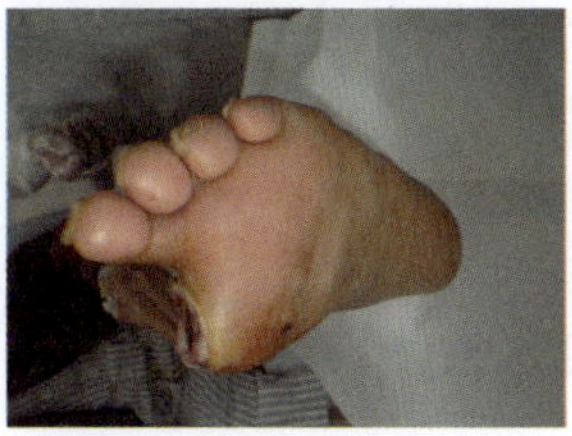

继续安尔碘换药。

2021.3.10【第 7 天】

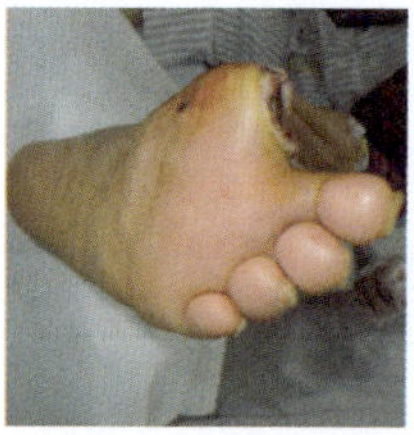
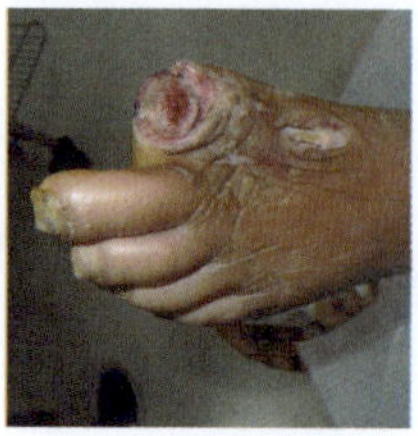
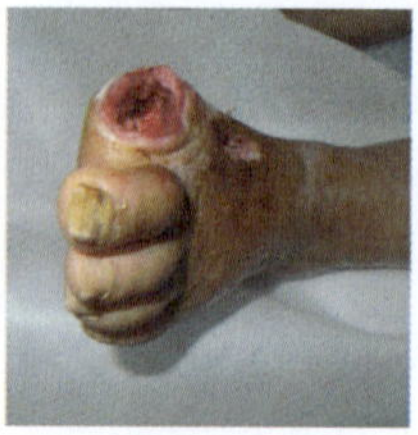
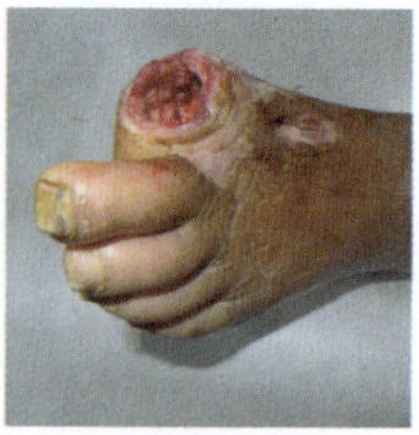

去除第一趾骨，并将创面做成杯口状，为后期缝合做准备。

安装负压。

2021.3.17【第 14 天】

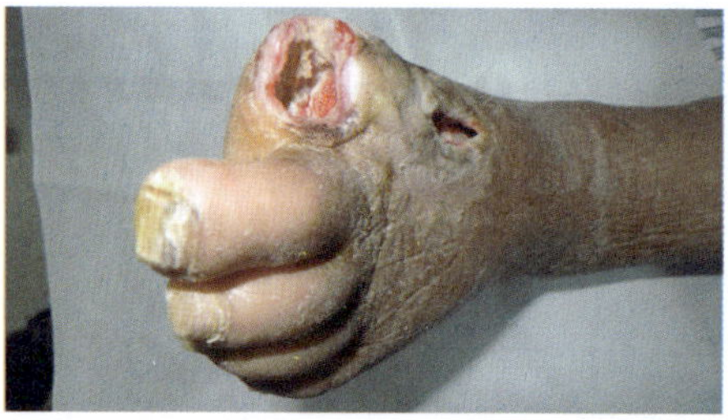
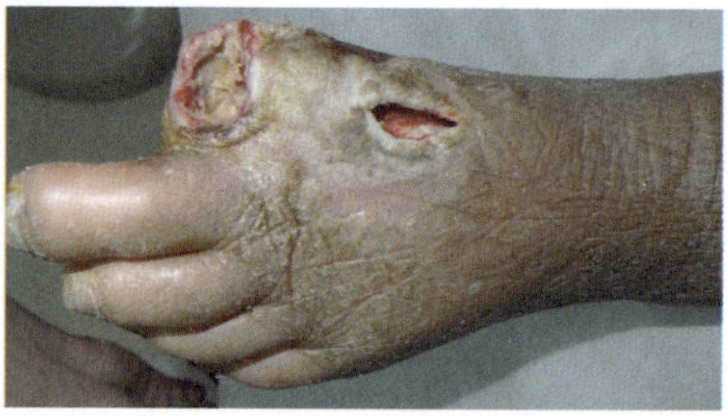

拆除负压，继续安尔碘换药。

2021.3.22【第 19 天】

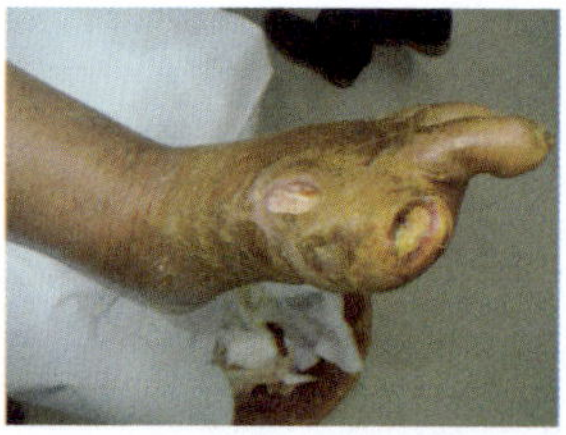

填塞人工真皮。

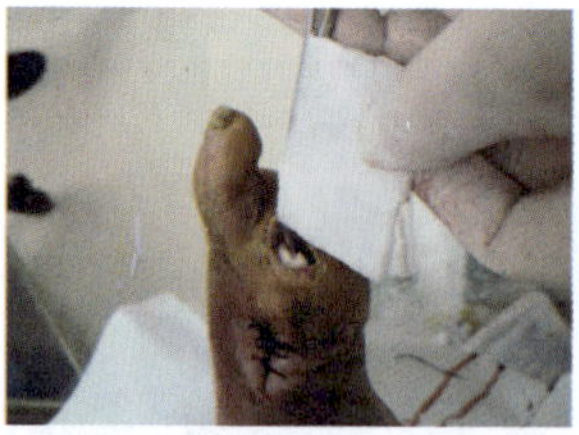

缝合。

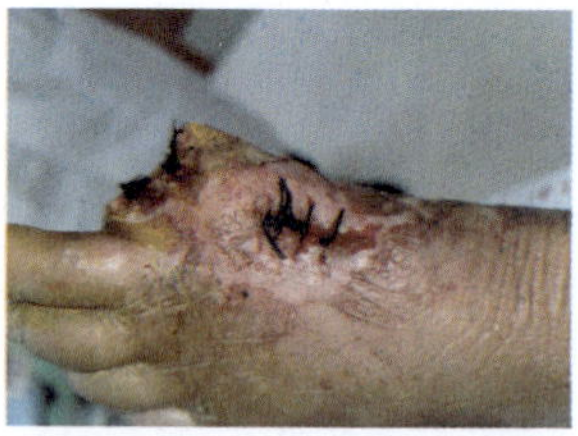

安装负压，携带便携式负压机出院回家。

2021.4.24
【第 1.5 个月】

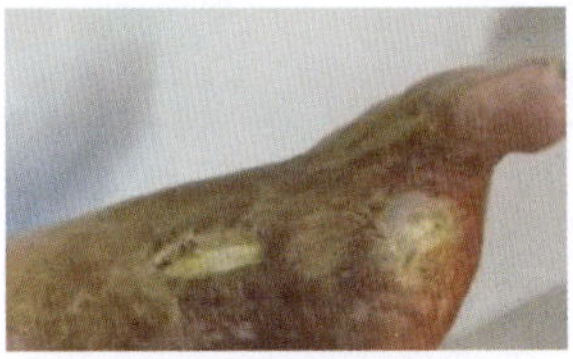

拆线之后，家庭换药。

2021.5.16
【第 2 个月】

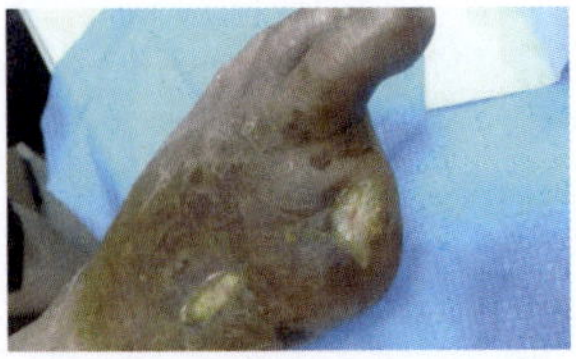

继续换药。

2021.8.12
【第 5 个月】

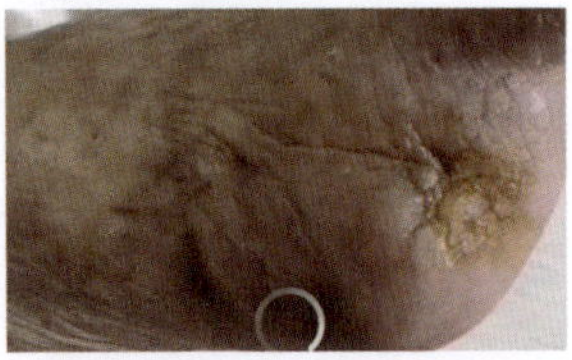

创面基本结痂愈合，但因家属发给中心的是视频，故而截图一帧。

毕业照

2021.11.14【8 月余】

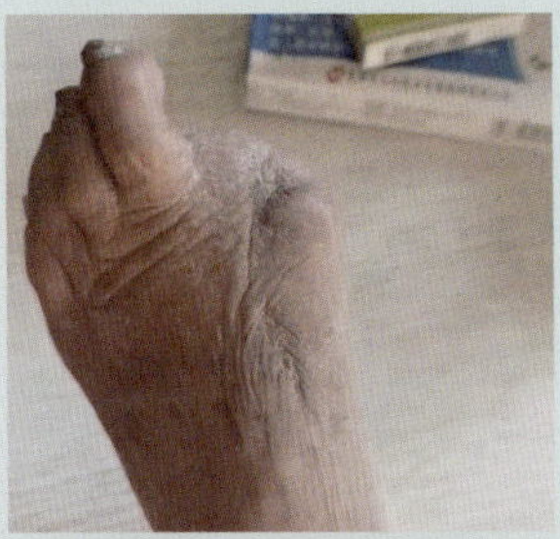

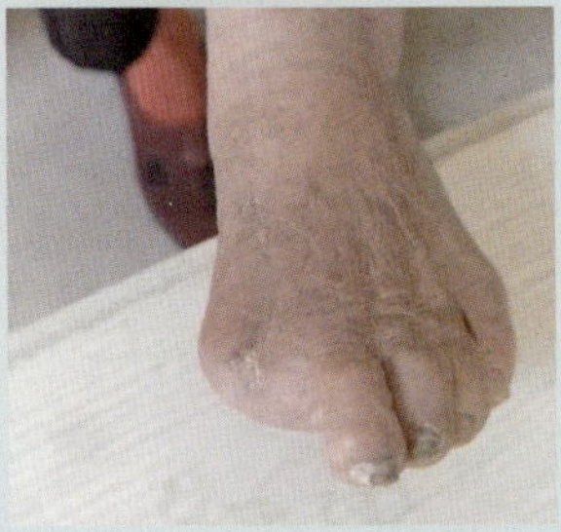

历时 8 个月左右，完全愈合。

本案例是一例年龄较大、基础病较多、并发症不少的糖尿病足病人。

入院时尽管判断第一趾存活希望渺茫，但依旧尝试使用挽救式的切开方式——“刘氏切开”，并充分引流。不幸的是，第一趾最终还是彻底发黑坏死；幸运的是，仔细判断伤口，创面发黑坏死界面有局限性、血运并不富裕，还是给伤口愈合赋予了希望，且并不需要下肢血管介入手术进行血管重建（省了一大笔费用）。

依靠对负压、人工真皮、缝合、安尔碘、家庭换药模式丰富的临床经验，最终伤口愈合方案选择了“中二方案”，预先备好的杯口状的创面，被人工真皮填塞并缝合，辅之以负压，加之以安尔碘家庭换药，最终其他足趾得以保全。

（叶丹）

28 一例“二进宫”的蹲趾溃疡糖尿病足病人愈合案例

吴某，女，92岁，因“口干多饮10余年，左足溃疡8月余，加重1月余”于2021.8.4入院。

入院后部分检查：

四肢血管彩超：

双侧髂外动脉、股浅动脉，腘动脉、胫前动脉、胫后动脉，腓动脉，足背动脉形态结构正常，内膜粗糙，管壁回声增强，动脉管腔内可见散在分布的异常斑块，形状不规则，呈高回声，斑块处管腔不同程度狭窄或闭塞。彩色多普勒显示：狭窄处彩色血流充盈缺损，闭塞处血流未见充盈。狭窄远端频谱形态失常，呈小慢波。

血流参数如下：

内径（毫米）		IMT（毫米）	最大斑块（毫米 × 毫米）	狭窄率
右髂外动脉	6.9	—	7.7x2.6	40%
左髂外动脉	6.1	—	10.8x2.3	46%
右股浅动脉	5.0	0.8	17.0x2.7，中层钙化	45%
左股浅动脉	4.8	0.9	21.0x2.5, 中层钙化	53%
右腘动脉	4.1	—	17.6x3.9	55%
左腘动脉	3.0	—	20.0x5.0	75%
右胫前动脉	2.0	0.9	节段性闭塞	
左胫前动脉	2.2	0.8	节段性闭塞	
右胫后动脉	2.0	—	闭塞	
左胫后动脉	2.0	—	闭塞	
右腓动脉	2.0	—	弥漫中层钙化	
左腓动脉	1.4	—	弥漫中层钙化	
右足背动脉	1.5	—	内膜增厚，短段中层钙化 50%	
左足背动脉	1.8	—	内膜增厚，短段中层钙化 50%	

诊断：

1. 2 型糖尿病伴有多个并发症
   （1）左足糖尿病足（Wagner3 级）
   （2）糖尿病周围血管病变
   （3）糖尿病周围神经病变
2. 原发性高血压（3 级较高危组）
3. 左耳前皮肤基底细胞癌术后

2021.8.4【第 1 天】

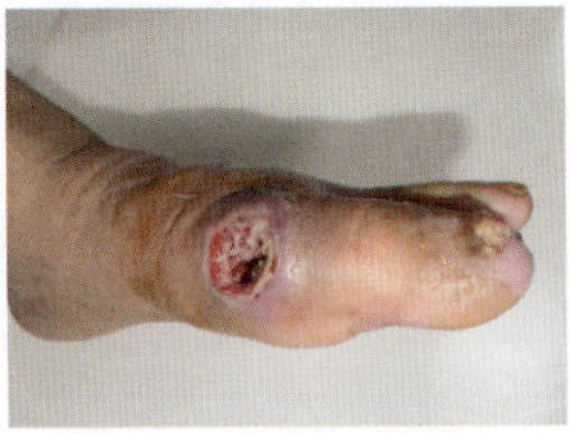

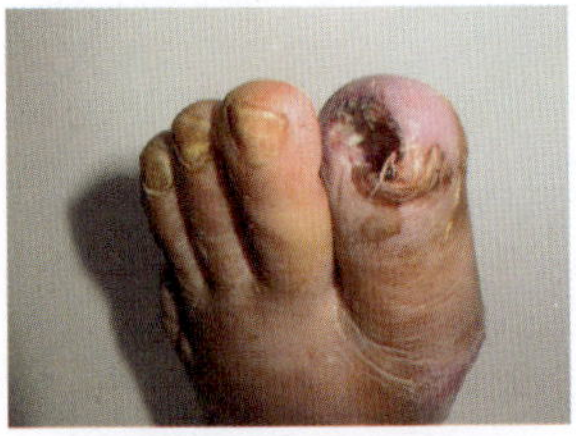

探查伤口，第一趾趾端空洞，跖趾关节骨质曝露，伤口周围皮肤红肿，疼痛明显，遂予安尔碘换药局部杀菌。

2021.8.6【第 3 天】

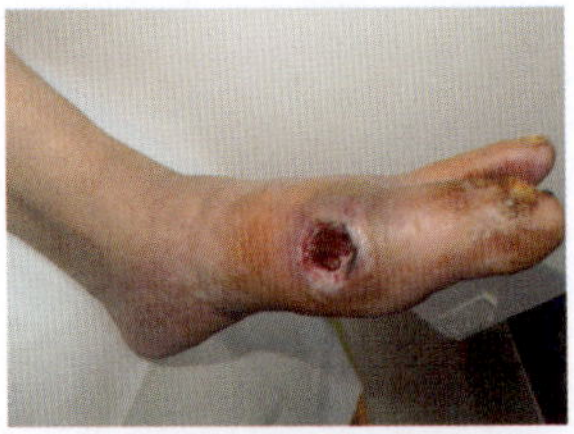

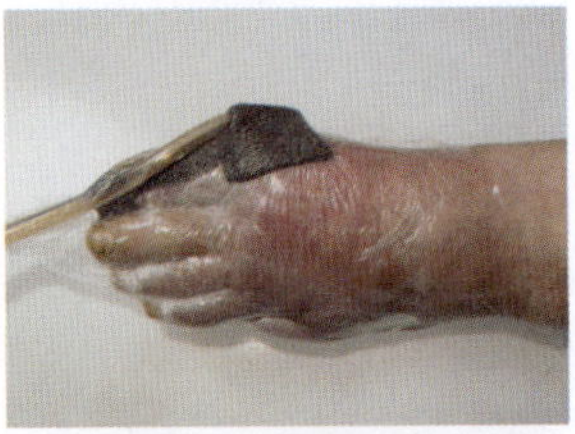

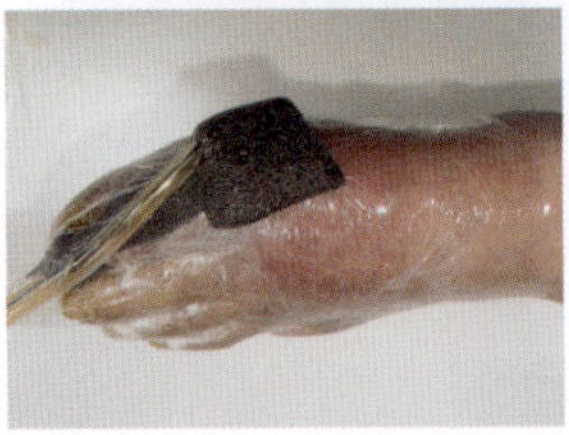

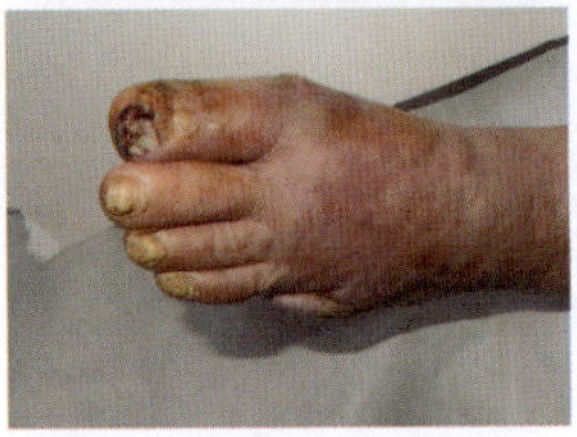

安尔碘换药 3 天后，因病人年龄较大，且疼痛明显，故而稍微清创后，予负压治疗。

2021.8.12【第 9 天】

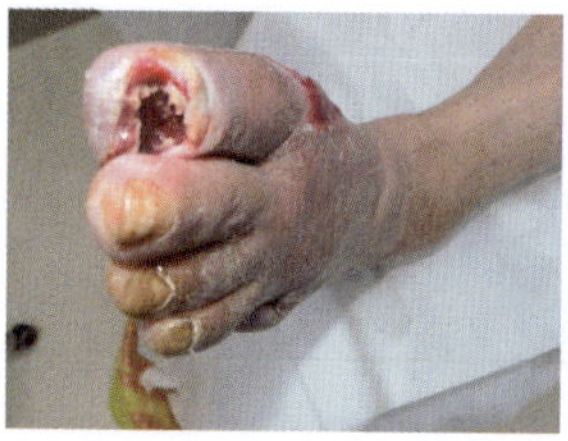
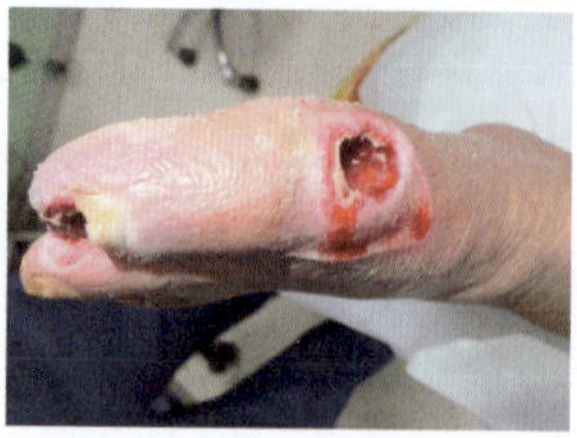

拆除负压，伤口基底红润，周围皮肤红肿消退。继续安尔碘换药，为人工真皮的植入提供环境基础。

2021.8.16【第 13 天】

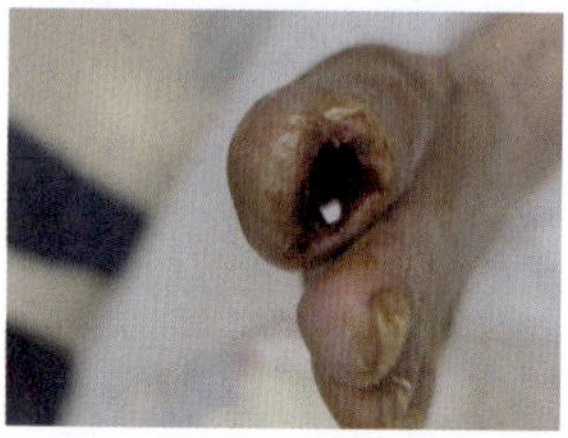
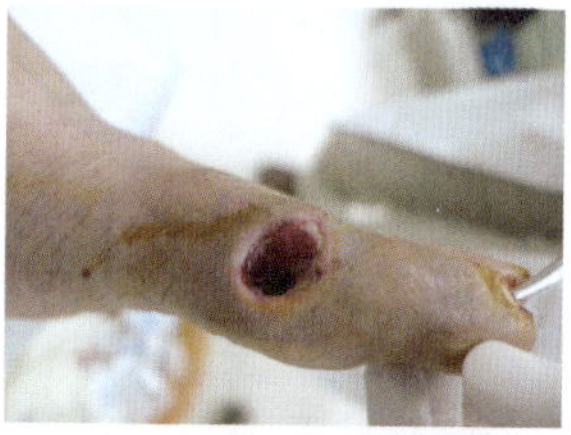

使用“中二方案”——人工真皮 - 缝合 - 负压辅助愈合治疗 - 家庭延展护理。

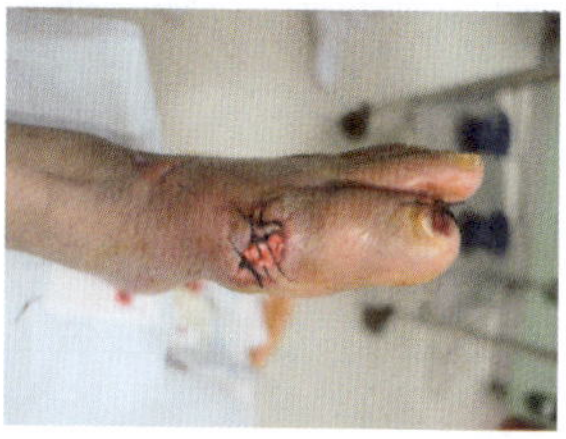
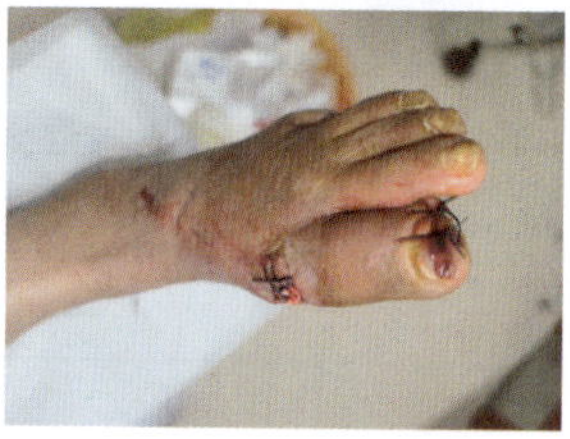

因病人一人在国内，无人照料，遂安装负压后，携带便携式负压，转入合作医院继续治疗。

2021.8.30【第 27 天】

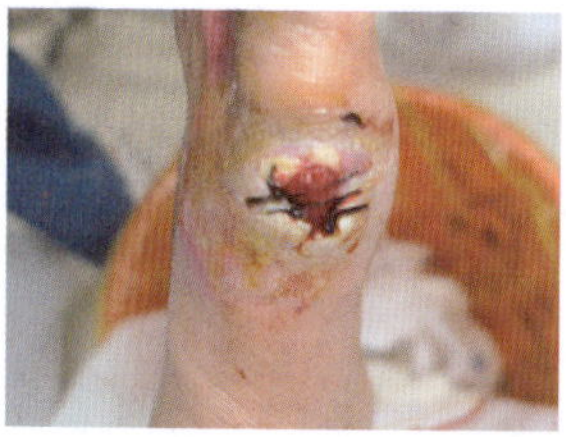
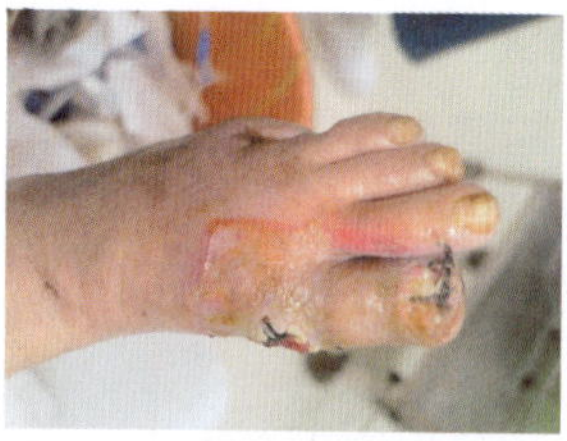

半个月后，转回我院，拆除负压，伤口稍有浸渍，予安尔碘换药。

2021.8.31【第 28 天】

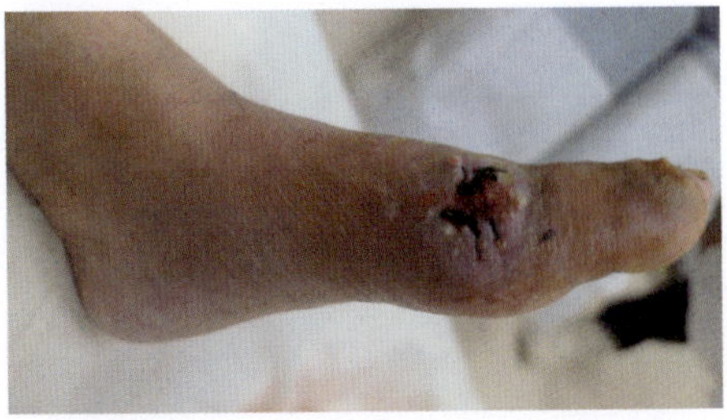

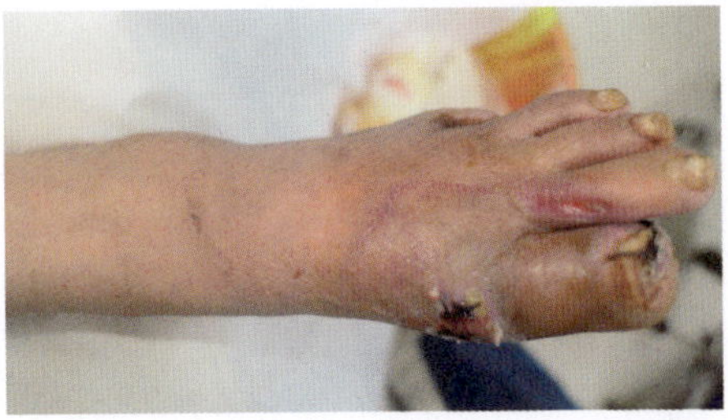

浸渍缓解，继续安尔碘换药。

2021.9.6【第 33 天】

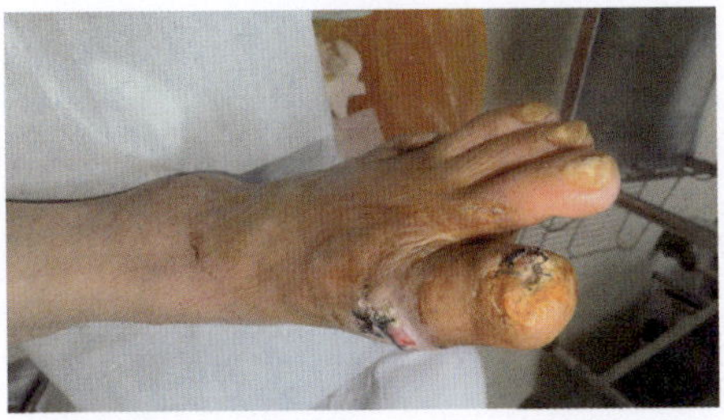

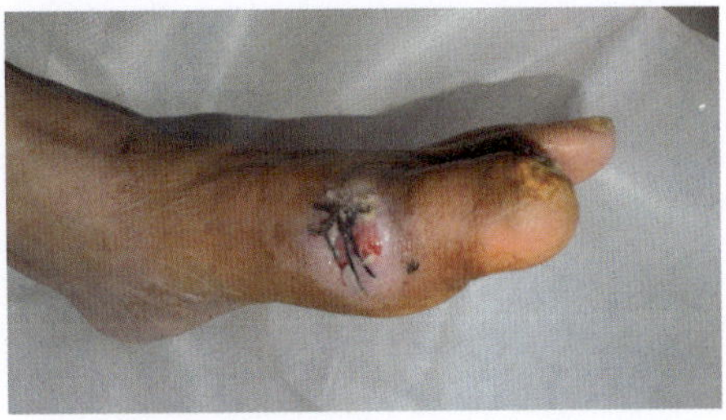

安尔碘换药，准备拆线。

2021.9.8【第 35 天】

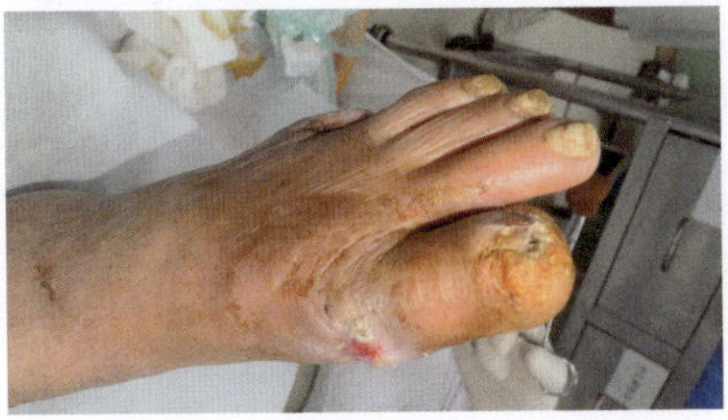

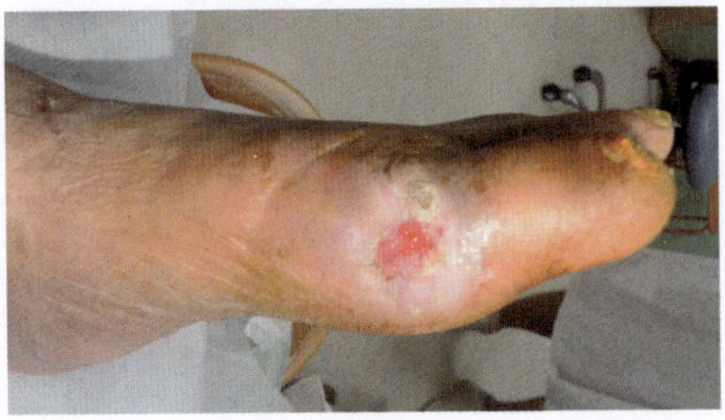

拆线，伤口闭合良好，继续安尔碘换药。

2021.9.12【第 39 天】

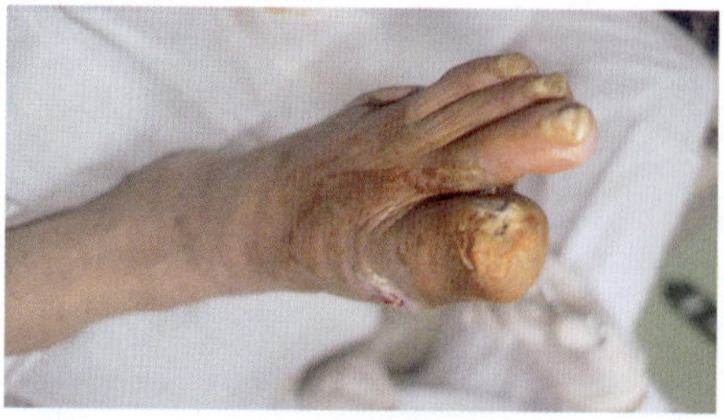
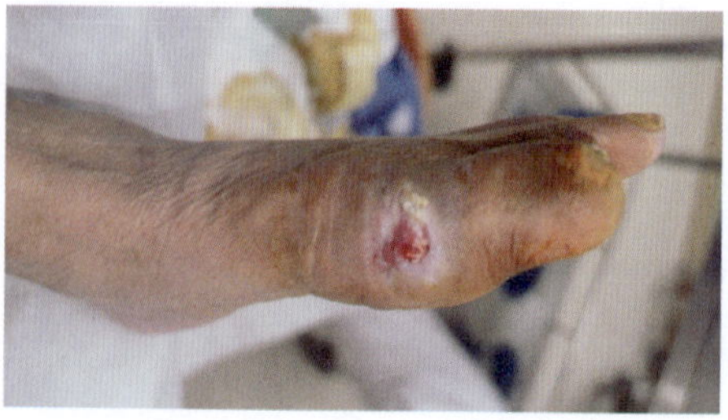

与病人及家属反复沟通和确认，愿出院回家，请社区医院上门换药。遂告知其换药方法及流程，并让其拍照与中心联系。
病人于 9 月 13 日出院回家继续安尔碘换药。

小插曲来了，病人出院后，伤口并未按照笔者的方法继续治疗，创面再次被打开，病人疼痛难忍，无法耐受其他方式换药，故再次找到笔者，于 2021.9.30 再次入院。

2021.9.30【第 57 天】

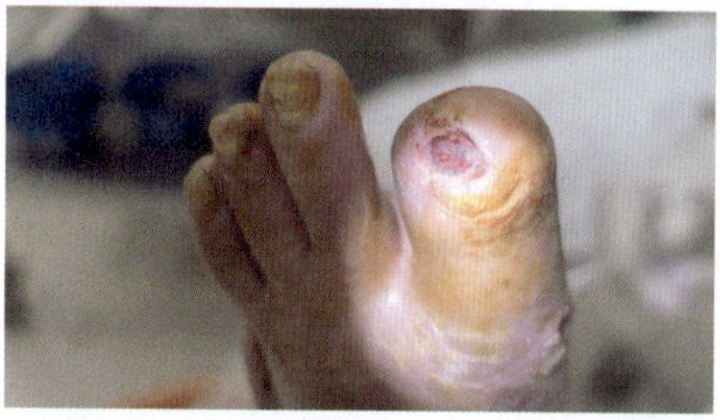
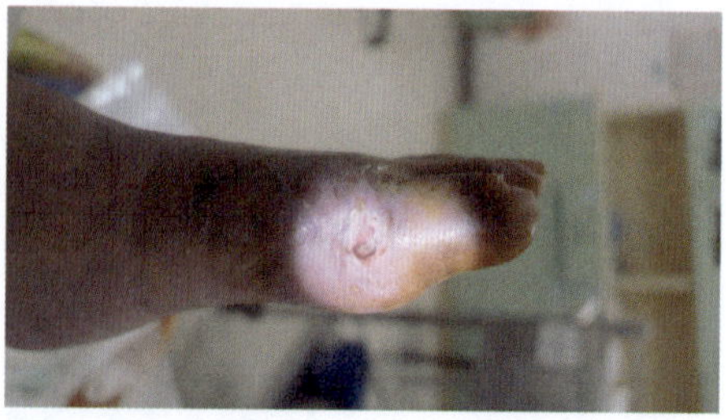

查看伤口，原有创面填塞的人工真皮被掏出一部分。给予安尔碘换药，观察伤口。

2021.10.11【第 68 天】

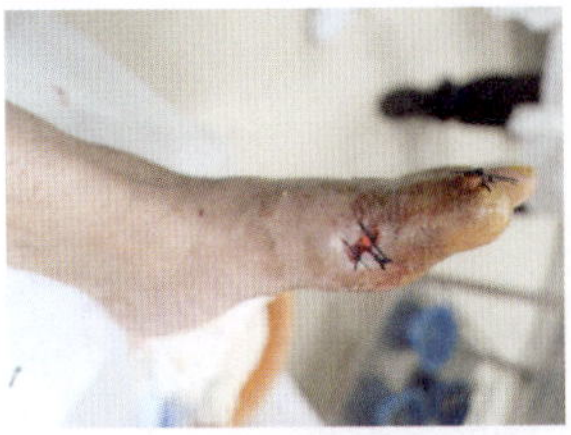
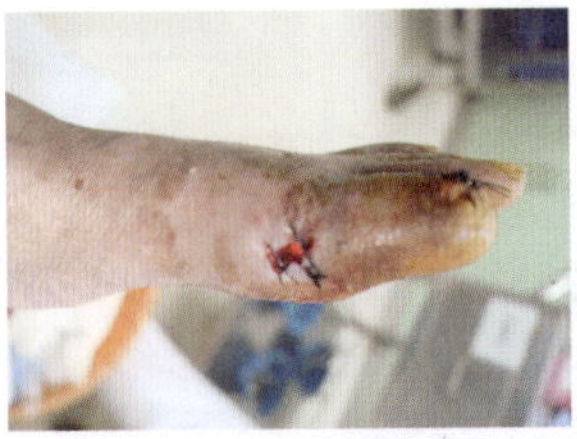
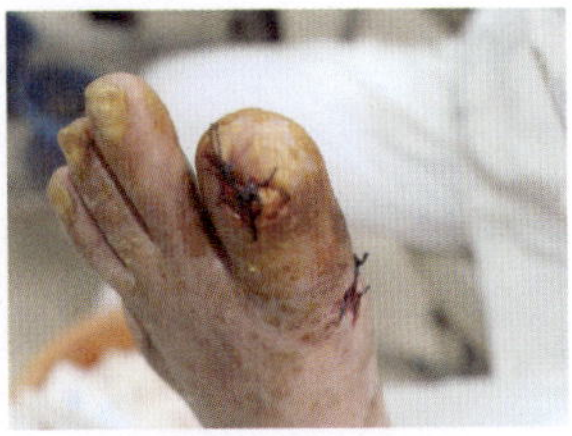

与家属沟通，同意再次使用“中二方案”——人工真皮 - 缝合 - 负压辅助愈合治疗 - 家庭延展护理。转入合作医院继续治疗。

2021.10.30【第 87 天】

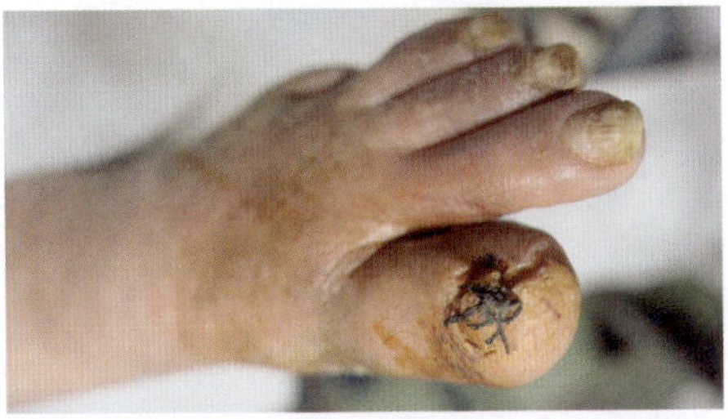
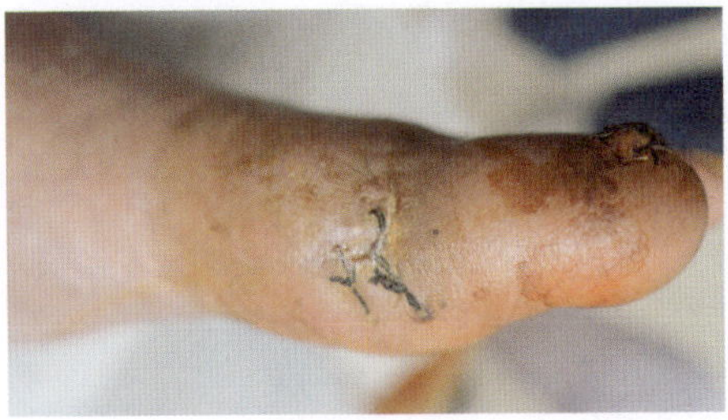

两次负压后，转回我科。准备拆线。

2021.11.1【第 89 天】

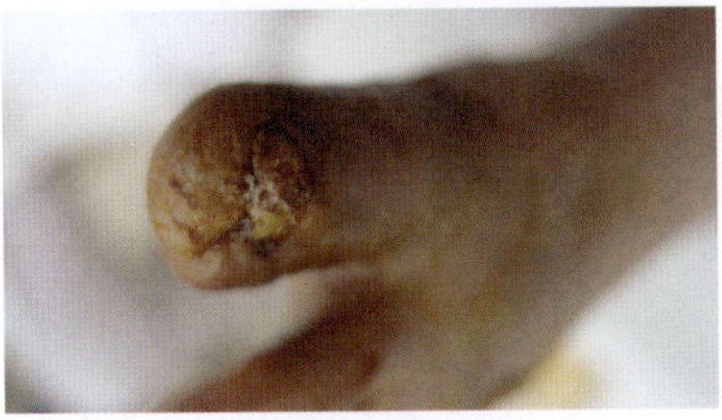
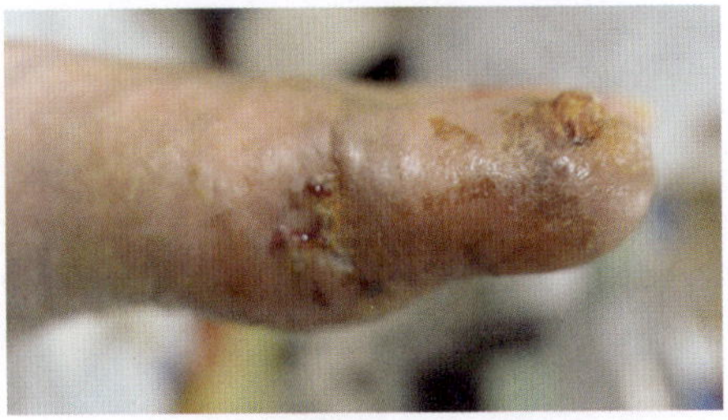

拆线后，伤口闭合良好。

2021.11.2【第 90 天】

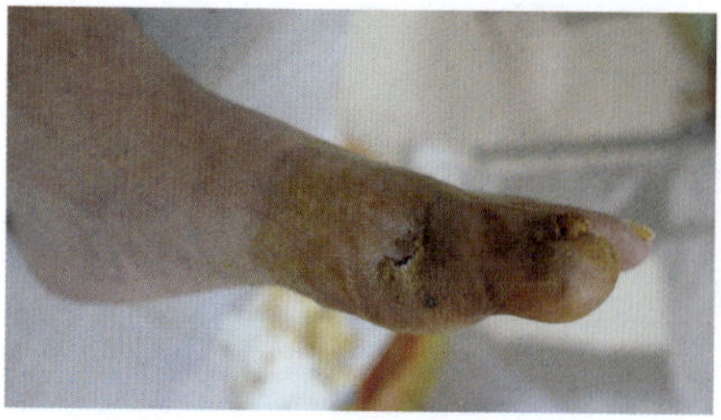
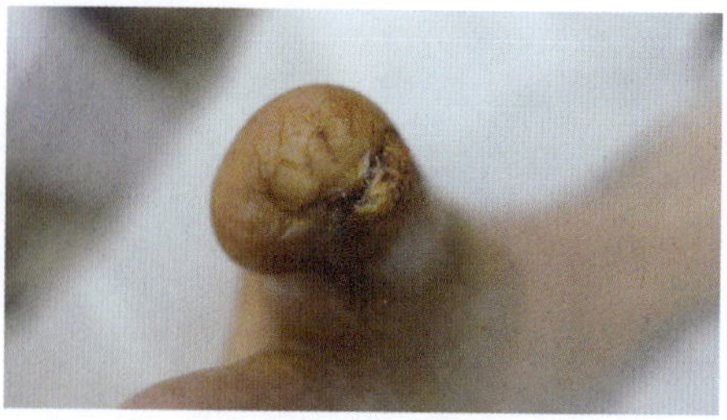

继续安尔碘换药。

2021.11.3【第 91 天】

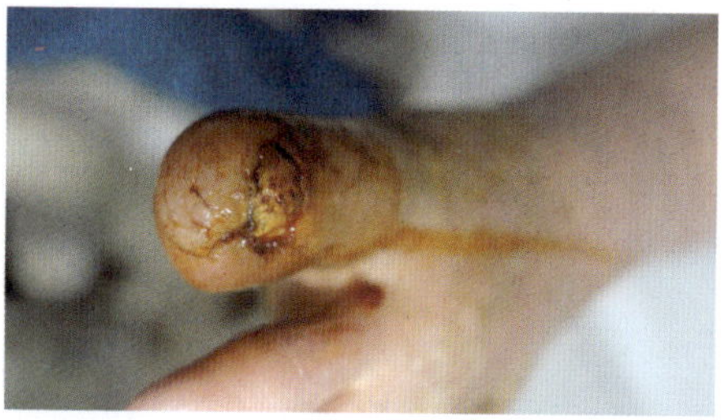
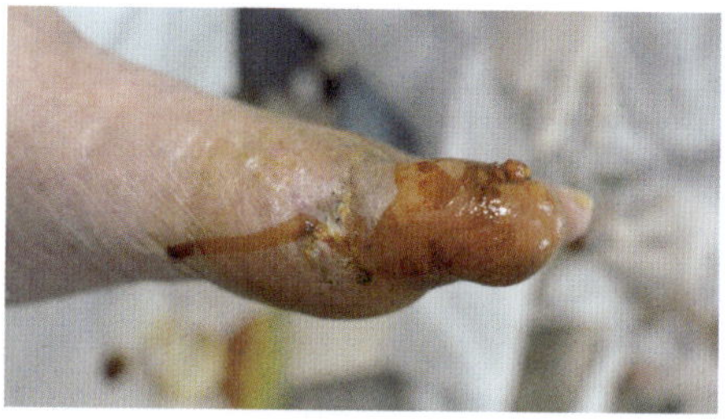

创面基本结痂。

毕业照

2021.11.13【第 100 天】

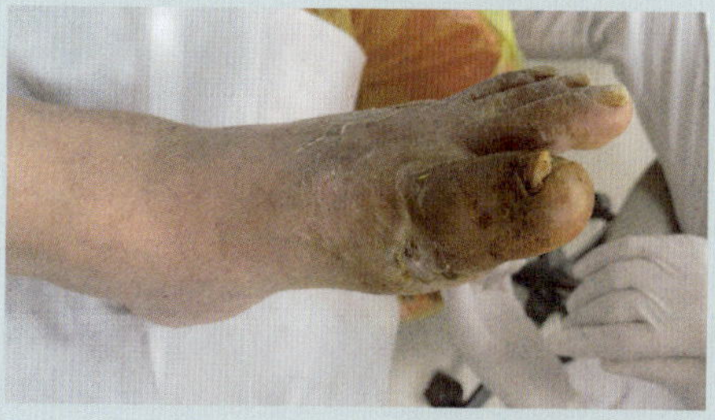

历时 3 个多月，伤口完全愈合。

病人时隔十个多月，终于重新站起来。

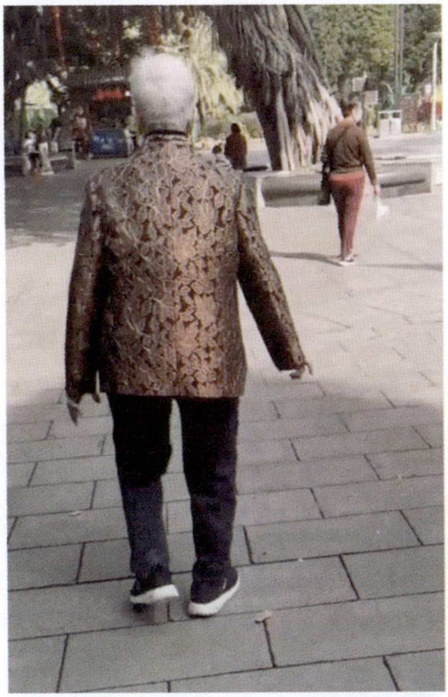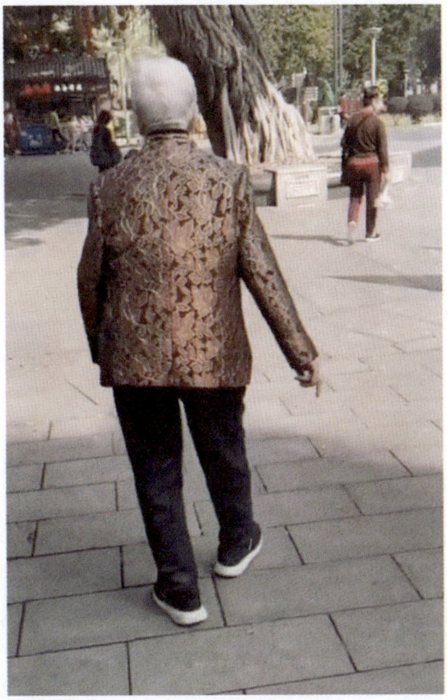

本案例是一位 92 岁高龄、伤口疼痛难忍、治疗过程曲折的糖尿病足病人。

因为病人一人独居在广州，亲属都不在国内，所以在治疗方案的选择上，笔者更加倾向于医院能解决的尽量不在家处理。笔者一方面发挥“中二方案”尽快闭合伤口、减轻疼痛的优势，另一方面借助多家合作医院平台，周转病人，克服病人居家换药困难及住院时间过长等问题。

对于这位老人的治疗，首次人工真皮植入后，由于病人执意回家，伤口后期处理不当，不得不“二进宫”，安尔碘换药后再次进行人工真皮填塞，最终很快愈合。从这里笔者也可以看出，“中二方案”的可重复性强，对于首次植入人工真皮效果不理想的创面，二次挽救，效果良好。

（刘兴州）

29 一例踇趾缺如伴深部窦道的糖尿病足病人愈合案例

董某，男，67 岁，因“发现血糖升高 3 年，左足破溃 3 周”入院。

2021.7.2 入院

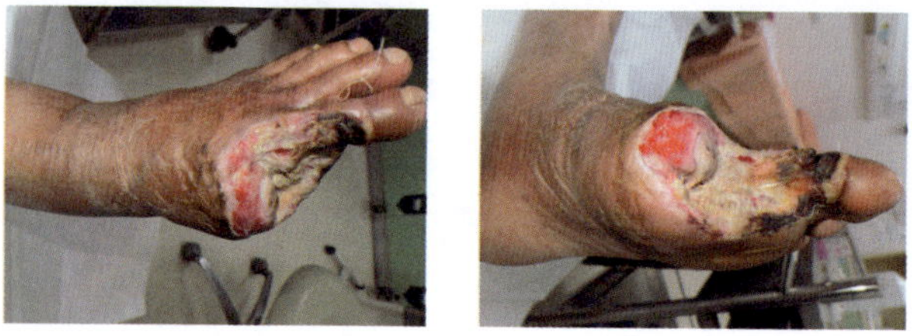

7.2 入院时伤口情况

入院诊断：

1. 2 型糖尿病伴有多个并发症
  （1）糖尿病足（左侧 Wagner4 级）
  （2）糖尿病周围血管病变
    ①左下肢动脉硬化闭塞症（球囊扩张 + 支架植入术）
    ②右侧颈内动脉狭窄（中重度）
    ③右椎动脉闭塞
  （3）糖尿病周围神经病变
  （4）糖尿病肾病（A2G1 期）低蛋白血症
2. 原发性高血压（3 级高危）
3. 陈旧性脑梗死
4. 左侧梗阻性肾病（CKD1 期）左侧输尿管结石伴左肾积水
5. 前列腺增生

入院后部分检查：

细菌培养鉴定及药敏（7 月 6 日检查结果）

铜绿假单胞菌（少量菌落）

左足正斜位（7 月 7 日足部 X 片）

左足第一足趾及左足第一跖骨远端术后缺如，周围软组织肿胀；左足骨质改变，结合病史，符合糖尿病足改变。

入院后，偶尔伴高热。

2021.7.4【第 3 天】

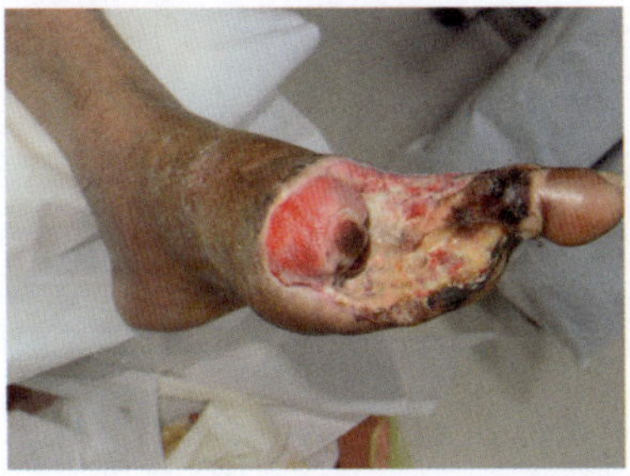

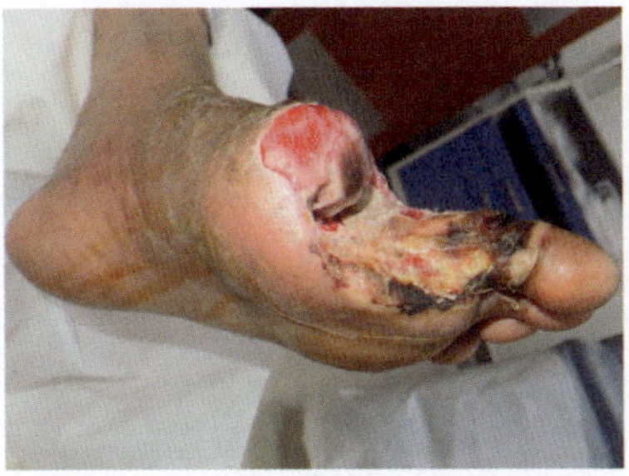

清创后，骨间隙垂直可探及12厘米窦道，遂每天安尔碘纱布填塞包扎。

2021.7.5【第 4 天】

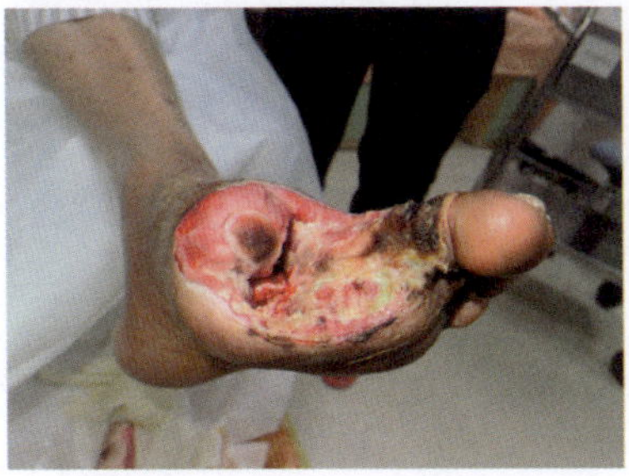

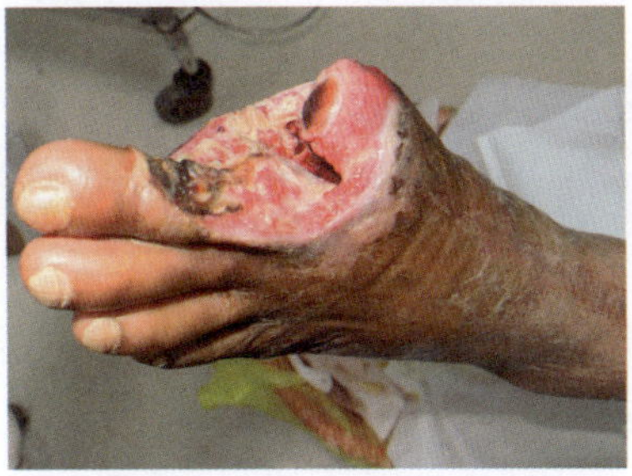

2021.7.7【第 6 天】

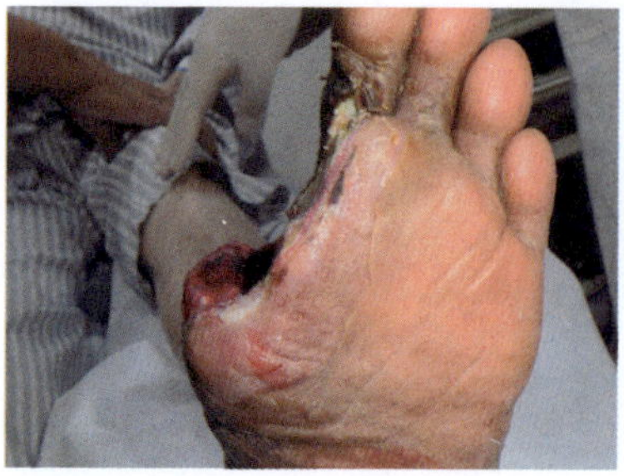

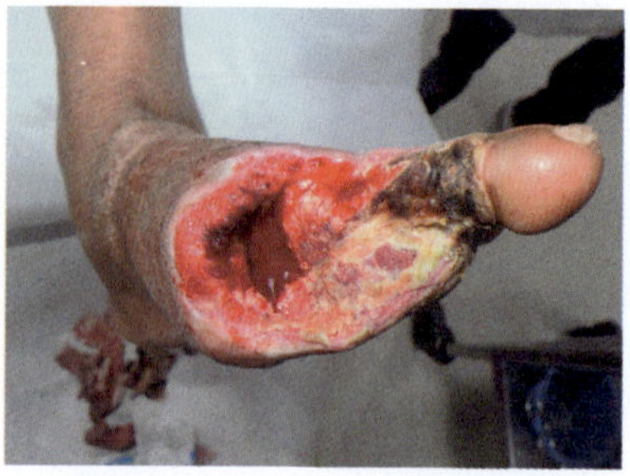

去除死骨，继续安尔碘纱布填塞引流。

2021.7.14【第 13 天】

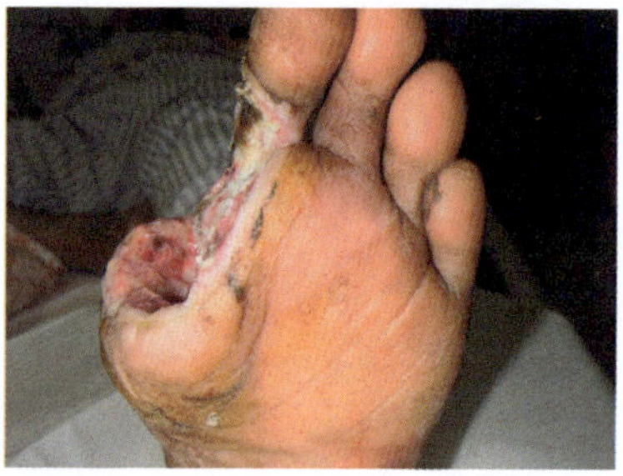

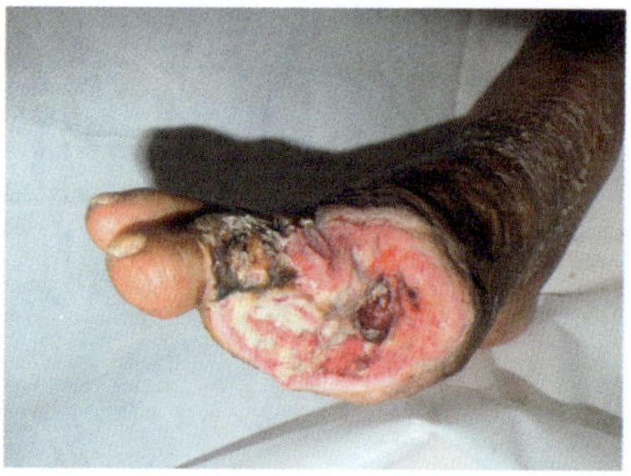

2021.7.19【第 18 天】

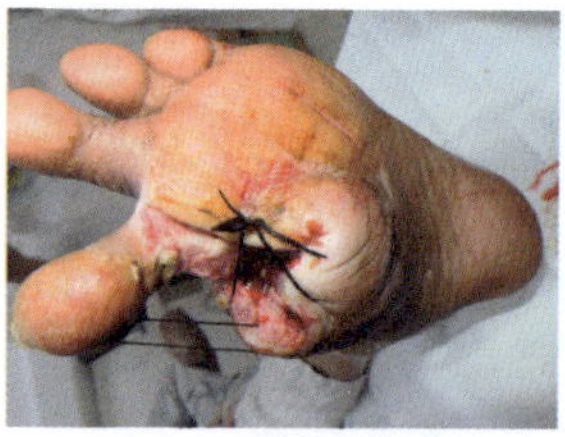

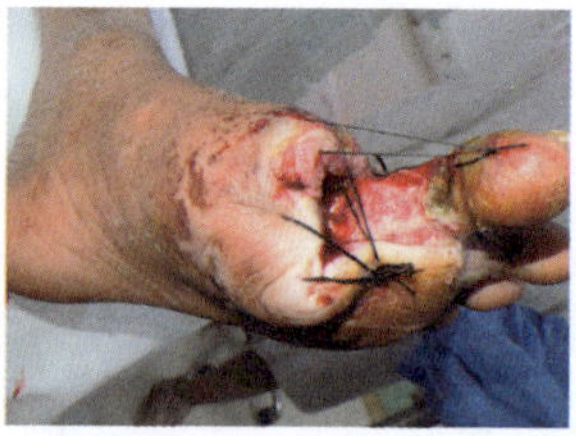

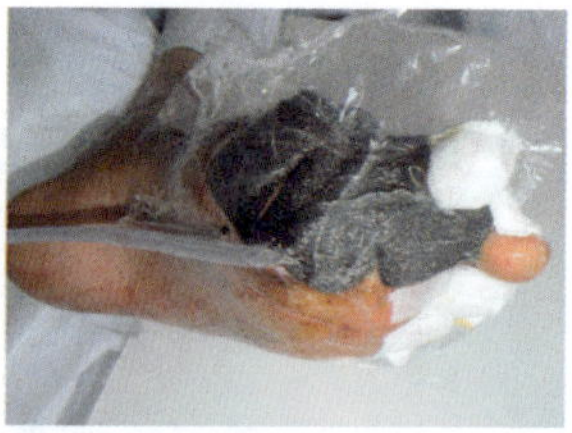

运用“中二方案”，人工真皮填塞窦道及腔隙，缝合，负压辅助愈合治疗。携带便携式负压机出院回家。

2021.8.12【第 42 天】

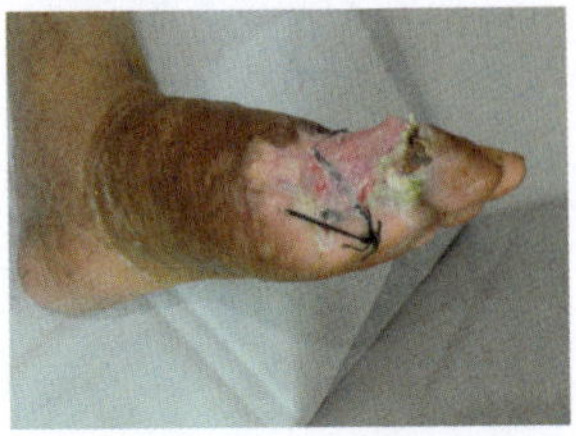

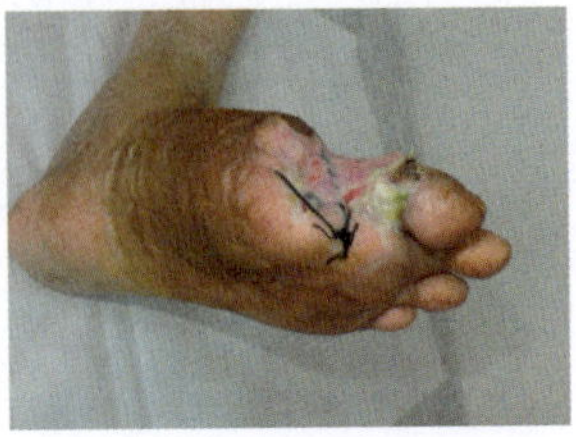

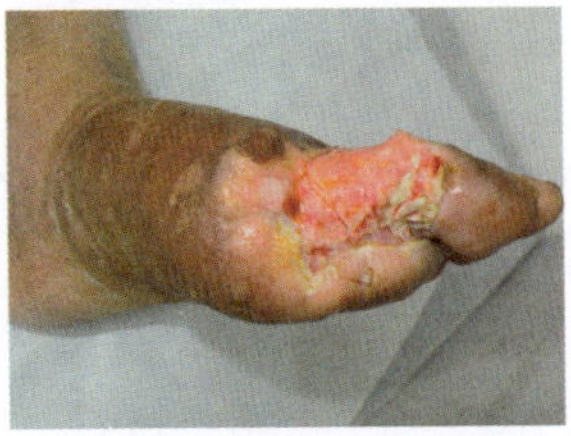

二次负压之后，居家换药1周，拆线。

毕业照

10 月底【第 4 个月】

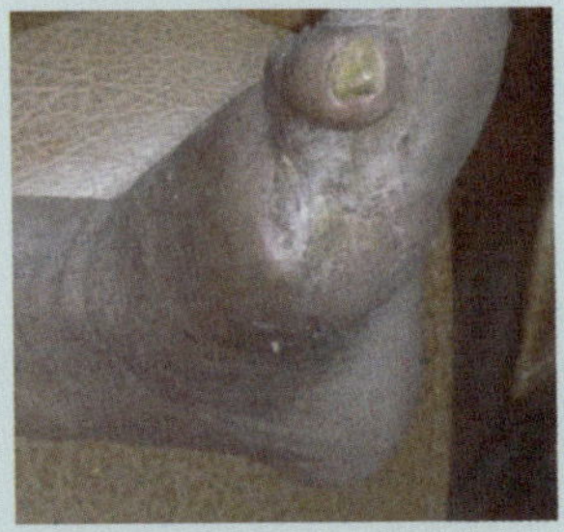

历时 4 个月，完全愈合。

本案例是一位年龄较大、并发症较多、伤口窦道比较深且不便切开、入院期间偶发高热的糖尿病足病人。

入院后，及时清创、发现窦道、填塞到位。因为窦道位置位于骨间隙，居于足背足底之间，切开难度较大，因此采取彻底的安尔碘灌注进行杀菌，伤口基底情况明显改善。关于出院治疗方案的选择，和家属充分沟通后，选择了成熟且效果满意的“中二方案”——人工真皮 - 缝合 - 负压辅助愈合治疗 - 家庭延展护理。为了保留第二趾，缝合技术充分发挥出想象力，最终保住了第二趾。

人工真皮填塞窦道的效果满意，深达 12 厘米的窦道，4 个月内完全愈合！

（杨川）

30 一例第二趾坏疽的糖尿病足病人愈合案例

叶某，男，79岁，因“口干多饮20余年，左足坏疽1月余”于2021.11.12入院。

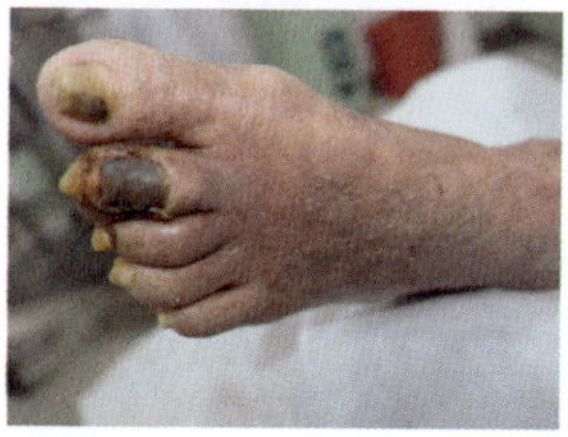
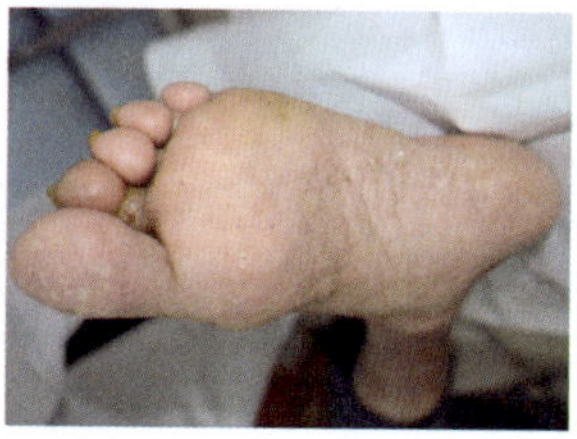

（11月12日）

入院前后部分检查：

左足正侧位 DR：

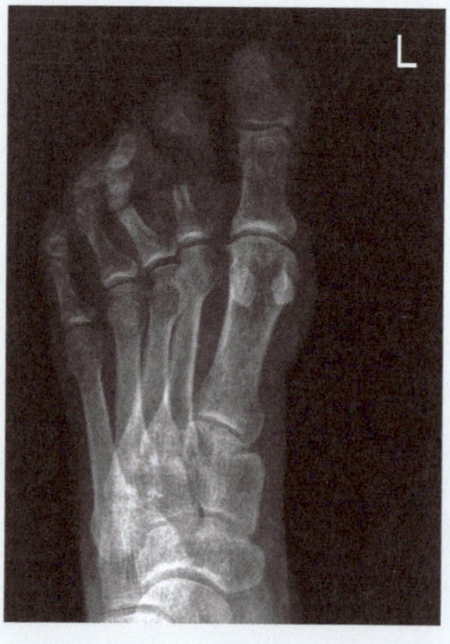

诊断：

1. 2型糖尿病伴有多个并发症

（1）左足糖尿病足（Wagner4级）

（2）糖尿病周围血管病变

（3）糖尿病周围神经病变

2. 原发性高血压（3级较高危组）

3. 心律失常

4. 银屑病

5. 脑萎缩

2021.11.12【第 1 天】

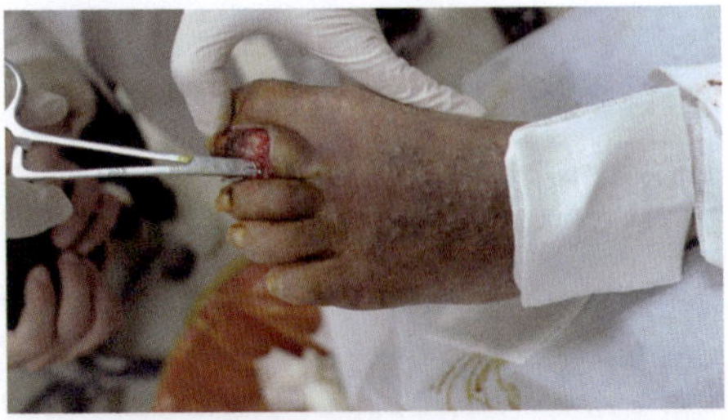

探查伤口，第二趾黑痂下松动，痂下有感染，遂剥离黑痂，跖趾关节骨质曝露，往足背方向可探及 4 厘米左右潜行，于是进行“刘氏切开”——弯血管钳探着走，隔空错位小切口。

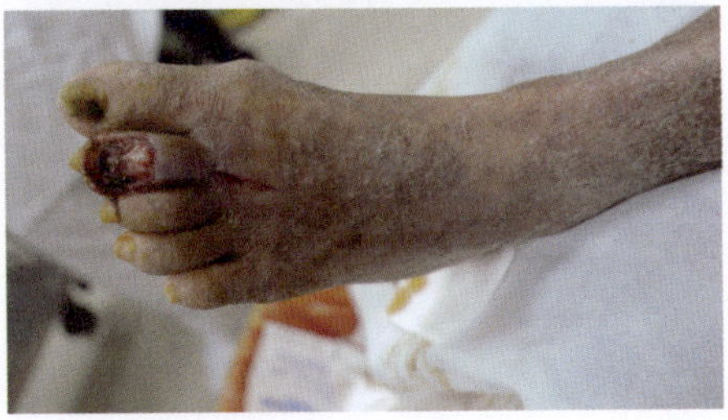

安尔碘纱布填塞引流。

2021.11.13【第 2 天】

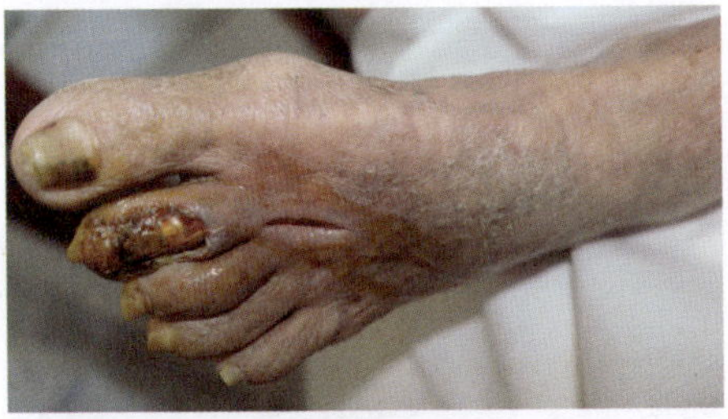

2021.11.15【第 4 天】

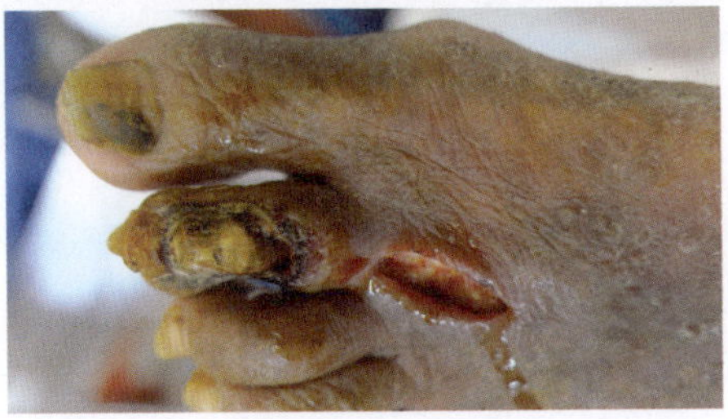

足部 DR（数字化成像技术）显示：
第二趾骨质缺血溶解破坏改变。遂果断去除坏死骨质。

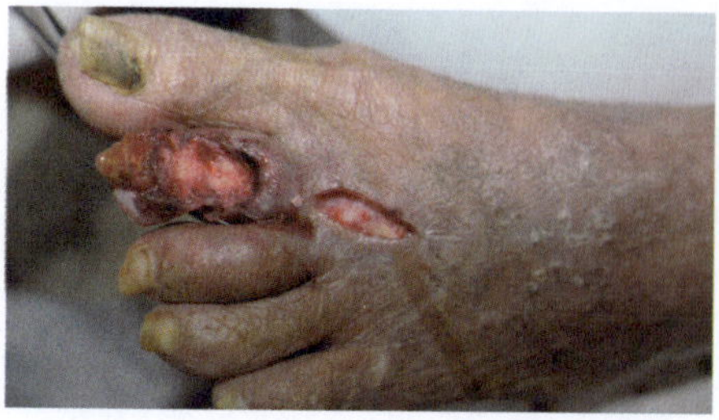
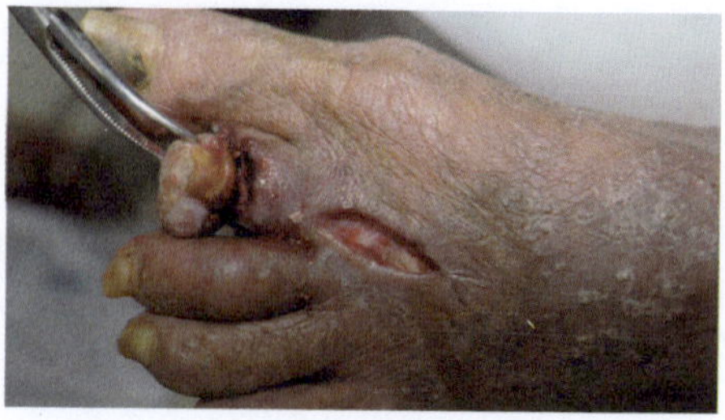

去除骨质后，尝试留取部分较好的皮肤组织作为皮瓣，为后期收口方案的选择多争取有利因素。

2021.11.16【第 5 天】

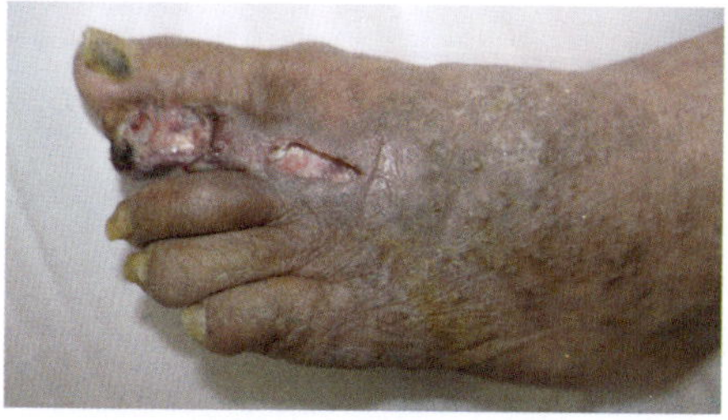

安装负压。

2021.11.23【第 12 天】

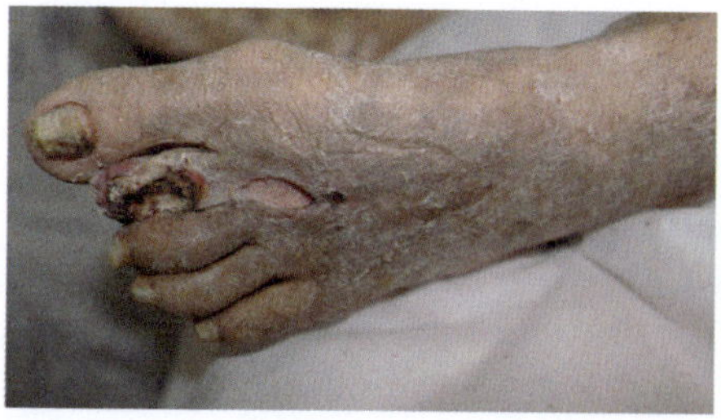
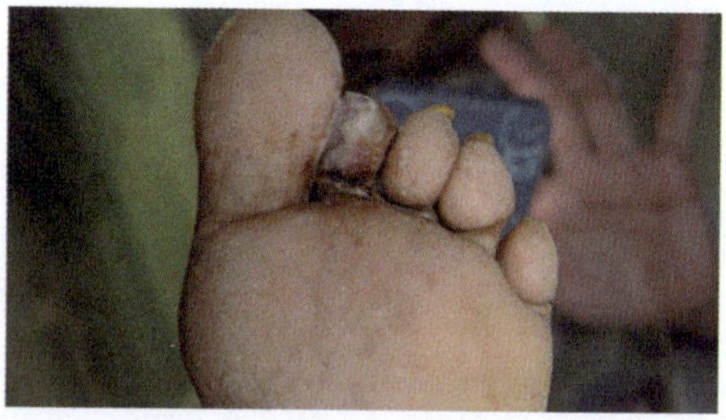

拆除负压，伤口稍有浸渍，且伤口皮缘发黑，给予小范围清创，并安尔碘换药。

2021.11.24【第 13 天】

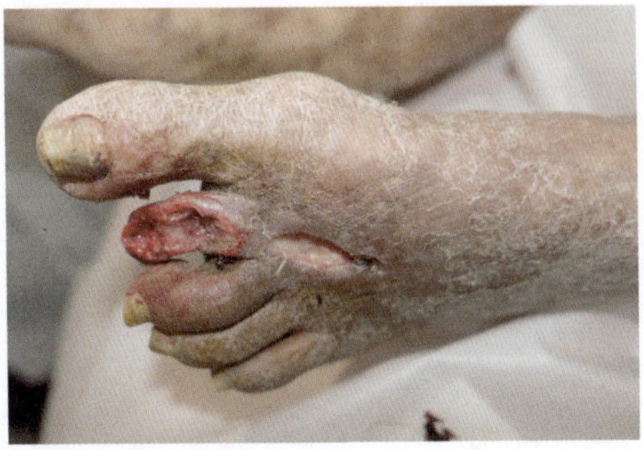

继续安尔碘换药。

2021.11.27【第 16 天】

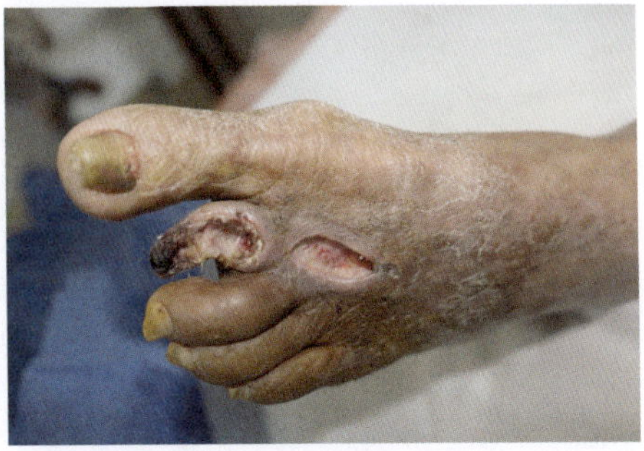

伤口皮缘发黑，继续给予小范围清创，并安尔碘换药。

2021.11.28【第 17 天】

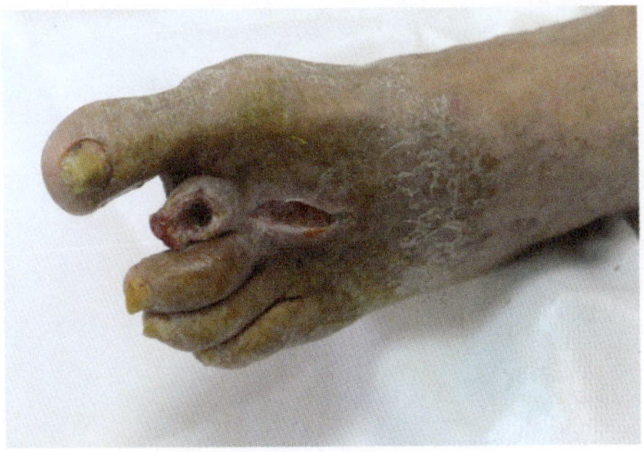

创面做成杯口样，为缝合做好准备。

2021.11.29【第 18 天】

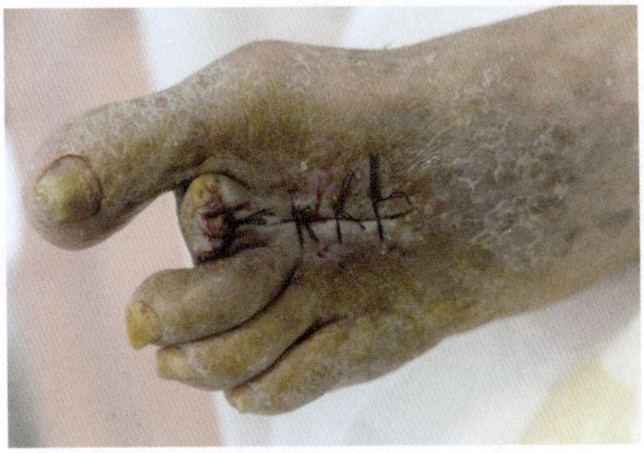

与家属充分沟通后，使用“中二方案”——人工真皮 - 缝合 - 负压辅助愈合治疗 - 家庭延展护理。

因病人全身情况较差，遂携带便携式负压机，转至康复科进行康复治疗。

2021.12.6【第 25 天】

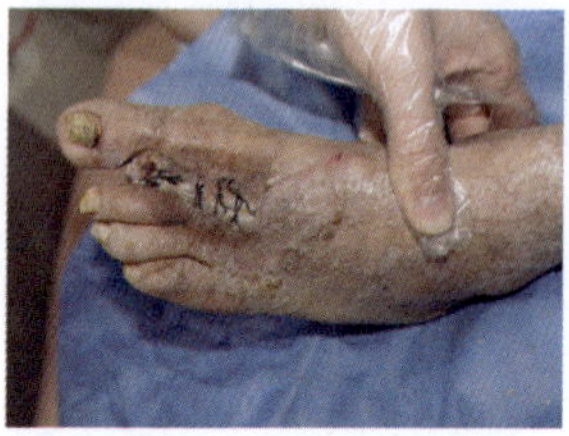

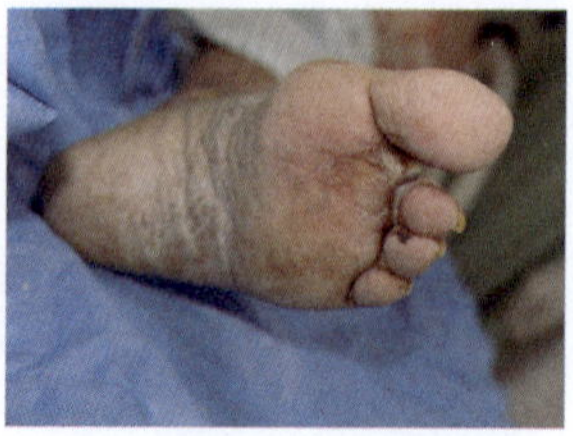

前往康复科，更换二次负压。

2021.12.13【第 32 天】

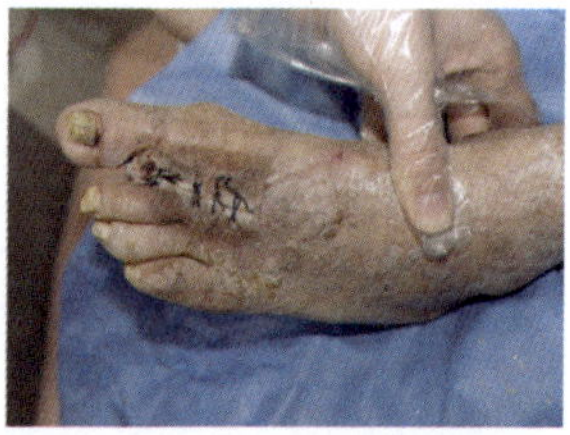

拆除负压，伤口闭合良好，嘱家属家庭安尔碘换药。因家属也是学医出身，1周后，在远程指导下，在家拆线，并继续安尔碘换药。

毕业照

2022.1.26【第 76 天】

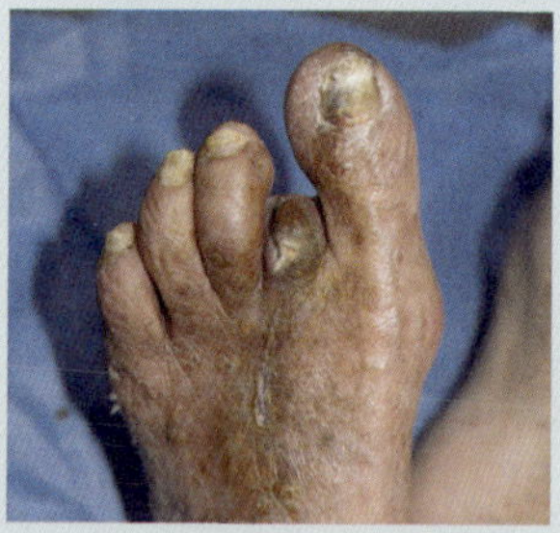

两个半月左右，完全愈合。

这是一位年龄较大、基础情况较差的糖尿病足病人。

病人在外院已被诊断下肢动脉闭塞症，具备下肢介入指征，但因全身情况较差，难以支撑介入手术，无计可施，遂转至我科治疗。经过笔者对伤口的判断，病人下肢缺血是肯定的，但是否真的缺血到无法满足伤口愈合的程度呢？有待商榷。于是笔者采取了“看一眼，清一点；有希望，再往前”的小步走清创战略。事实证明，战略方针正确有效，经过数次小规模清创，保住了病人第二趾的根部，尽量减轻足趾的变形和压力的改变，对病人预后有着较好帮助。

因这位老人全身情况较差，伤口治疗后期需要留置胃管给予全身营养支持，且病人局部伤口血运也非常“不富裕”，在这种不太理想的伤口环境下，使用“中二方案”在短短 76 天，Wagner4 级的糖尿病足伤口完全愈合。

（叶丹）

31 一例足趾发黑不断加重的糖尿病足案例

马某，男，60 岁，因“多饮、多尿、消瘦 10 余年，左足第四趾破溃 2 月余”于 2020.4.10 入院。

2020 年 2 月左足第四趾暗紫并加重，左下肢静息痛。

2020 年 3 月 CTA（CT 血管造影术）提示左髂动脉、左股浅动脉、左胫前动脉闭塞。

2020.3.25 麻醉下进行介入手术。左髂动脉植入支架一枚，股浅动脉及胫前动脉未能开通。

左足疼痛稍缓解，第四趾换药过程中脱落。

出院规律门诊换药，疼痛难忍，故 2020.4.10 来我科就诊。

2020.4.10 入院时

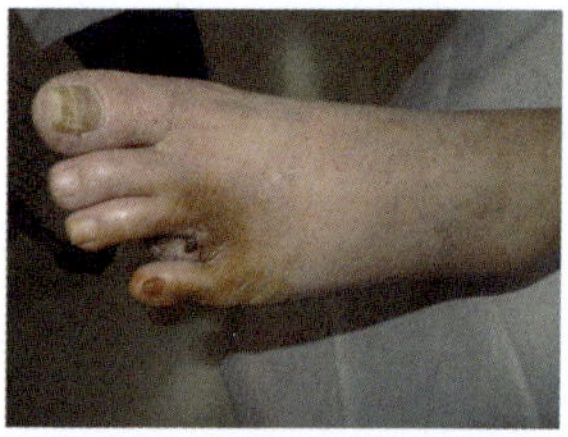

2020.4.11【第 2 天】

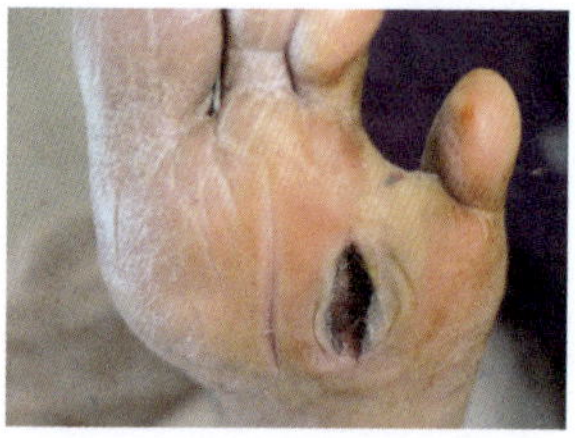

2020.4.13【第 4 天】

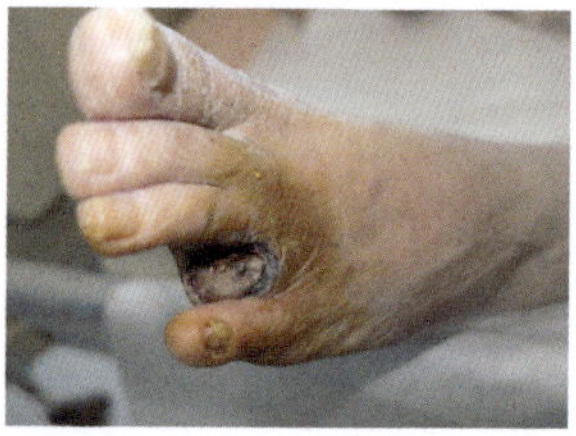

第四趾缺如处残端往足底扩散，可探及 4 厘米窦道，局麻下纵行切开。

2020.4.21【第 12 天】

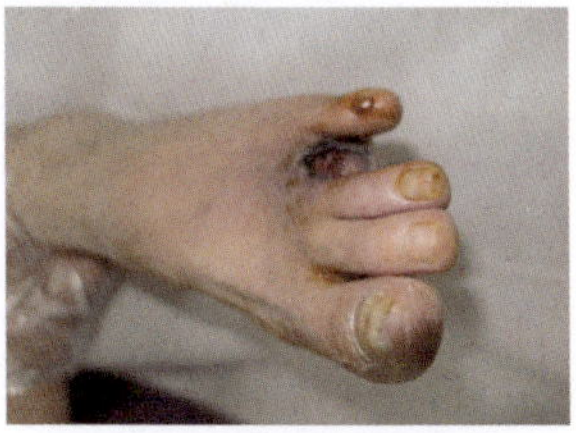
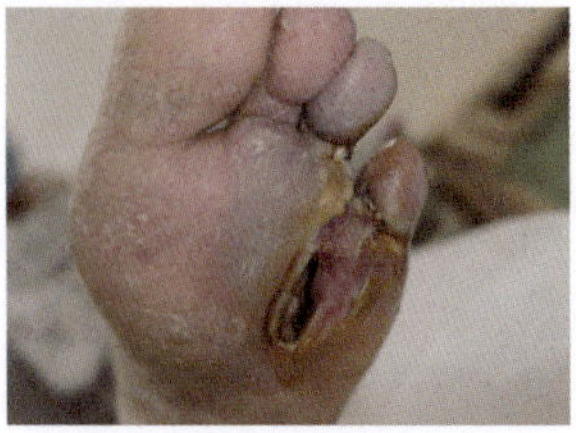

第三、第五趾发黑加重，且疼痛难忍，考虑再次尝试血管介入手术。

2020.4.23【第 14 天】

再次进行左下肢动脉介入成形术，但股浅动脉及膝下血管仍未能开通。

2020.4.24【第 15 天】

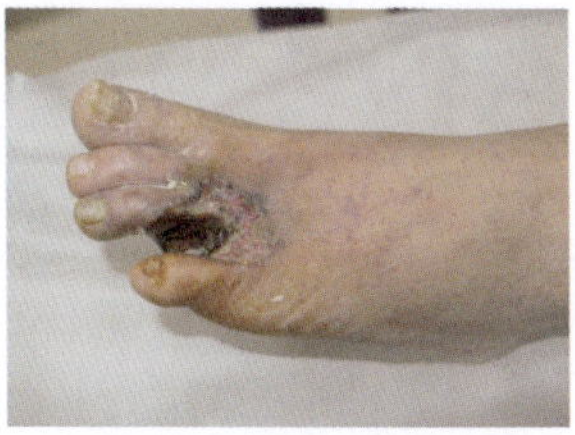
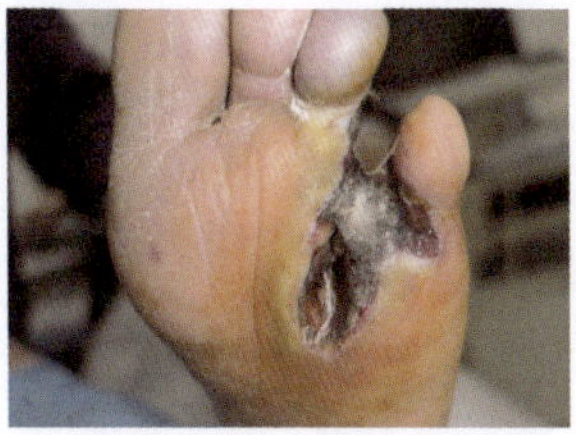

2020.4.28【第 19 天】 2020.5.2【第 22 天】

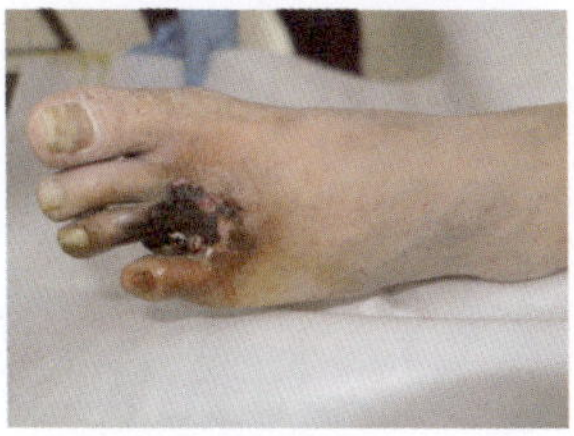
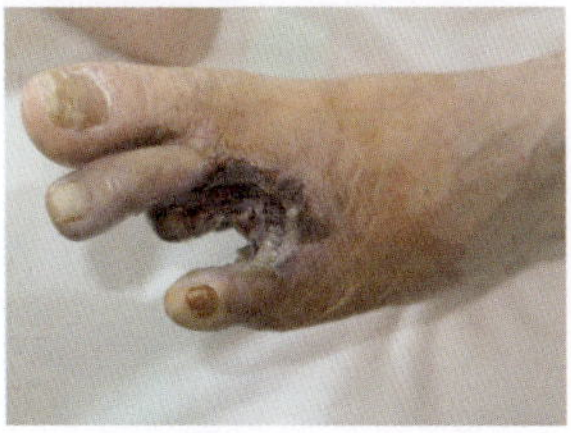
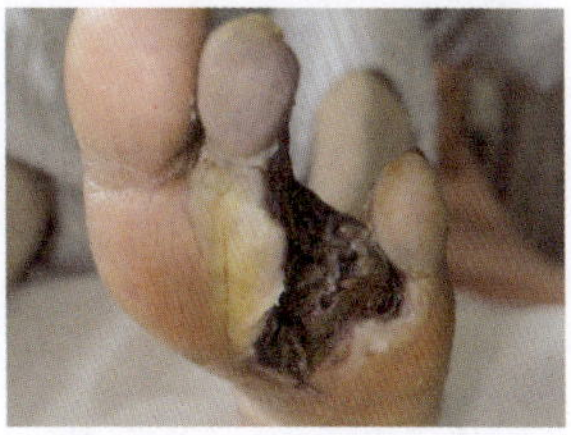

随着第三趾不断发黑加重，
于 2020.5.1 将第三趾去除。

2020.5.5【第 25 天】

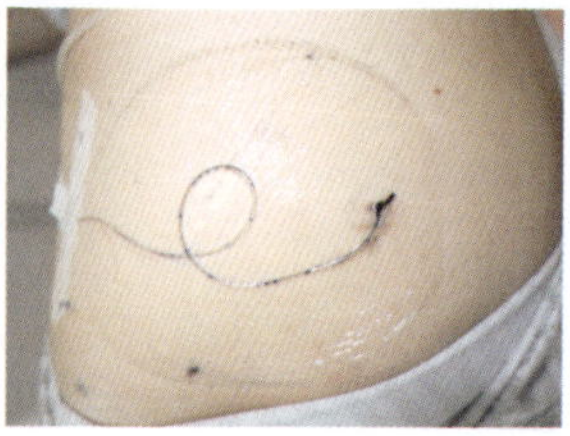
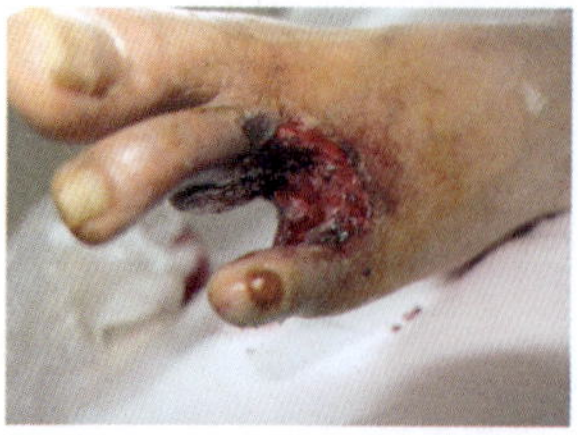
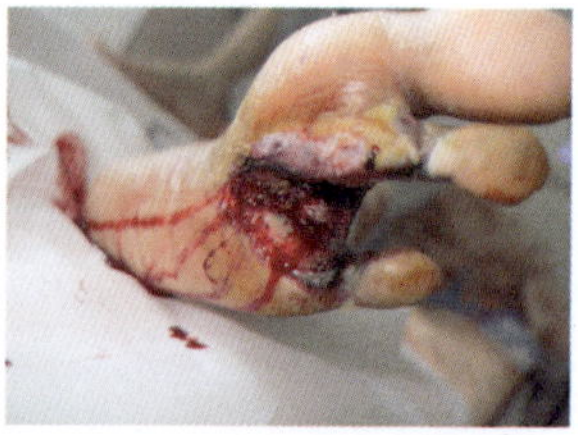

病人疼痛难以入睡，且无法配合伤口换药，于 2020.5.5 行神经阻滞麻醉。继续予以清创。

2020.5.6【第 26 天】

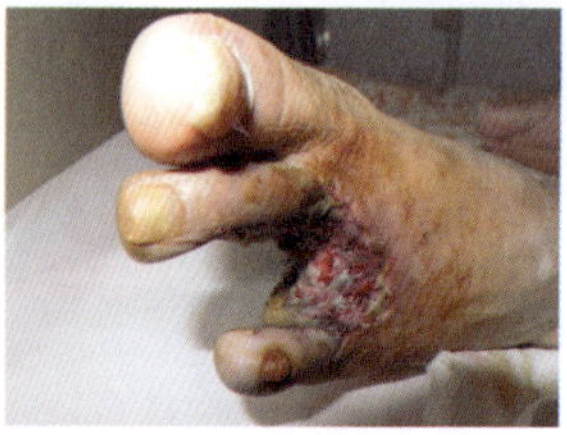
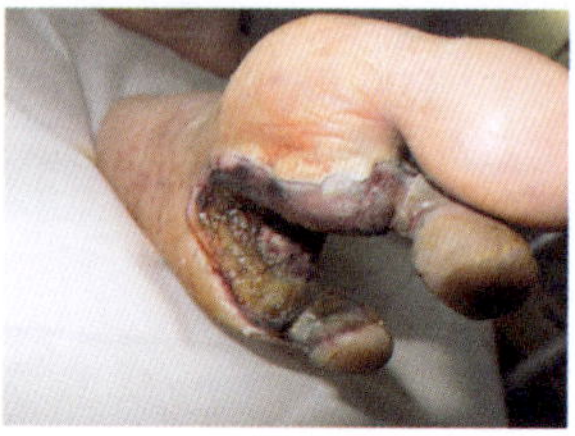

继续安尔碘换药。

2020.5.7【第 27 天】

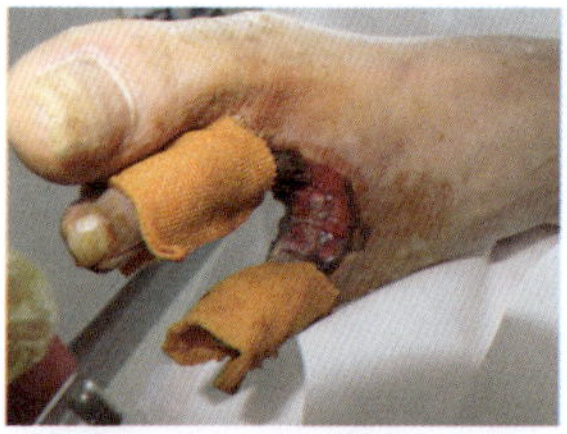
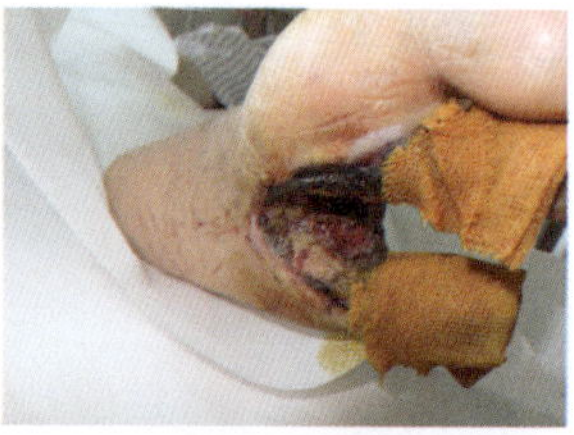
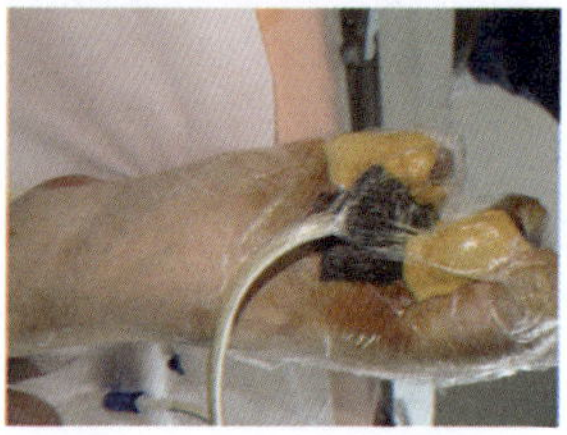
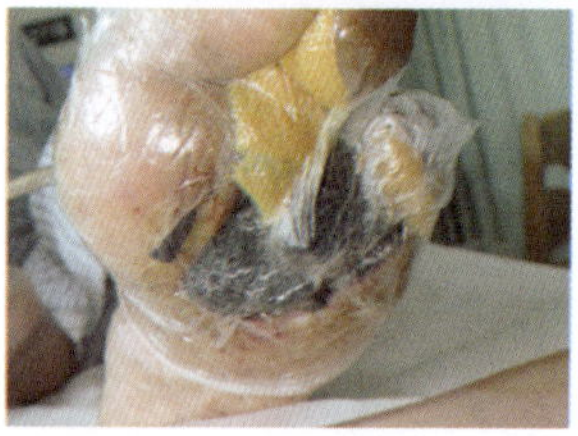

安装负压，尝试“抽血来”（改善血运，抽出血来）。

2020.5.26【第 46 天】

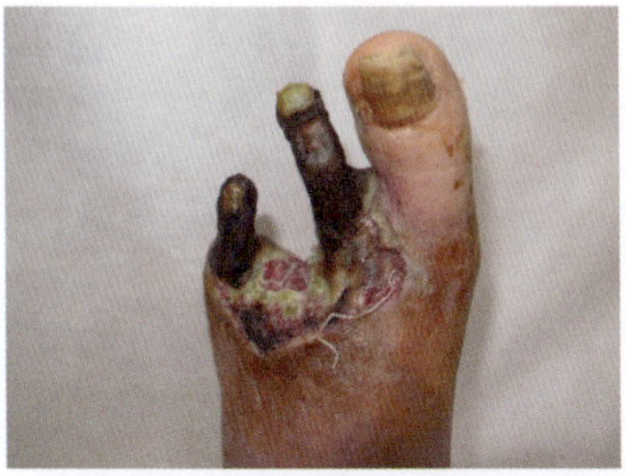

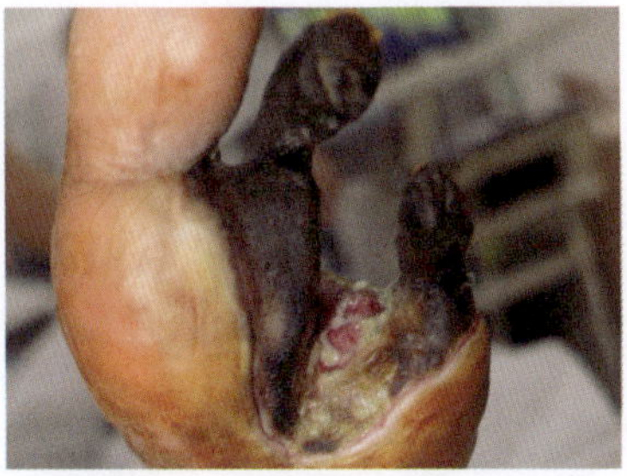

第二、第五趾完全坏疽且分界清晰，果断去除。

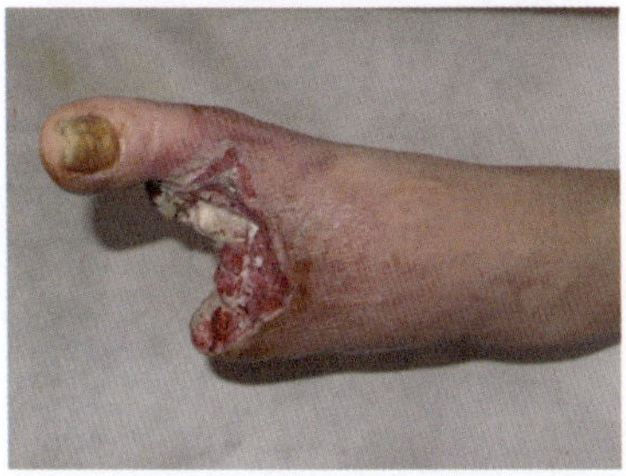

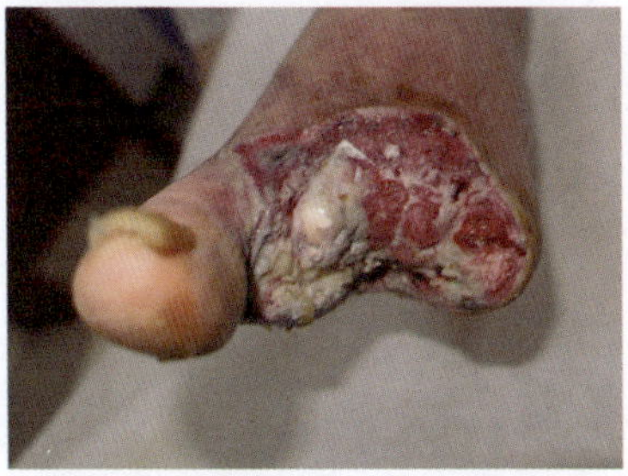

2020.5.28【第 48 天】

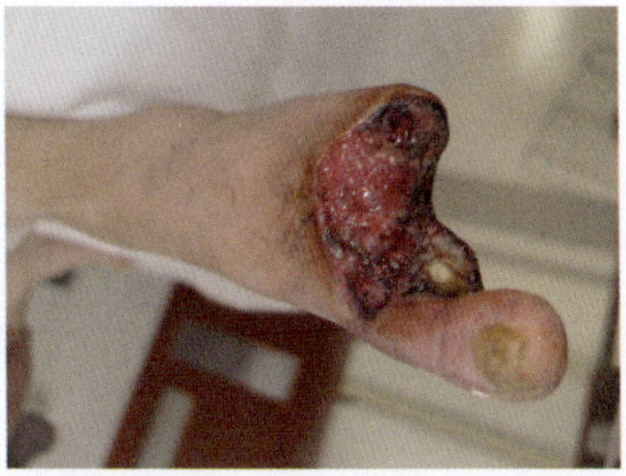

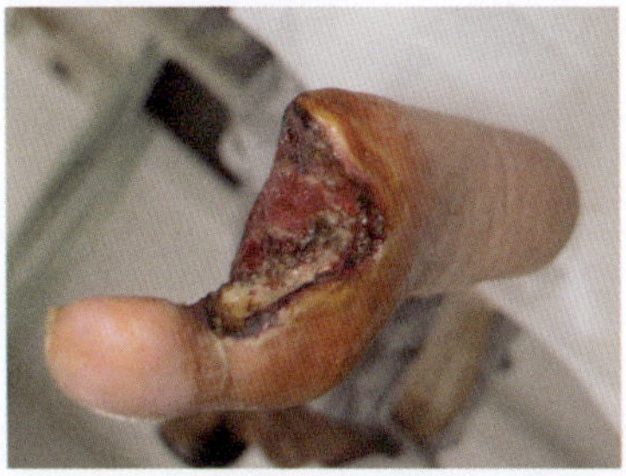

伤口基底尚可，出院回家自行换药。

2020.8.11【第 4 个月】

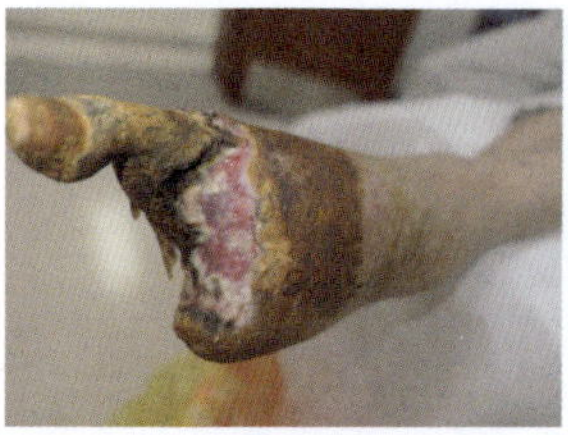
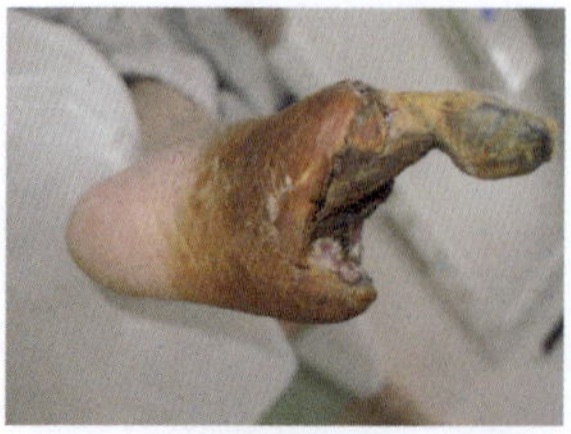
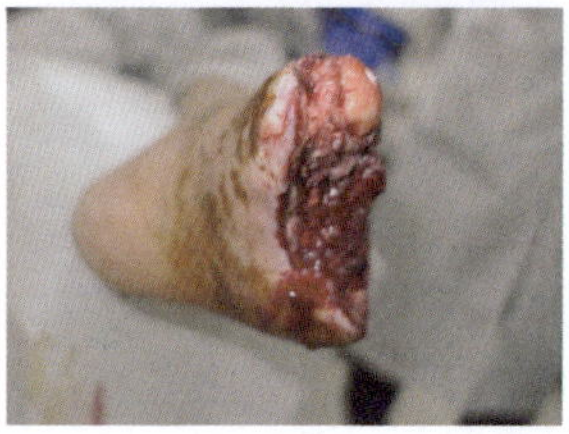
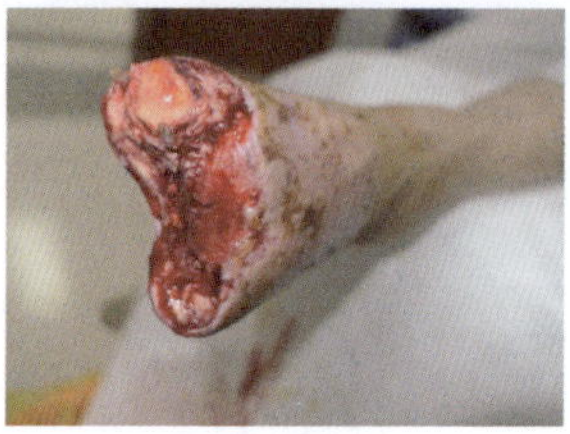

经过 2 个月多的家庭换药，第一趾完全发黑并局限。病人再次入院，神经阻滞麻醉下去除第一趾。

2020.8.14

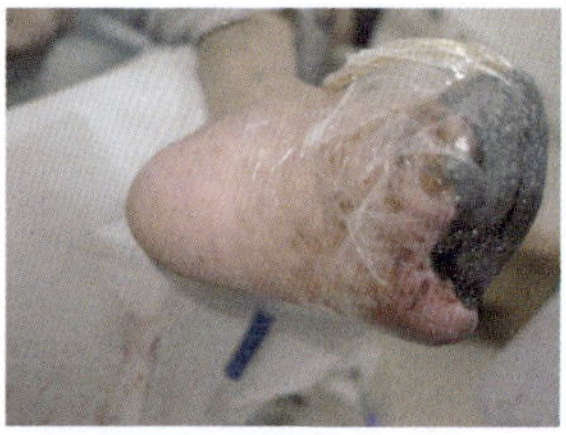
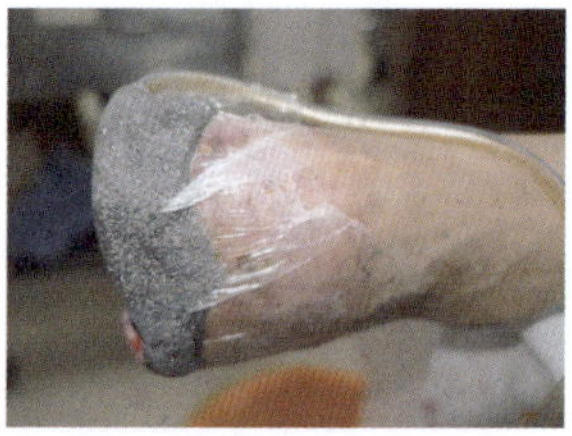

予安装负压。

2020.8.21

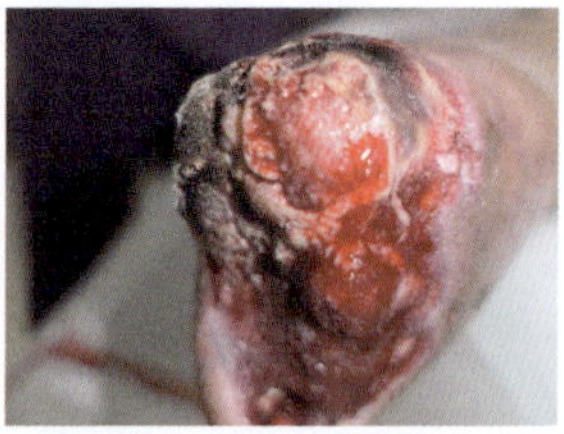
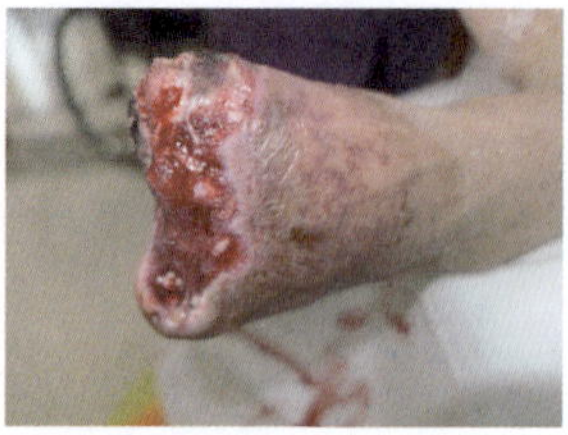
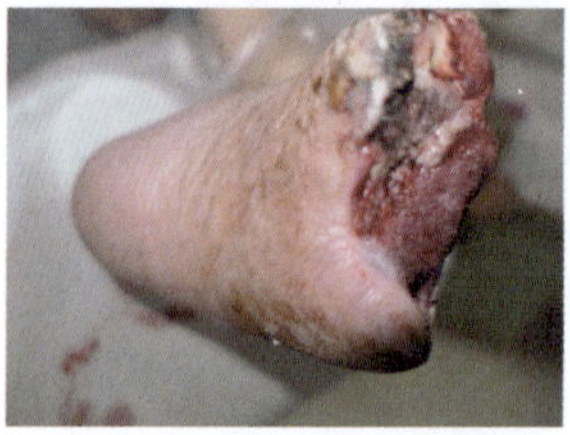

拆除负压。

接下来，又是漫长而充满希望的居家换药，期间门诊复诊 2 次，其余都在家自行换药，每天微信拍照与我科沟通。

毕业照

2021.8.3

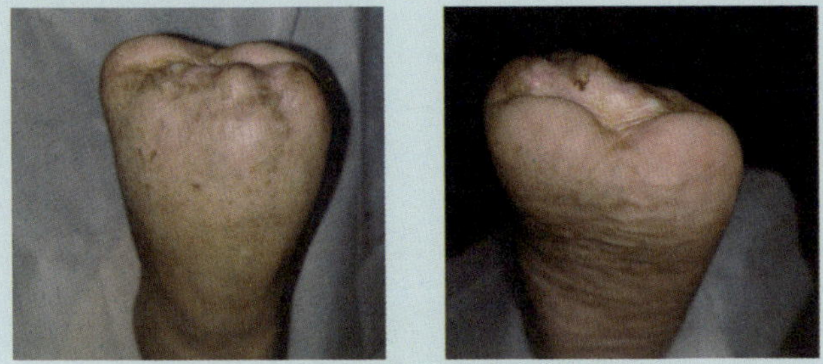

16 个月，痊愈。

对于缺血的糖尿病足病人，血管介入能够重建成功，当然是完美的，但对于血管重建不理想的病人，截肢就是唯一选项吗？

这个案例的治疗时间跨越了春夏秋冬，作为有慢性伤口的糖尿病足，要战胜它，一定要有耐心，做好打持久战的准备。

（刘兴州）

32 一例足趾发黑的糖尿病足处理

病人李某，女，79 岁，2 型糖尿病，因“发现血糖升高 10 余年，左足趾红肿、坏疽 3 月余”于 2021.4.10 入院。

2 月余前无明显诱因出现左足趾红肿，第二、第三、第四趾为著，自行敷药，红肿未见好转，足趾逐渐变黑，当地医院治疗无好转。

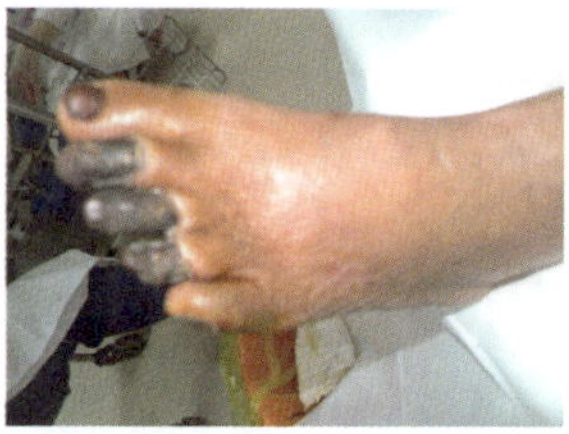
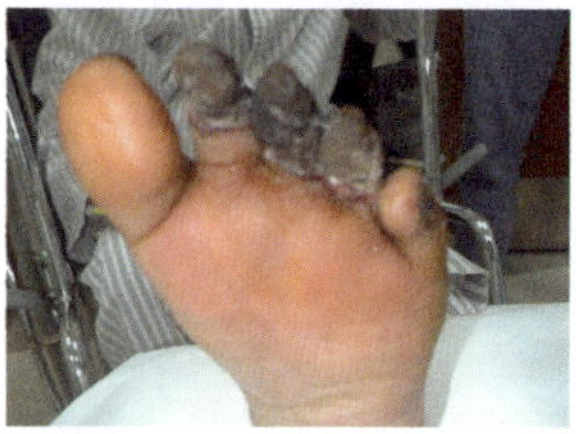

入院时伤口情况

诊疗计划

干性坏疽，伤口无渗血渗液，无感染扩散征象，遂每天给予安尔碘纱布湿敷包扎，同时进行血管评估，再行下一步治疗。

血管重建（2021.4.13）【第 4 天】

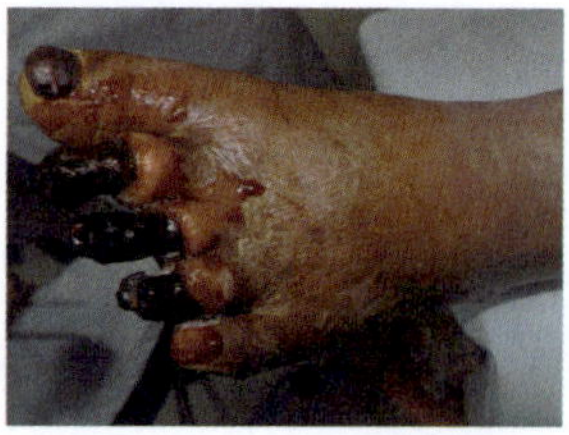
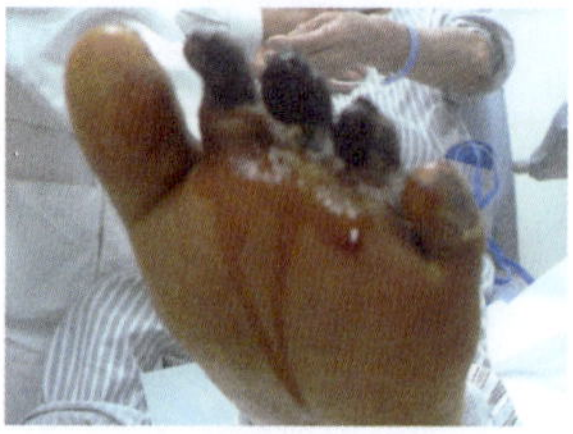

CTA（CT 血管造影术）提示血管病变，遂转至介入科，进行左髂及下肢动脉成形术。伤口继续安尔碘纱布湿敷换药。

去除坏疽（2021.4.22）【第 12 天】

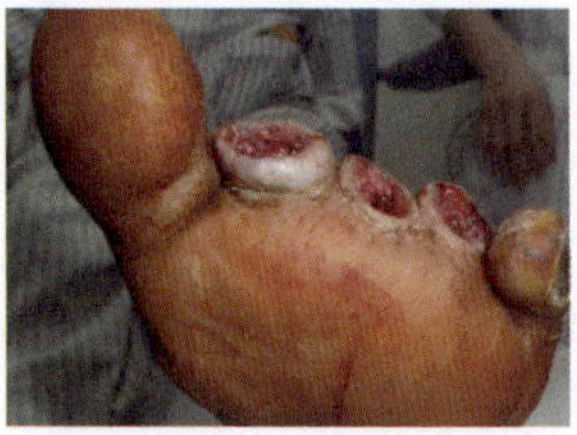
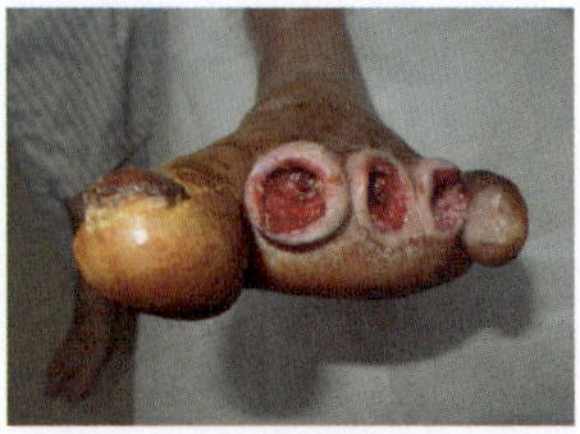
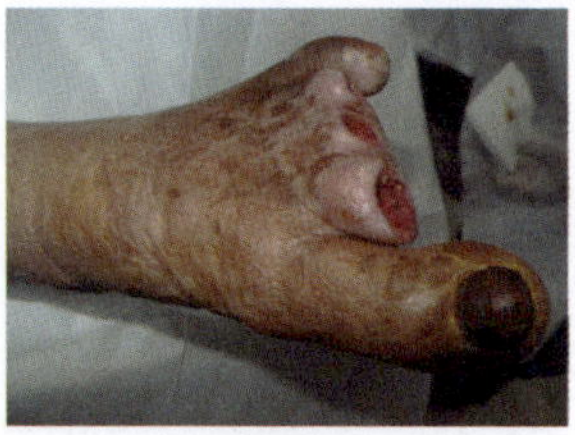

血管重建后，皮温增高，血运恢复。遂去除黑脚趾，同时将跖骨去除至能够缝合的截面，为下一步愈合方案的选择提供基础。

携带负压出院（2021.4.26）【第 16 天】

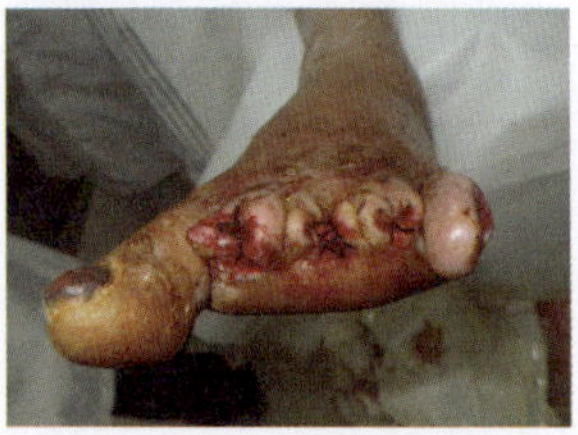
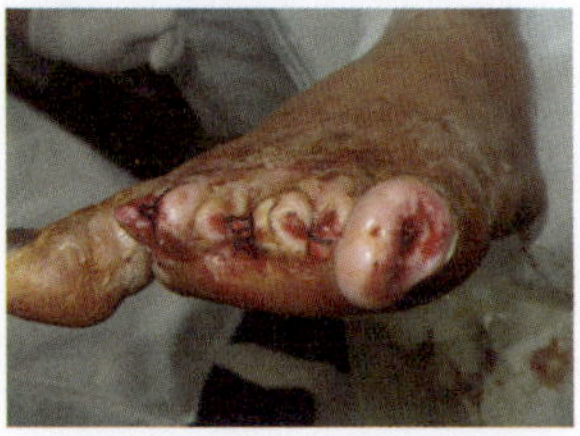

予填塞人工真皮后缝合，负压辅助愈合治疗，携带便携式负压机出院回家，1 周后回来复诊。

一周后（2021.5.3）【第 23 天】

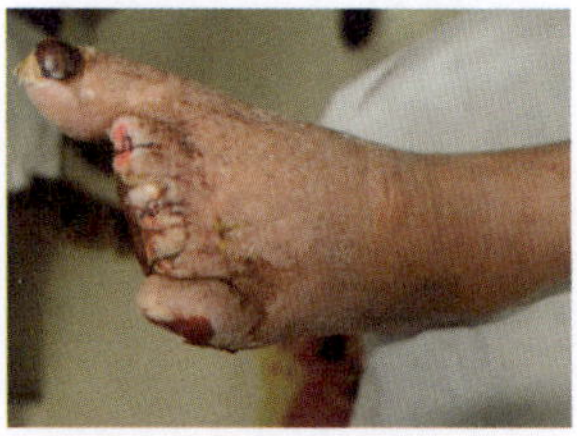
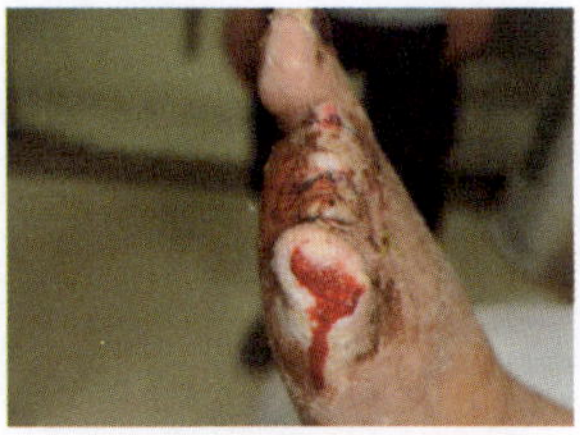

门诊复诊，拆除负压，伤口效果良好，安装第二次负压。

拆除负压

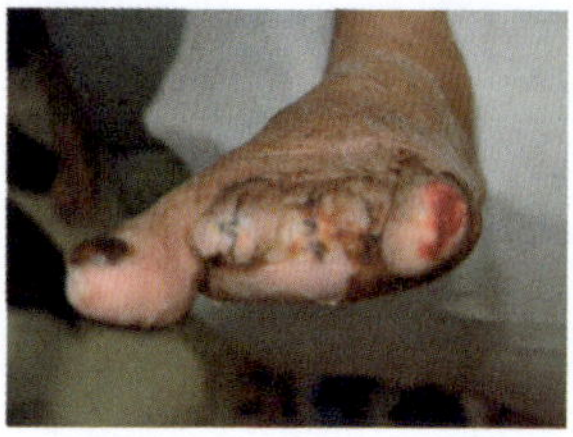

演示并教授病人及家属在家换药，并告知换药的注意事项。

拆线（2021.5.19）【第 39 天】

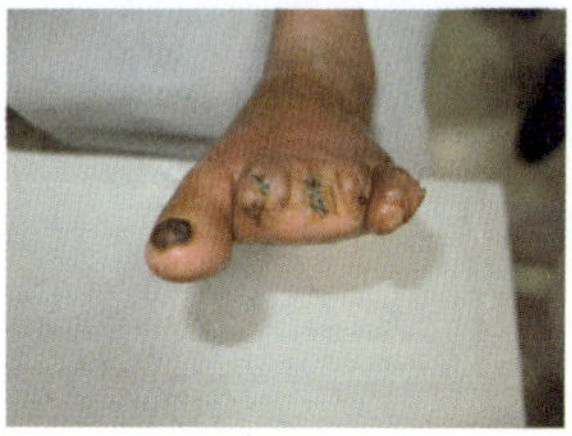

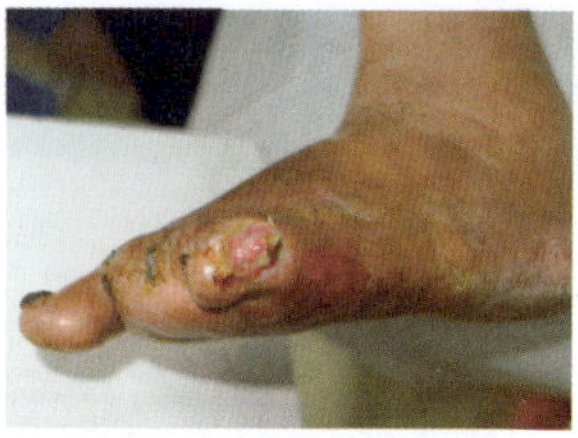

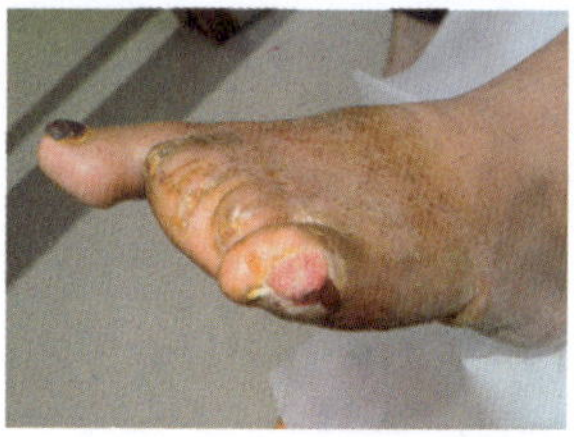

门诊复诊，第二、第三、第四趾残端愈合良好，拆线。

但是，小插曲出现了。

第五趾外侧伤口有一深达 2 厘米的窦道，有所扩散。询问方知，返回家中后，病人自行换药，因年龄较大，且伤口部位特殊，第五趾伤口无法换药到位。

考虑到特殊情况，予留床，择日再行入院治疗。

第二次入院（2021.5.21）【第 41 天】

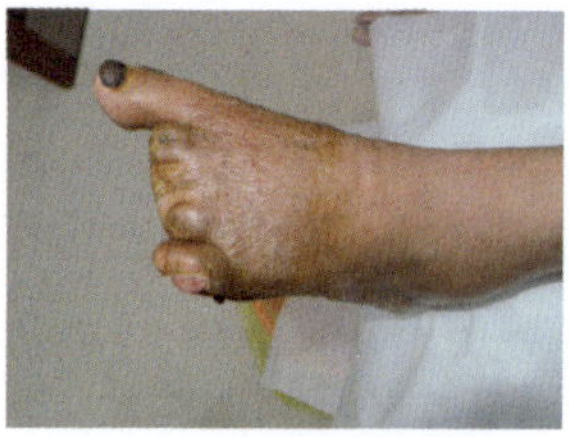

第五趾有渗血渗液，可探及 2 厘米窦道，遂予清创换药。

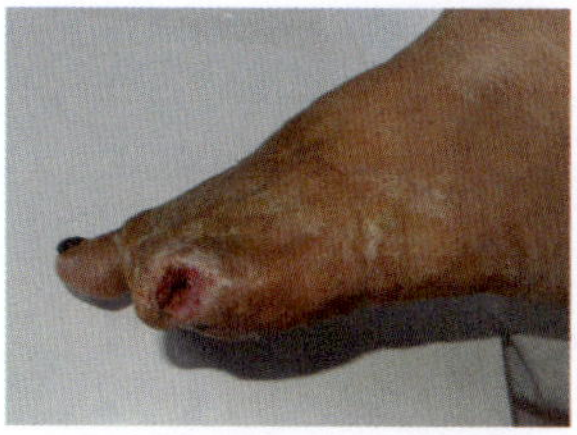 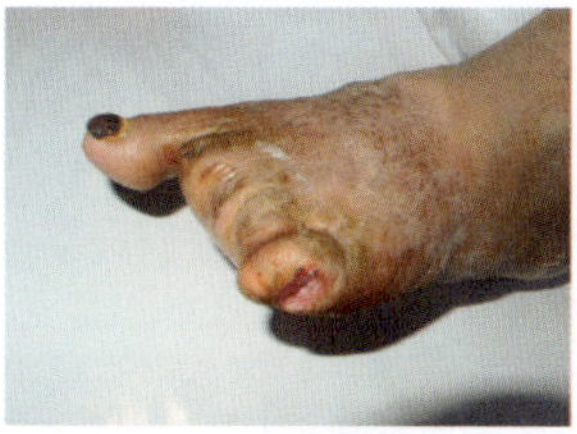 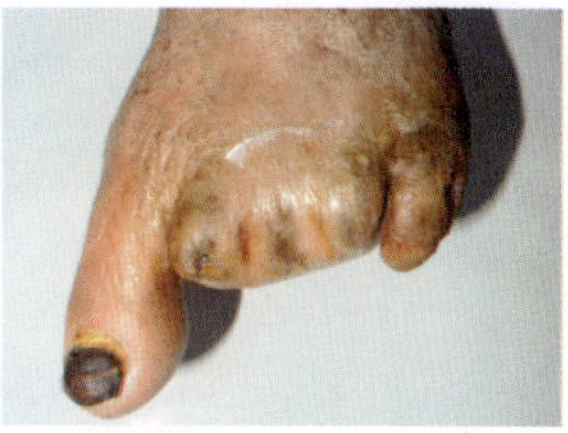

填塞人工真皮－缝合－负压辅助愈合治疗－家庭延展护理（2021.6.3）【第54天】

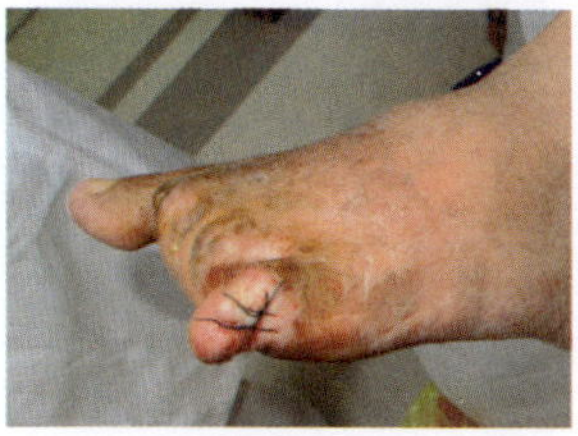

考虑到病人独居及疫情原因，遂再次予窦道填塞人工真皮后缝合，负压辅助愈合治疗，继续留院观察，未出院。

负压一周后（2021.6.9）【第60天】

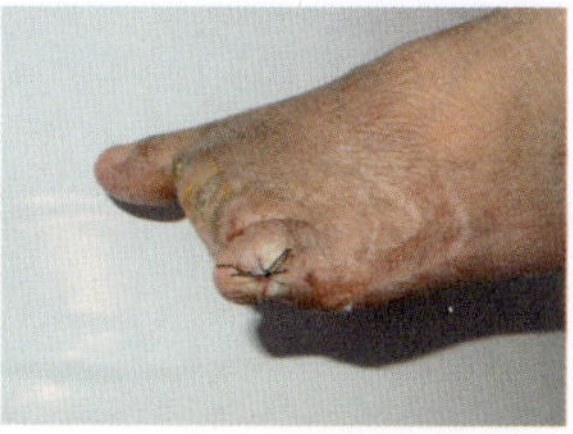

伤口愈合良好，予第二次负压治疗。

拆负压（2021.6.16）【第67天】

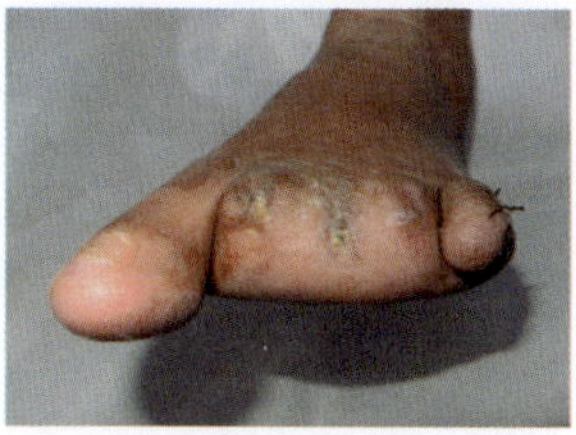 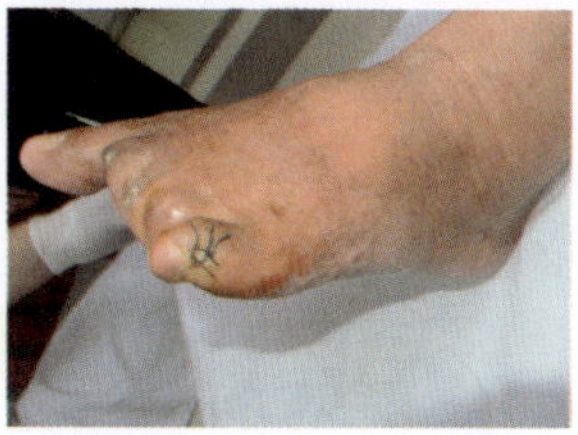

予安尔碘每天换药，疫情原因，继续留院治疗。

毕业照

（2021.6.19）【第 70 天】

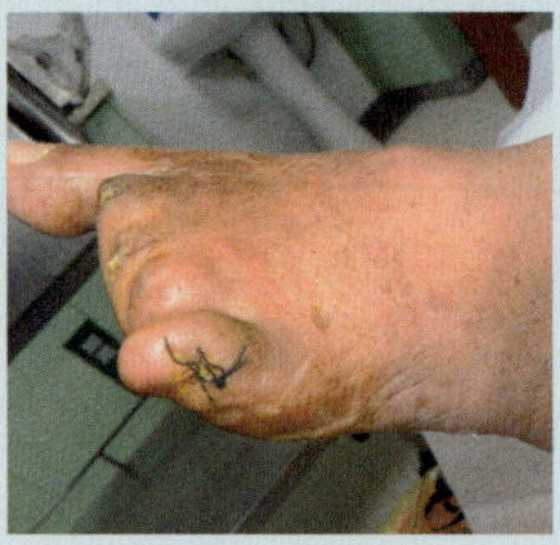

第五趾愈合良好，拆线。

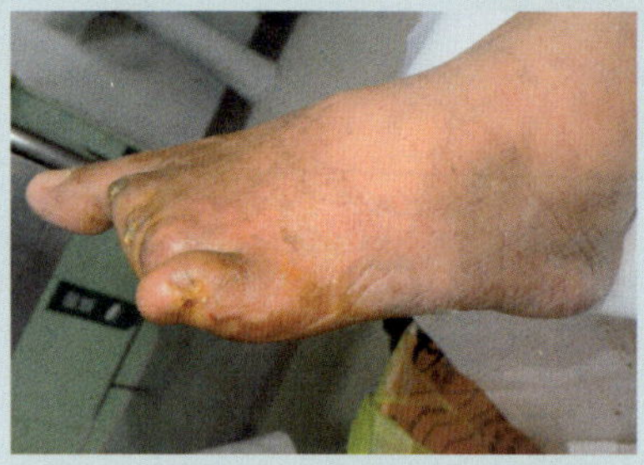

痊愈，出院回家。

总结

有始有终：伤口的设计，一定要考虑到愈合方案的选择。

家庭支持：居家换药尽量要争取到家属的支持和配合。

有张有弛：血管重建前，按兵不动；血管重建后，尽早清创，尽快收口。

（杨川）

33 一例耄耋之年伴感染、缺血的糖尿病足病人愈合案例

钟某，女，81 岁，因“口干、多饮、多尿 20 余年，右足破溃 3 月余”于 2021.2.24 入院。

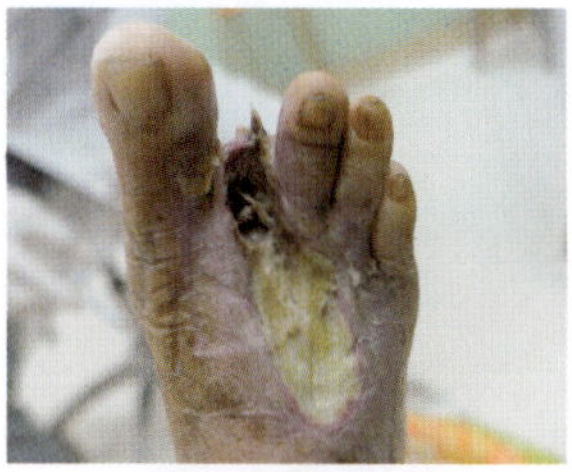
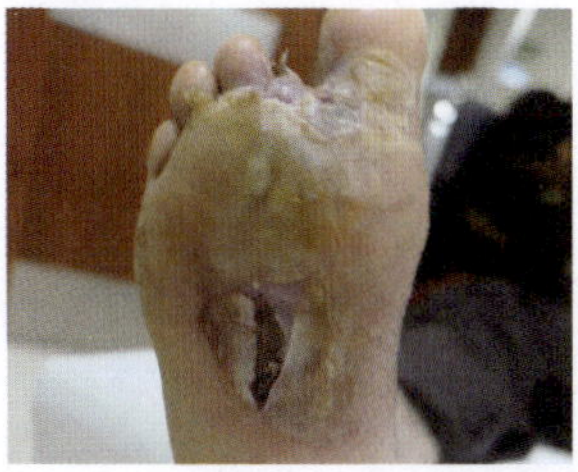

2021.2.24 入院时伤口情况

入院后部分检查：

抽血：糖化血红蛋白 15.5%

超声：双侧腘动脉及右侧胫前动脉中重度狭窄、左侧胫前动脉上段闭塞

CT：双侧胸腔中量积液，右侧稍著，部分肺组织含气不全

2021.2.25【第 2 天】

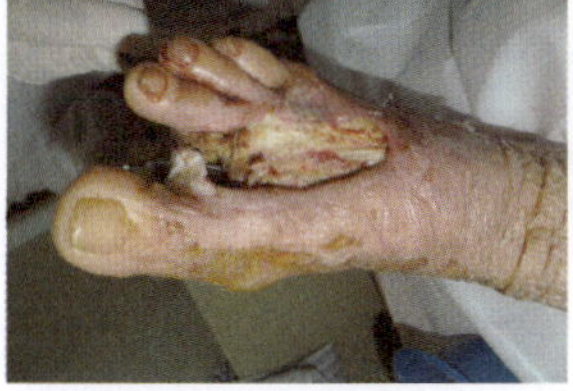
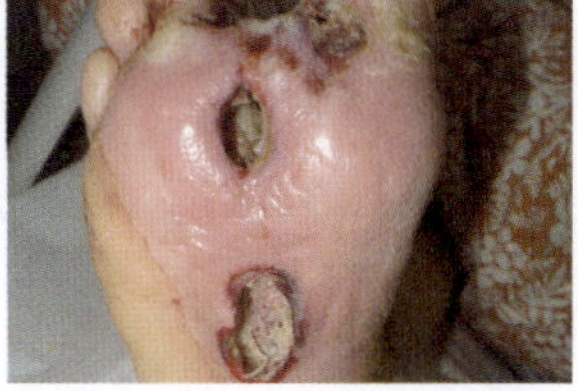

蚕食性清创，安尔碘纱布填塞包扎。

2021.3.1【第 6 天】

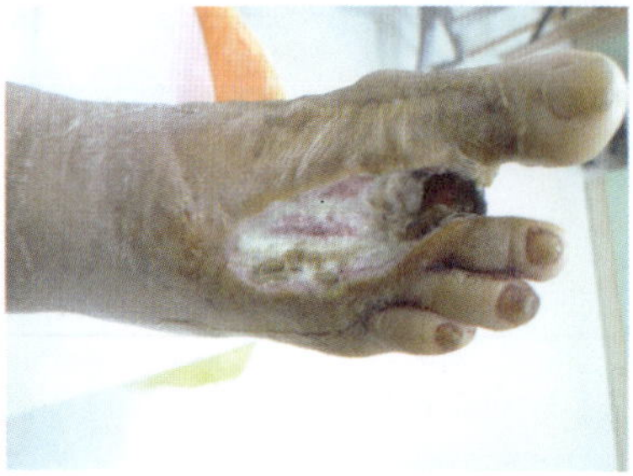

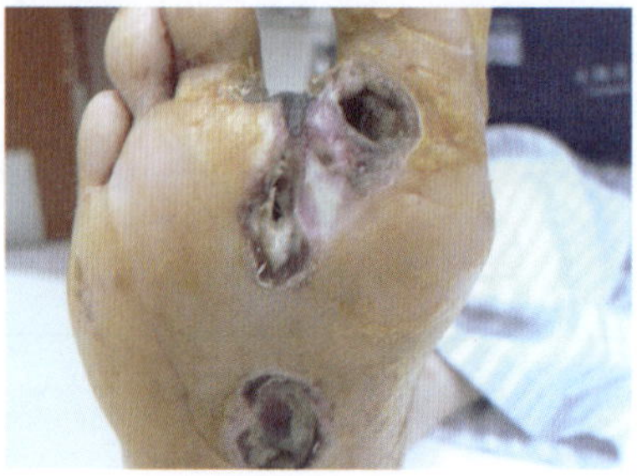

近一周的安尔碘换药，伤口黑红分界清楚。

2021.3.2【第 7 天】

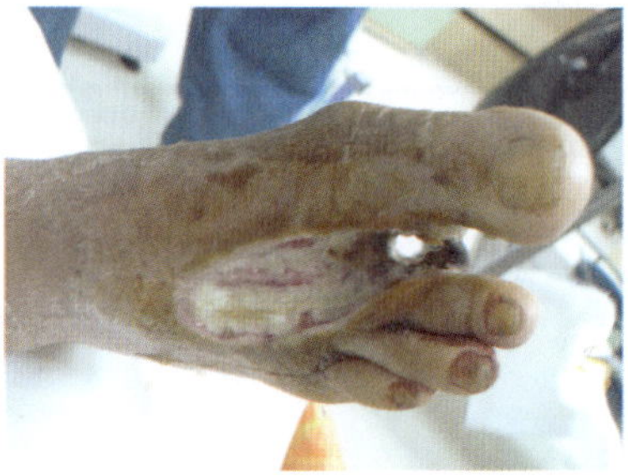

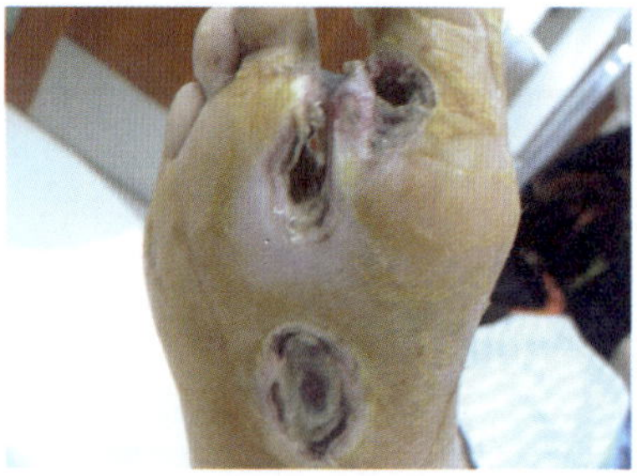

局部小范围清创，予负压治疗。见下图↓

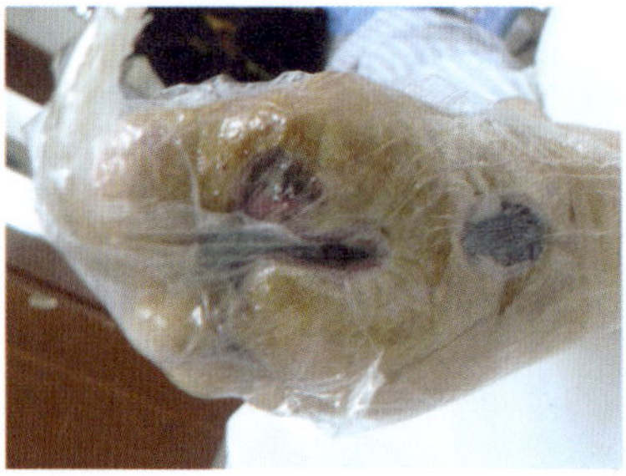

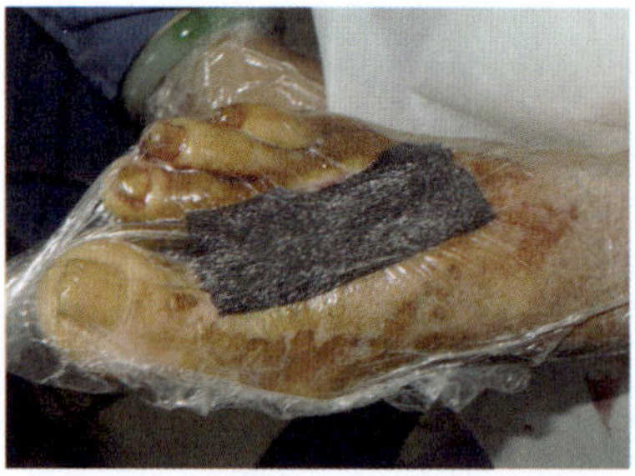

2021.3.9【第 14 天】

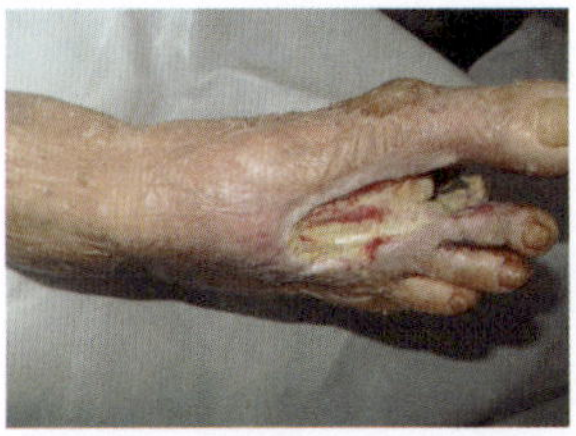 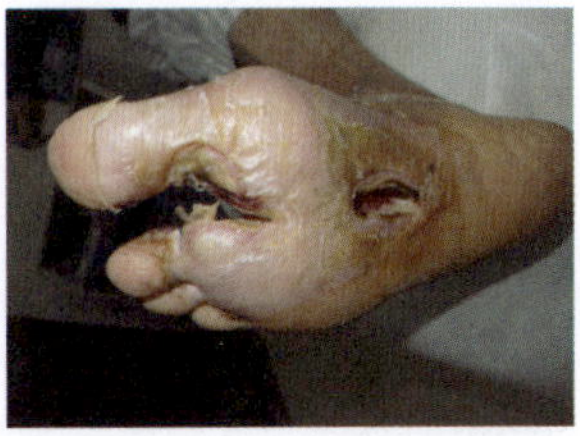

1 周后，拆除负压。负压效果满意，继续安尔碘换药。

2021.3.10【第 15 天】

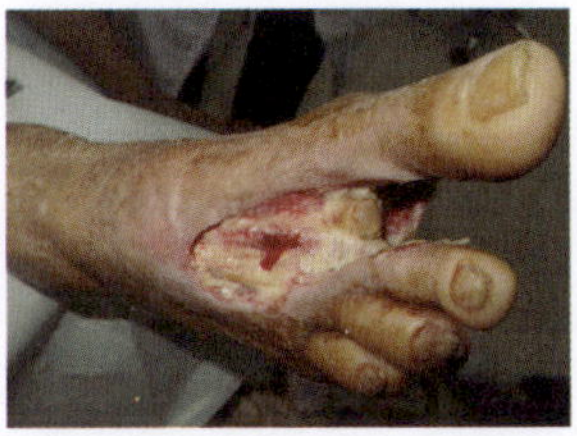 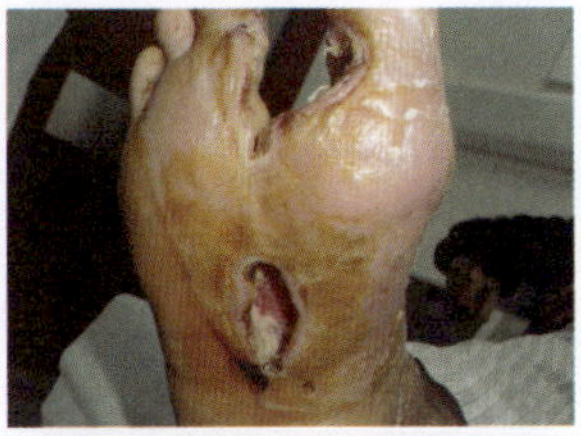

安尔碘继续换药，为后期的缝合提供较好的伤口床环境。

2021.3.15【第 20 天】

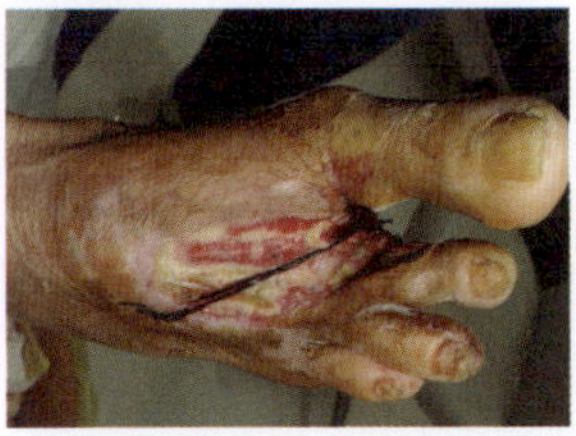 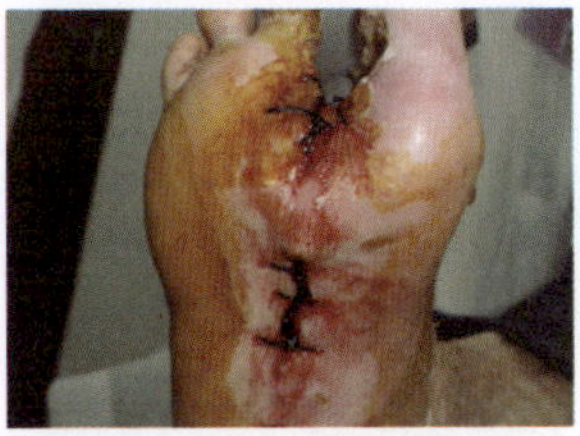

运用“中二方案”，人工真皮填塞窦道及腔隙，缝合，负压辅助愈合治疗。

携带便携式负压机出院回家。

2021.3.30【第 35 天】

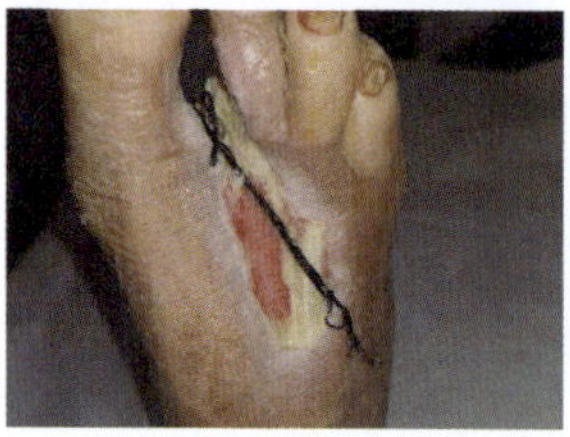
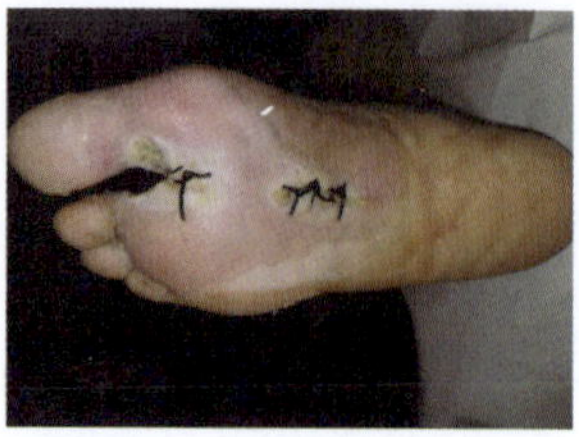

2 周后，拆除负压，安尔碘居家换药，并定期与我中心联系。1 周后拆线。

2021.4.28【2 月余】

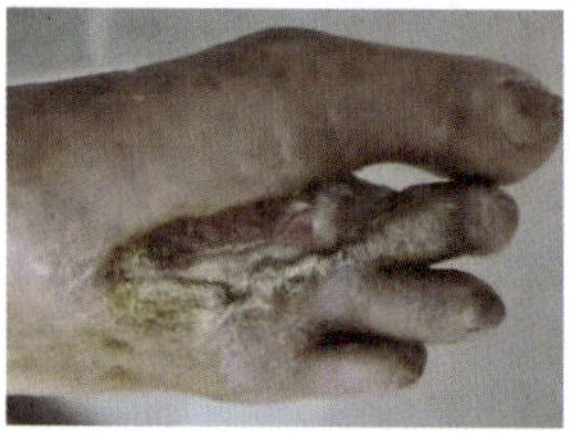
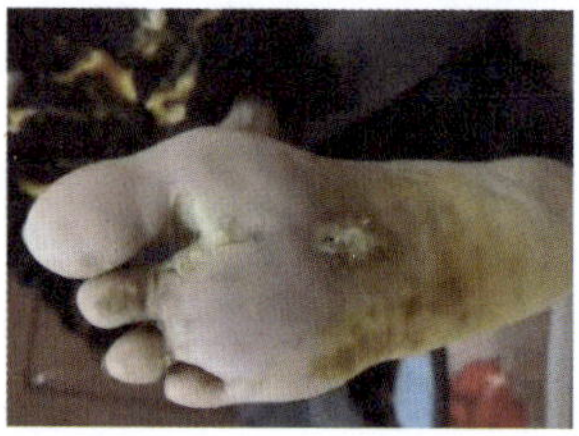

家属拍图与我中心联系，部分已结痂。随后门诊复诊，处理痂皮。

2021.5.10【第 2.5 个月】

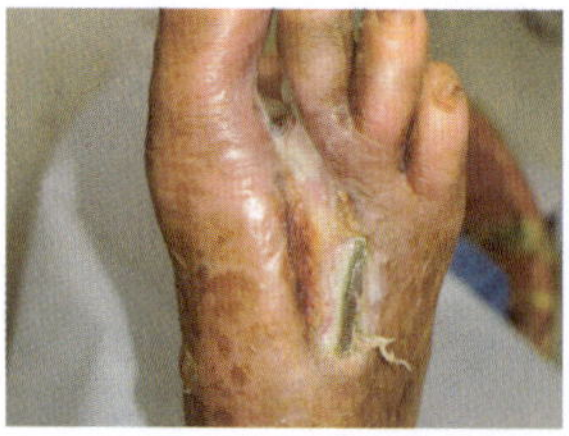
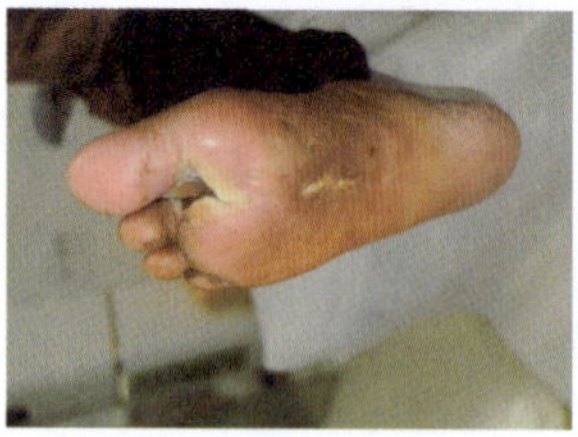

伤口继续结痂，继续居家换药。

毕业照

2021.10.20【近 8 个月】

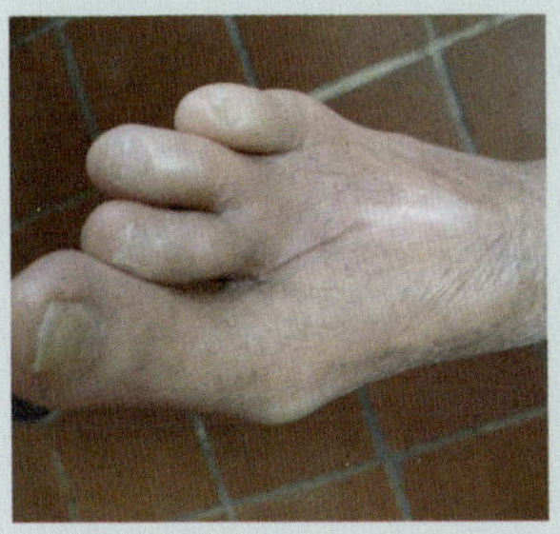

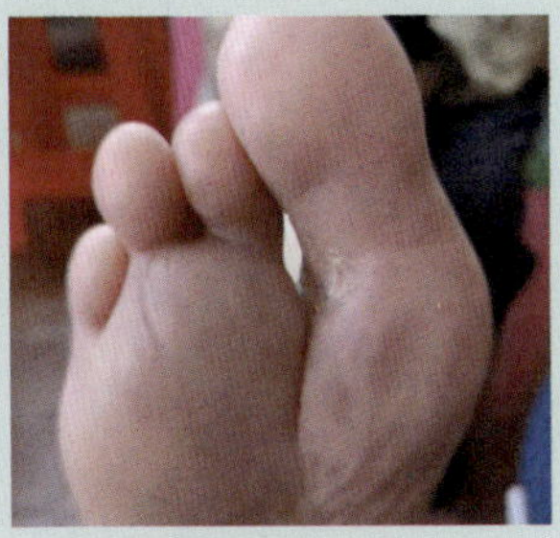

距离上次沟通之后，家属与我中心中断了几个月的联系，十月，家属拍照，病人恢复良好。

本案例是位年龄较大、血管检查提示缺血、伤口有感染且能探及骨质的糖尿病足病人。全身情况不佳，身体恢复较慢。

入院后，尽管在清创过程中伤口基底出现了部分发黑坏死现象，但通过对伤口的全面评估，通过安尔碘和负压处理，效果满意，伤口基底情况明显改善。出院治疗方案的选择，和家属充分沟通后，选择了成熟且效果满意的"中二方案"——人工真皮－缝合－负压辅助愈合治疗－家庭延展护理。最终，耗时近 8 个月，让一位八十多岁的老人重新站起来了。

（杨川）

34 一例“二进宫”的“卢红斌式伤口”的糖尿病足病人愈合案例

王某，男，51 岁，因“口干、多饮、多尿 16 年余，左足破溃 1 月余”于 2021.5.4 入院。

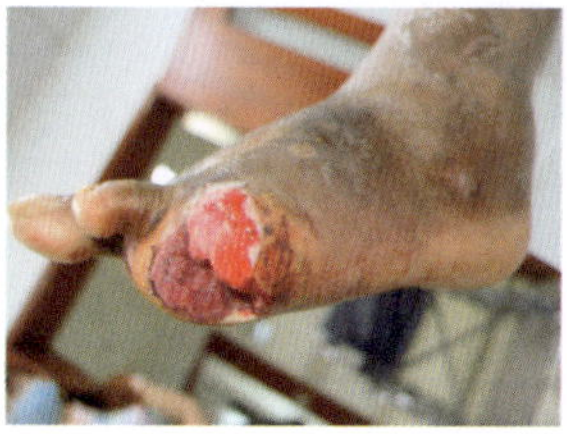
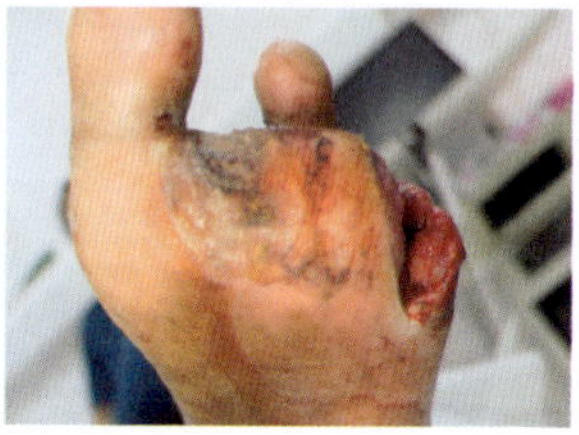

2021.5.4 入院时伤口情况

既往史：

11 年前因运动擦伤第二、第三趾，于广州某三甲医院就诊，伤口迁延不愈，遂去除第二、第三趾。

1 月前无明显诱因出现左足红肿破溃，最高体温 38.5℃，伤口分泌物培养提示金黄色葡萄球菌感染，外院就诊仍未痊愈，遂转至我院。

2021.5.4 入院当天，探及足底窦道，立即予以切开引流。

2021.5.6【第 3 天】

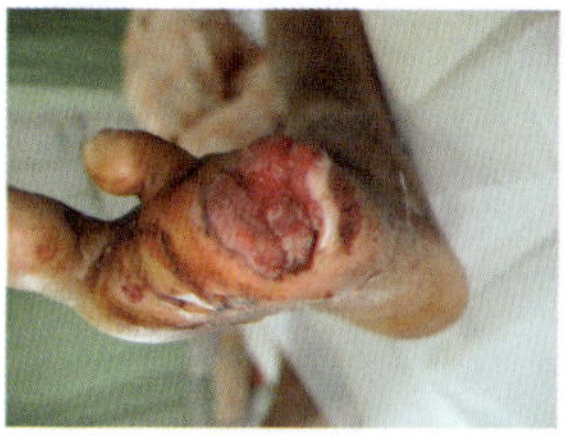
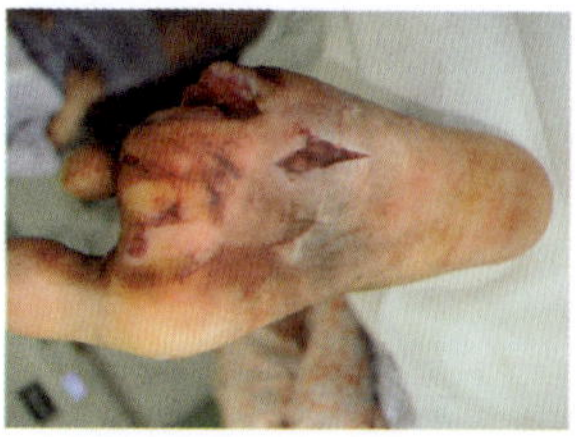

伤口基底能触及骨质，予以清创，继续予以安尔碘纱布填塞包扎。

2021.5.11【第 8 天】

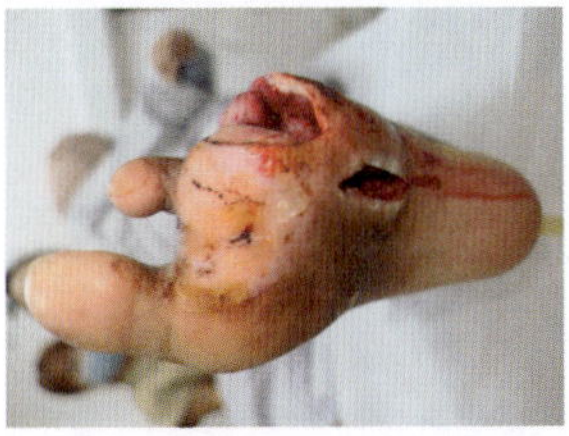
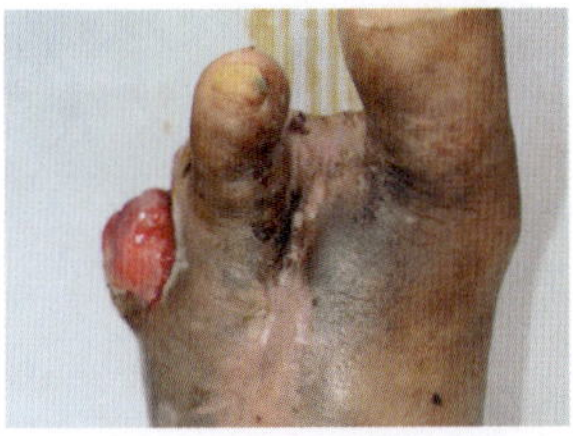

伤口清创后，予以负压辅助愈合治疗。

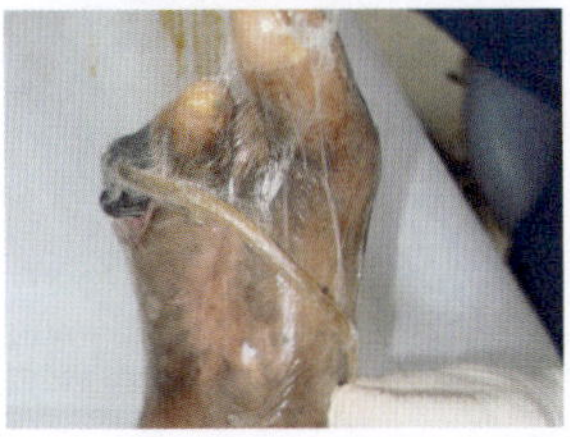
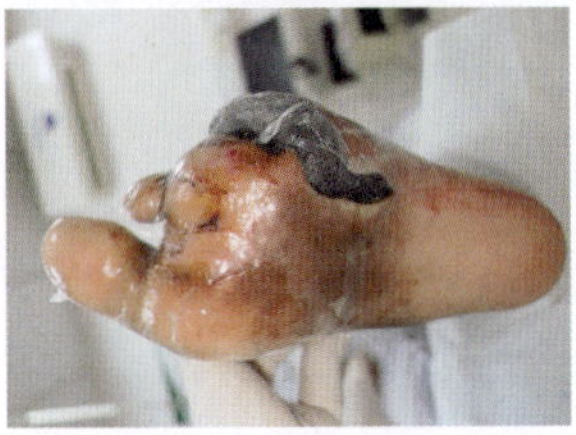

2021.5.18【第 15 天】

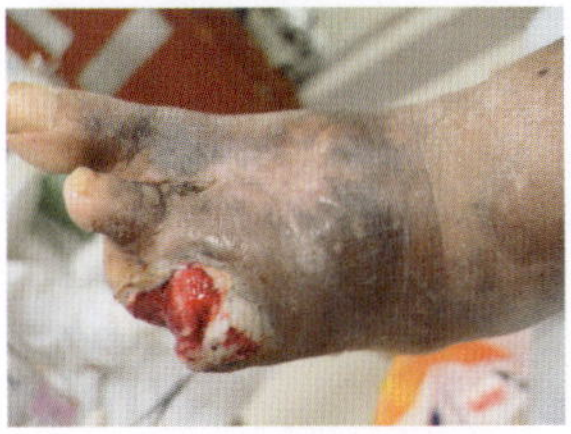
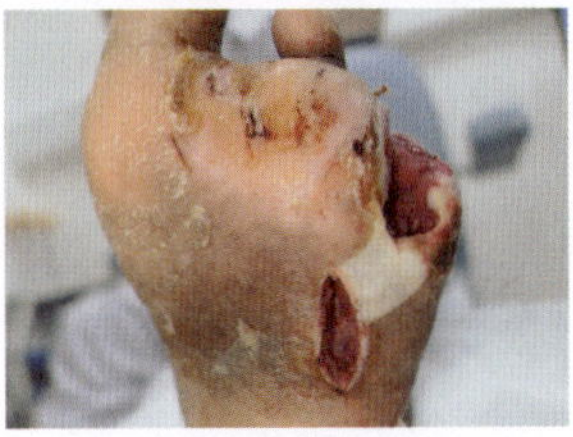

拆除负压，伤口基底红润，效果满意。

2021.5.20【第 17 天】

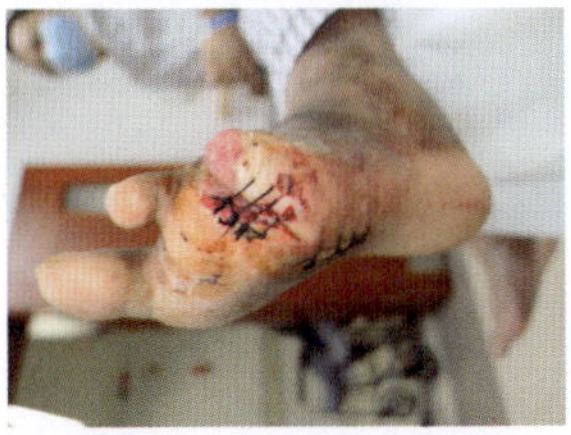
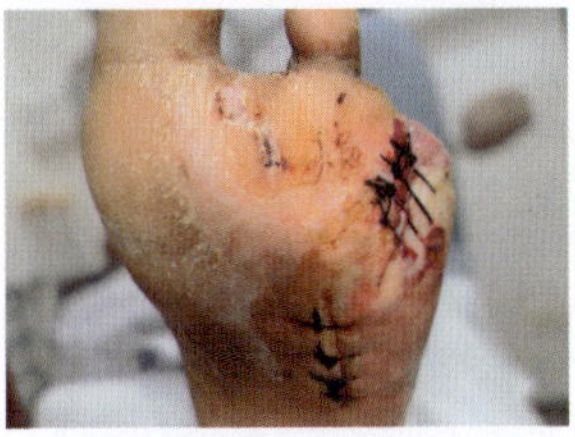

应用“中二方案”——人工真皮 - 缝合 - 负压辅助愈合治疗 - 家庭延展护理。当天，出院回家继续治疗。

同年 8 月，病人及家属断断续续与我院联系，但因为生活及工作需要，病人不得不“打折扣”地行走，伤口愈合不太理想。再次返回广州，入院。

2021.8.10【第二次入院】

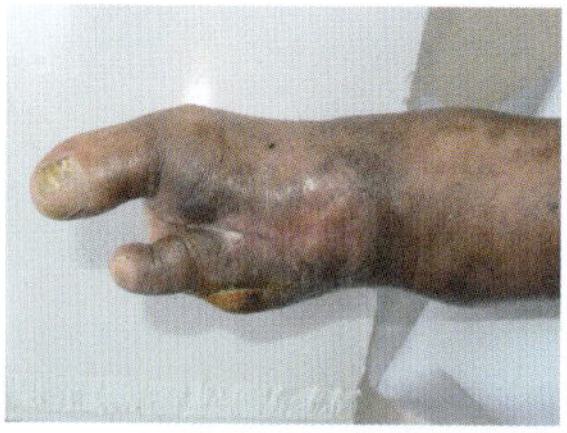
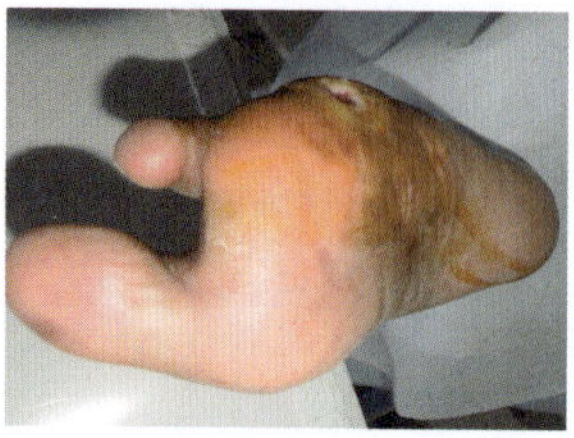
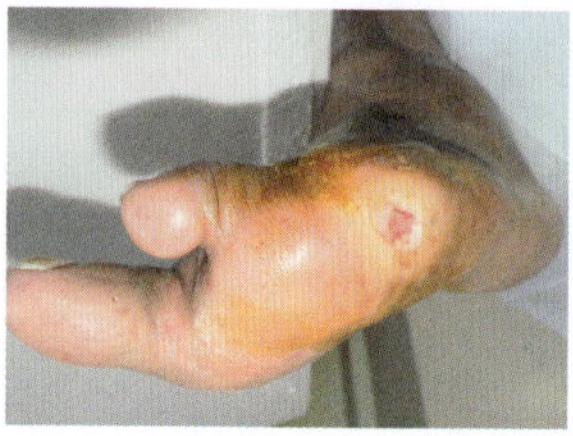

探查伤口，发现有一窦道。

2021.8.11【第 2 天】

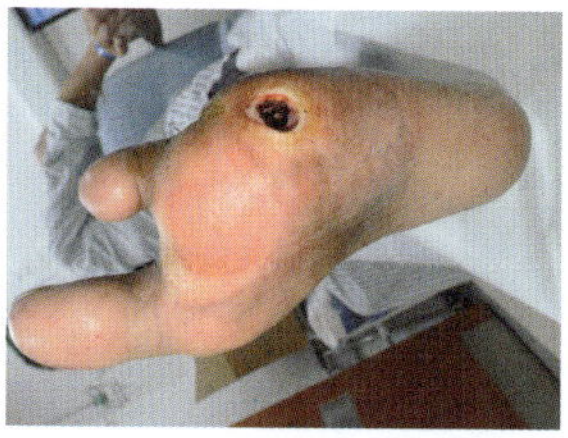
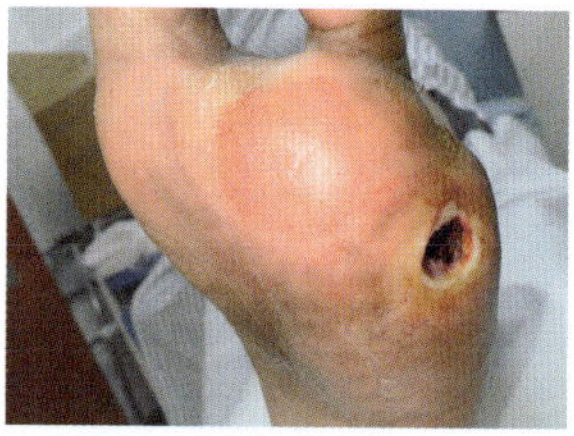

挖开洞门，找到洞口，清创后，继续予以安尔碘纱布填塞。

2021.8.12【第 3 天】

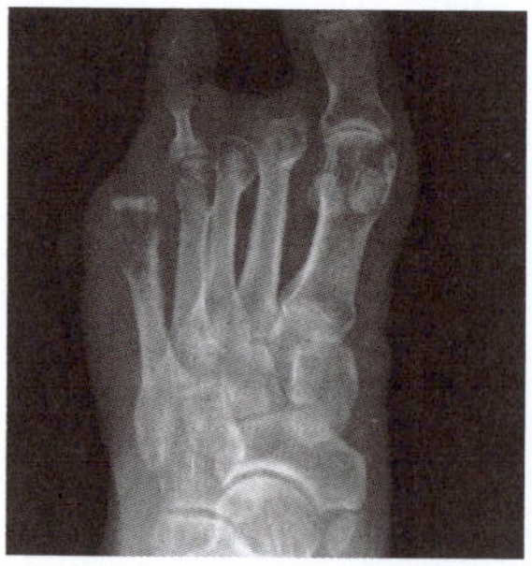
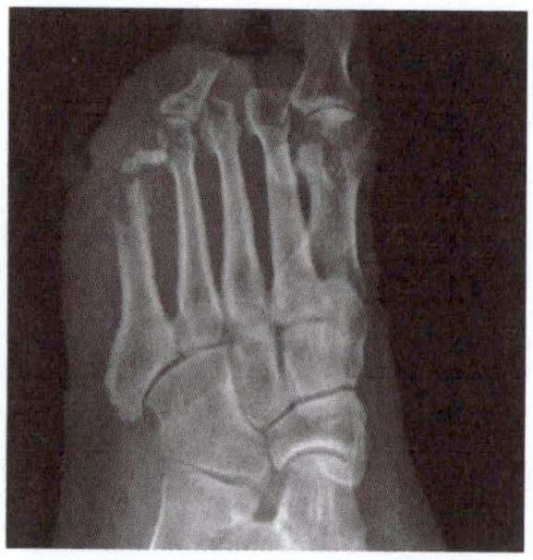

足部 X 射线显示，第五跖骨骨质有破坏征象。

为此，以内分泌科为核心的糖尿病足多学科团队召开了糖尿病足疑难病例会诊，围绕这个病人的具体情况，来自不同科室的教授给出了相应的治疗方案。

2021.8.18【第 9 天】

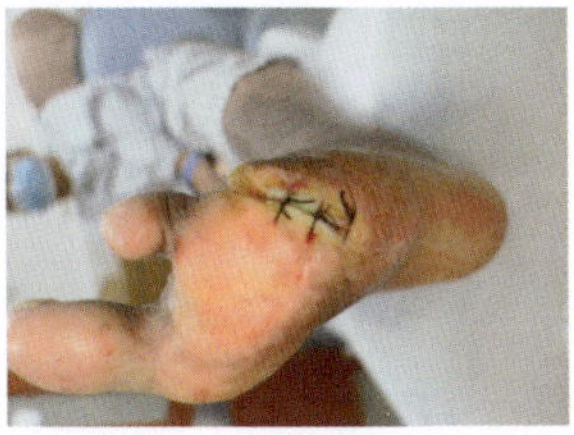

经过与病人充分沟通，选择“中二方案”——人工真皮-缝合-负压辅助愈合治疗-家庭延展护理。当天出院，并再次向病人强调制动配合的重要性。

2021.9.9【第 31 天】 2021.9.19【第 41 天】

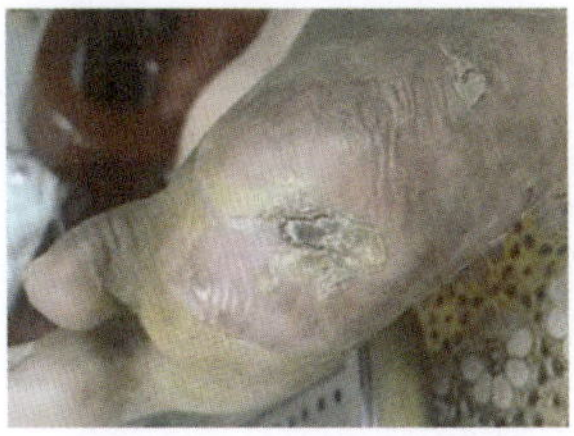

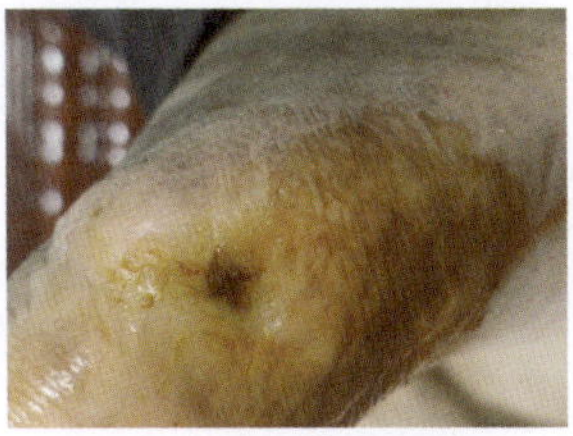

最终痊愈。

这是一位“卢红斌式伤口”的糖尿病足病人，愈合难度大，处理起来相对棘手。

这类伤口往往血运较好并位于足底的着力点，因此处理的时候需要尽可能去除死骨，同时需要病人全力配合，制动非常关键——不要踩地、不要走路，才能达到较好的治疗效果。

（刘兴州）

DIABETIC FOOT

35 一例足背溃疡、足底感染伴缺血的糖尿病足保肢案例

覃某，男，36岁，因“发现血糖升高7年，左足红肿、发黑5月余”于2020.12.30入院。

2020.07

因剧烈运动后出现左足第三趾灼热、疼痛、红肿，未予重视，1周后出现左足第三趾发黑，剧烈疼痛，无法入睡。

2020.8.24

至当地烧伤科就诊，查下肢动脉MR示：左下肢胫前动脉远端闭塞。

2020.10.14

在当地医院，行左足第三趾截趾术及右下肢骨搬运术。

2020.11.8

出院，之后左足截趾处出现发黑，且逐渐扩展至第四趾及足背，2020.11.27出现截趾处化脓。

近1周出现发热2次，分别为40.3℃、39.2℃。

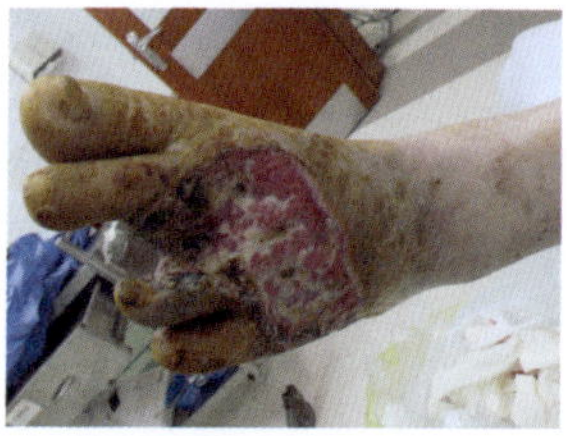

入院时（2020.12.30）足背伤口情况。

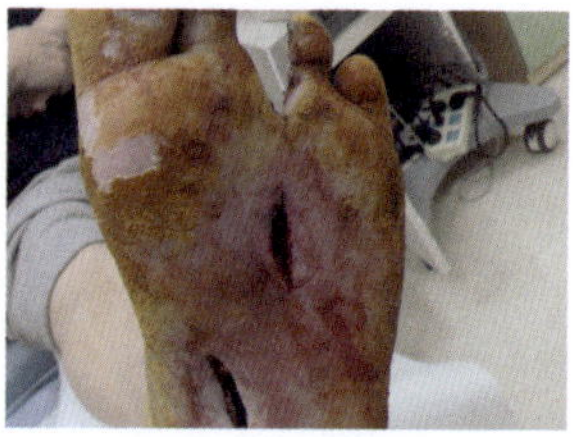

因病人危重，入院时当即给予足底切开排脓。

2020.12.31【第 2 天】

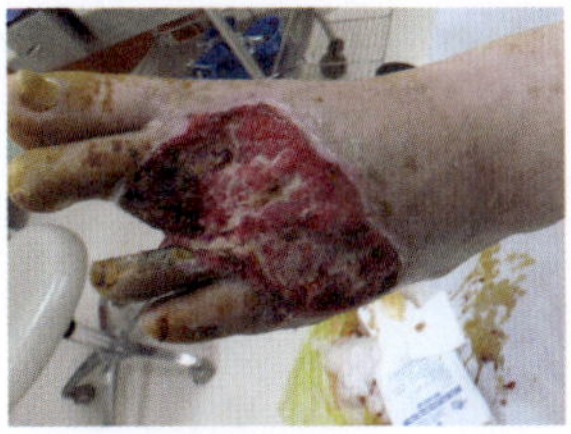

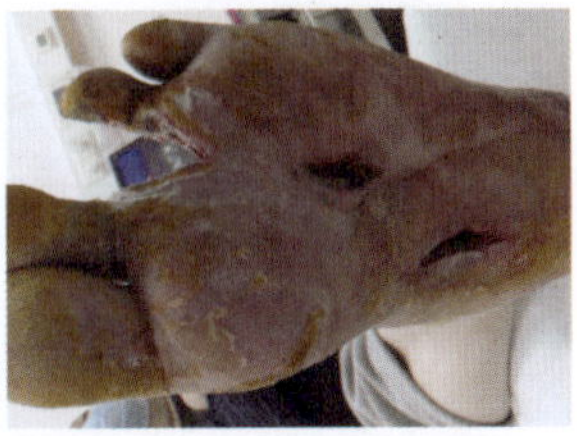

因病人疼痛剧烈，无法耐受每天换药，且已切开引流充分，
故予负压辅助治疗。

2021.1.8【第 10 天】

安装负压期间，同时进行下肢动脉血管评估提示：
左侧胫前动脉中段中度狭窄，下段近乎闭塞；左侧胫后动脉短段中度狭窄。

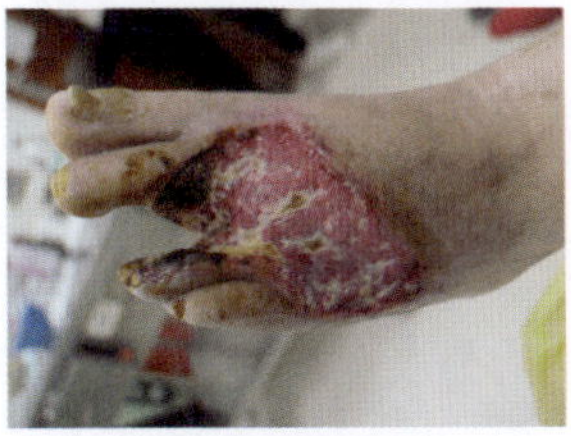

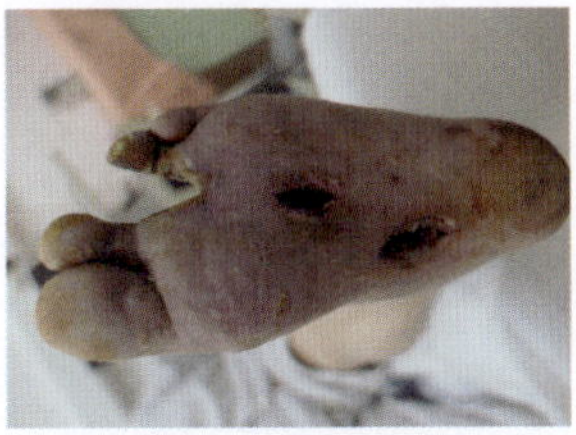

拆除负压，查看伤口，显示血运不足以满足伤口愈合，于
2021.1.8 行左下肢动脉腔内成形术。

2021.1.10【第 12 天】

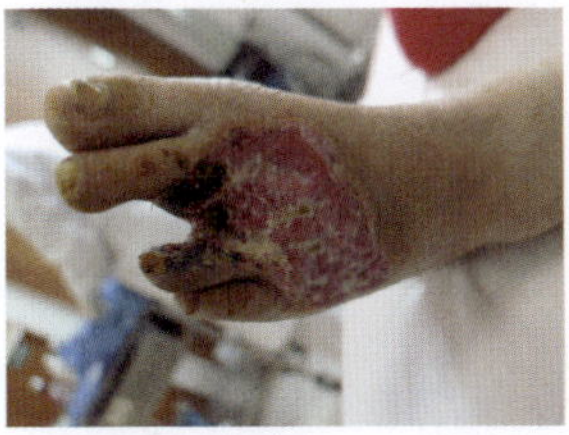

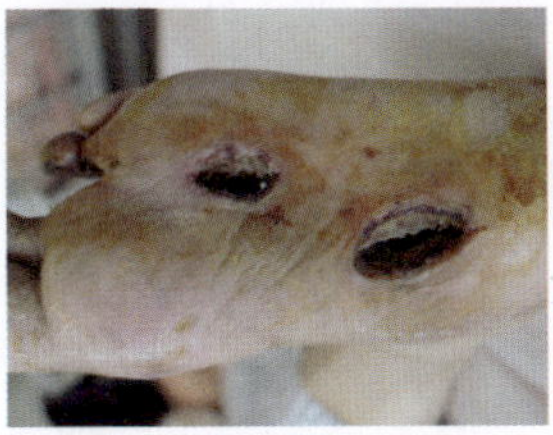

在神经阻滞麻醉下予清创换药。

2021.1.13【第 15 天】

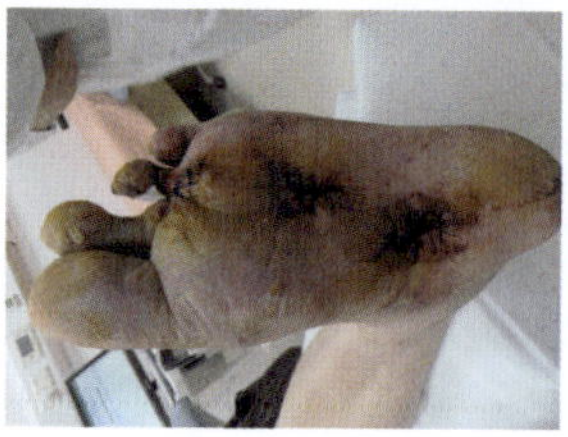

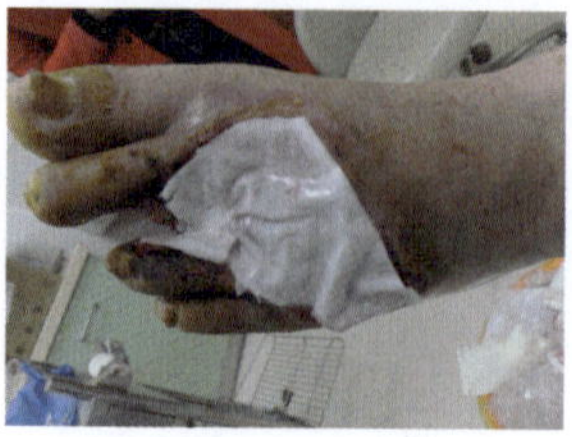

在神经阻滞麻醉下，足底填塞人工真皮后缝合、足背外敷人工真皮，并予负压辅助愈合治疗，携带负压出院。

2021.1.28【第 30 天】

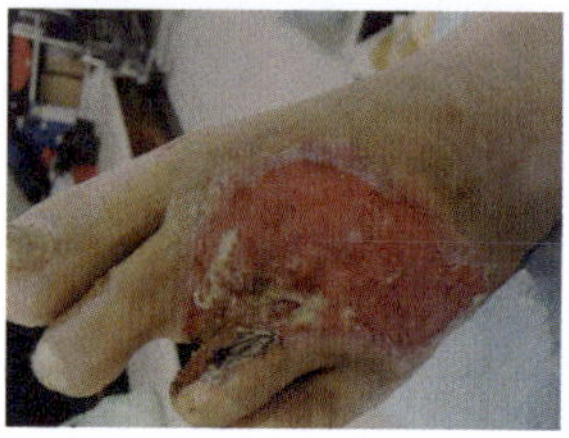

拆除负压后，予安尔碘居家换药，并拍摄照片与我中心联系沟通。（此图为拆除负压后第三天拍摄）

2021.2.2

足底伤口拆线。

2021.3.1【第 62 天】

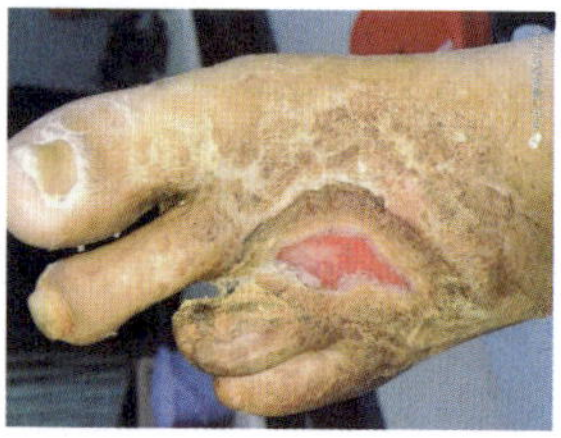

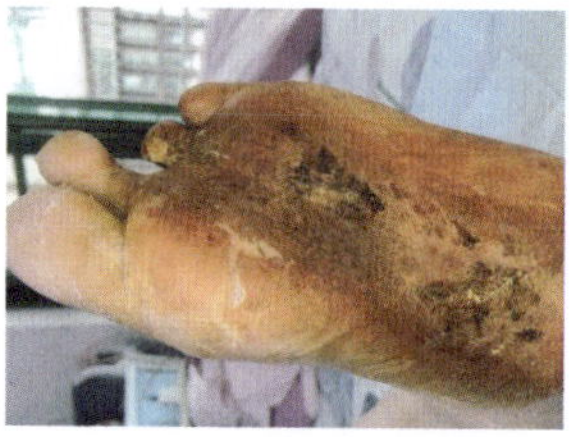

拆线后，第 25 天换药。

2021.3.1【第 62 天】

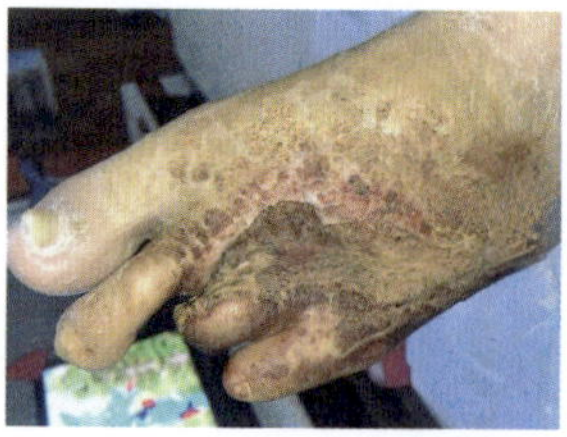

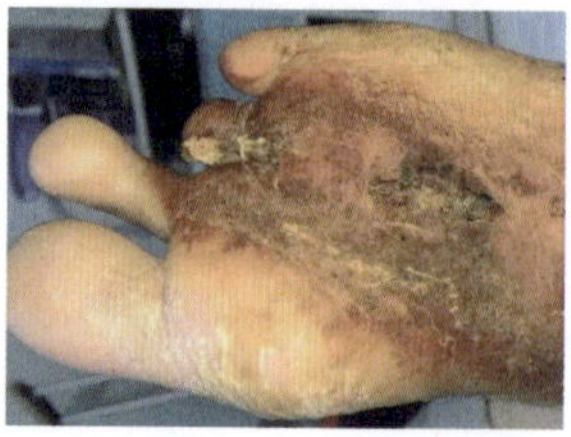

因无法及时在家去除痂皮，故病人回我院复诊，去除痂皮。

2021.5.1【第 123 天】

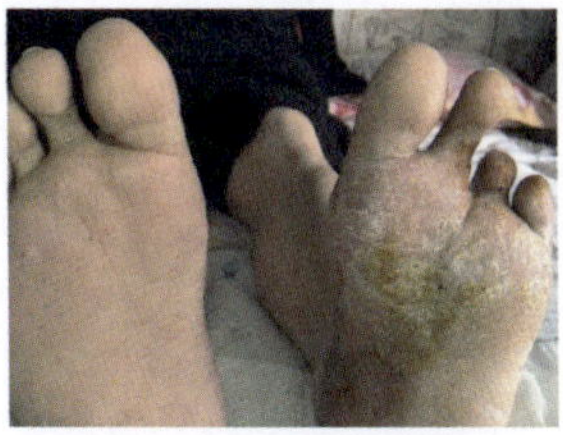

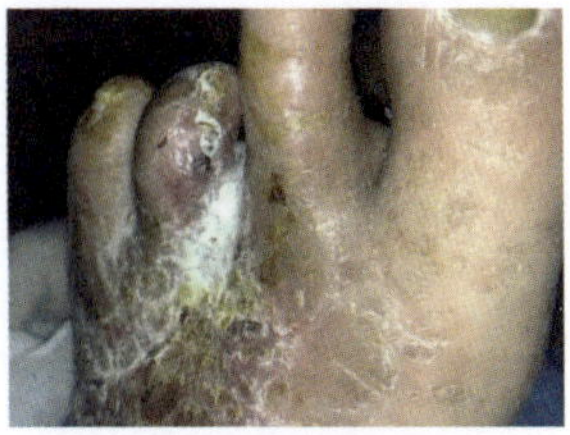

足底基本痊愈，足背因有湿疹，远程指导使用造口粉换药。

2021.5.3【第 125 天】

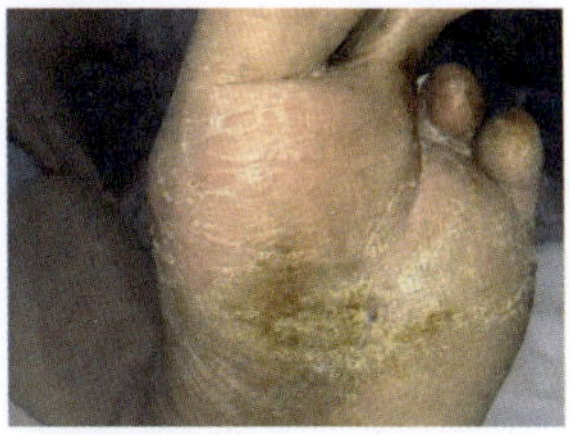

足底已痊愈。

毕业照

2021.6.3【第 156 天】

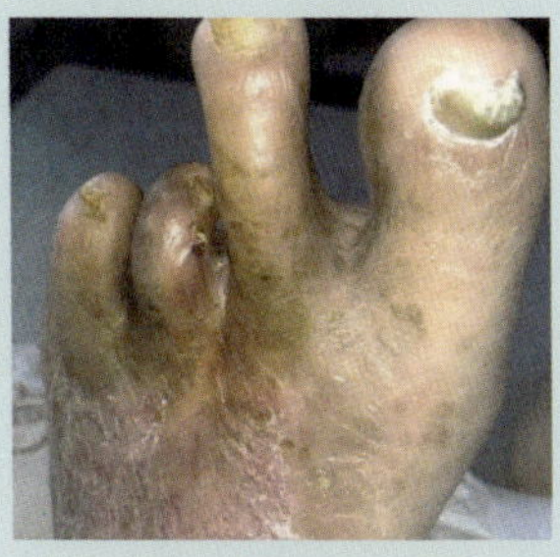

病人年纪较轻且长时间未行走，考虑到足底伤口已提前愈合，故嘱咐病人尽早进行康复运动，循序渐进地下地行走。足背伤口愈合速度较缓。2021.6.3，足背伤口基本愈合。

本案例是位年轻的感染合并缺血的糖尿病足病人，入院时病情危重，且疼痛剧烈，几乎要放弃治疗。血运改善后，依旧疼痛难忍，所以尽快给予负压治疗，使用“中二方案”，进行人工真皮植入，减缓病人疼痛及加速愈合；同时，病人是高知分子，依从性极好，家庭换药模式效果非常理想。

（叶丹）

DIABETIC FOOT

36 一例双足迁延不愈伴感染、缺血的糖尿病足保肢案例

曾某，男，68 岁，因“多饮、多尿 20 余年，左足破溃 7 年余，右足破溃 2 年余”于 2021.7.28 入院。

2021.7.8 外院检查

血细胞分析：

白细胞计数 12.34 × 10^9/L

细菌培养：

左足：铜绿假单胞菌占 90%，阴沟肠杆菌占 10%

右足：铜绿假单胞菌占 70%，阴沟肠杆菌占 30%

ABI（踝肱指数）及 TBI（趾肱指数）

ABI：左 0.89，右 0.37

TBI：左 0.74，右 0.00

外院建议：

双下肢动脉介入手术，并行双足截趾或截肢手术。病人及家属拒绝，遂辗转至我科

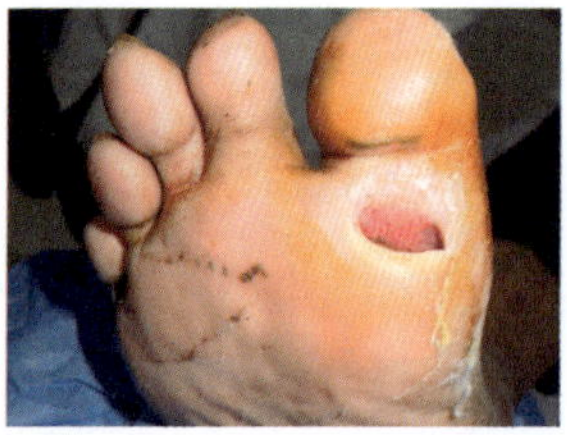

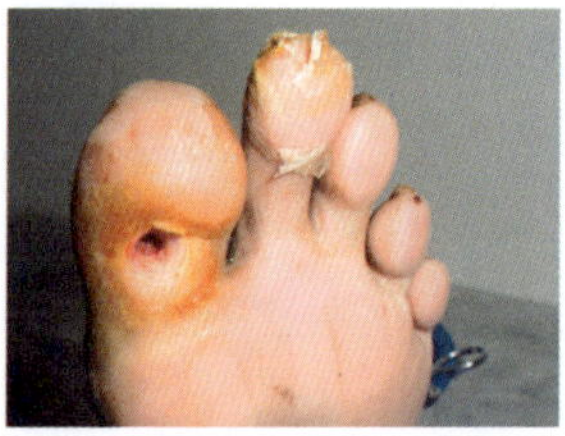

门诊首次接诊时（2021.7.22）。

查看伤口后，为病人提供了初步治疗方案，简单介绍了“中二方案”以及相关费用。家属非常满意，愿意入院治疗，故候床待入院。

2021.7.28【第 1 天】

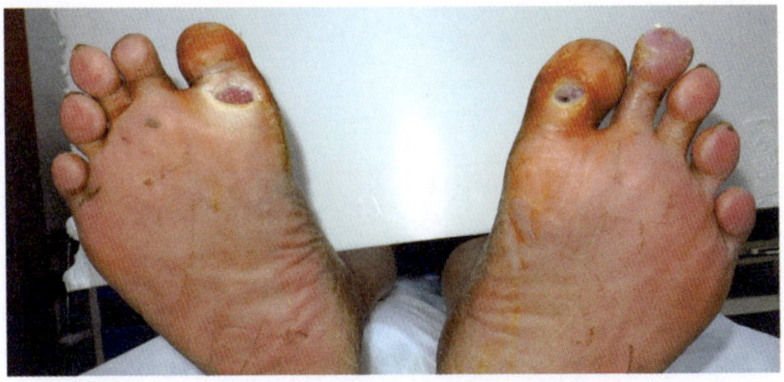

入院首日，先拍照，后换药。每天安尔碘纱布填塞。

2021.8.4【第 8 天】

与家属及病人充分沟通后，选择人工真皮 - 缝合 - 负压辅助愈合治疗 - 家庭延展护理。并于当日出院回家休养。

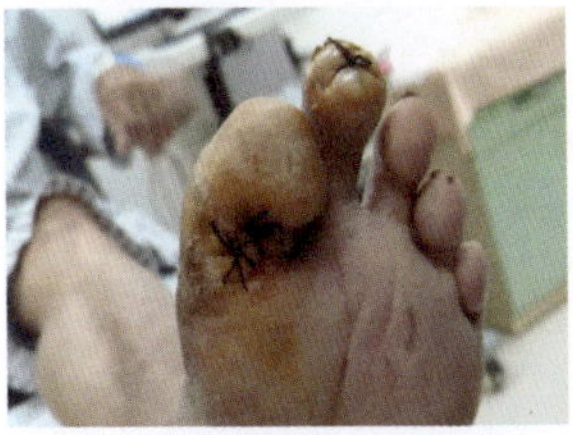

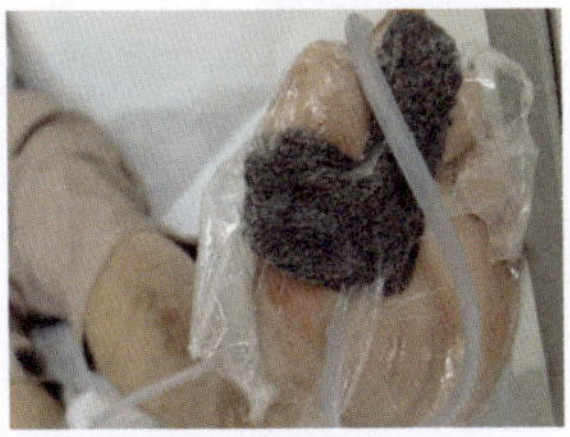

双足均采用相同方式进行同步处理（以左足为例）。

2021.8.12【第 16 天】

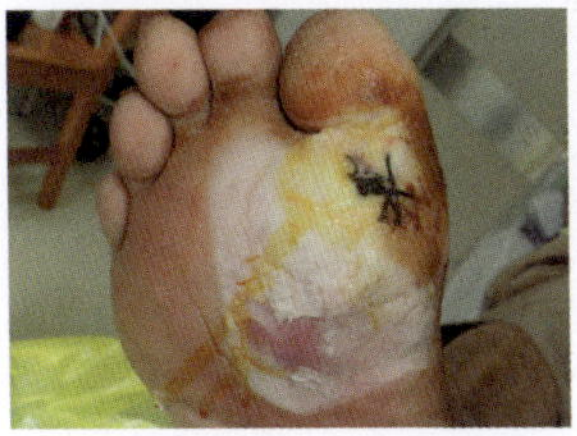

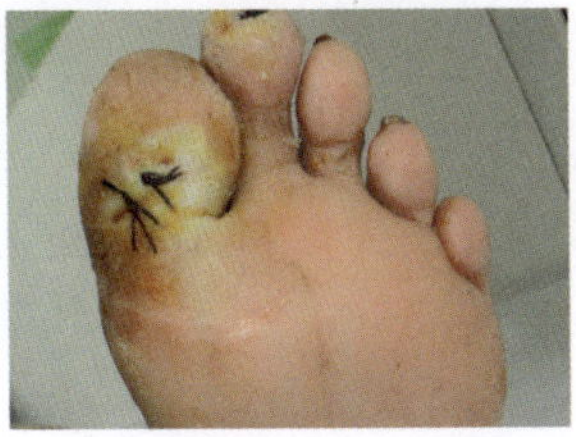

1 周后，返院门诊更换负压。

2021.8.19【第 23 天】

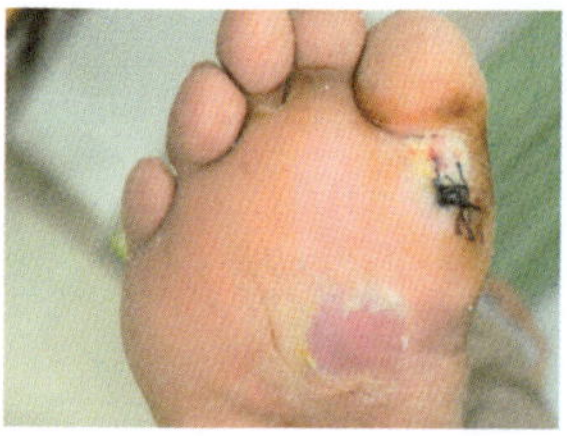

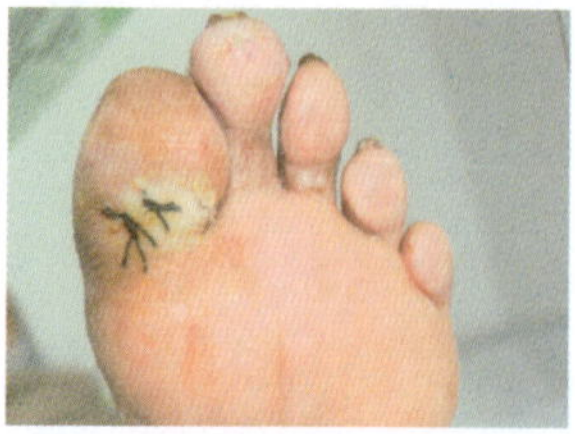

拆除负压后，给予安尔碘居家换药，并拍摄照片与我院联系。

2021.8.26【第 30 天】

因病人回老家休养，返回广州复诊较为困难，遂介绍病人去相关医院复诊拆线。拆线后，继续安尔碘居家换药，并与我院联系。

毕业照

2021.10.13【第 78 天】

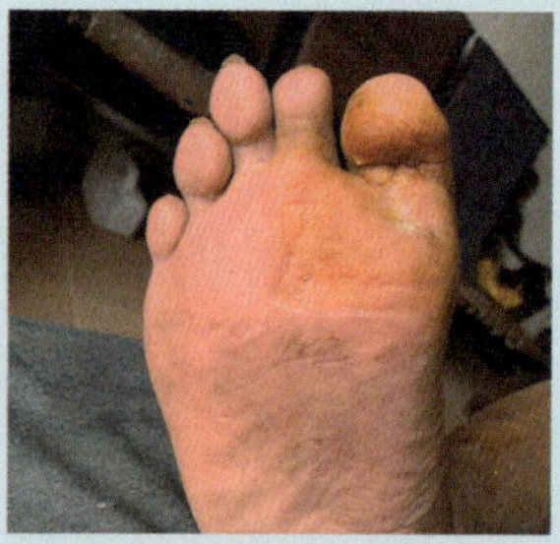

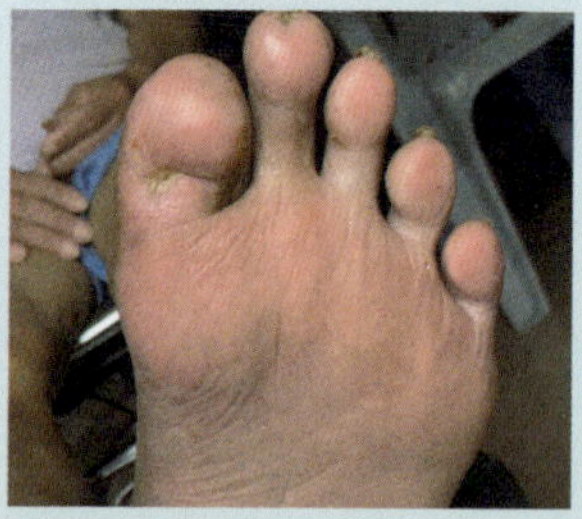

家属发来毕业照，恢复良好。

本案例是位年龄较大、血管检查提示缺血、伤口有感染且能探及骨质、病史长达7年之久的糖尿病足病人。当地医院建议进行双侧血管介入手术，费用十万以上，术后还要进行足部的截趾甚至截肢手术，病人不同意。

我院经过对病人伤口的探查，发现局部伤口缺血并不太严重，基底血运可能来自侧支的血流，足够支撑伤口愈合，故而未给予病人进行血管重建，入院后进行足量抗菌消炎后，使用“中二方案”——人工真皮－缝合－负压辅助愈合治疗－家庭延展护理。病人极其配合，依从性好，伤口恢复效果非常理想。

（杨川）

DIABETIC FOOT

37 一例双足足跟破溃的糖尿病足病人愈合案例

彭某，男，86 岁，因“发现血糖升高 40 余年，双足跟破溃 20 天”于 2021.1.1 入院。

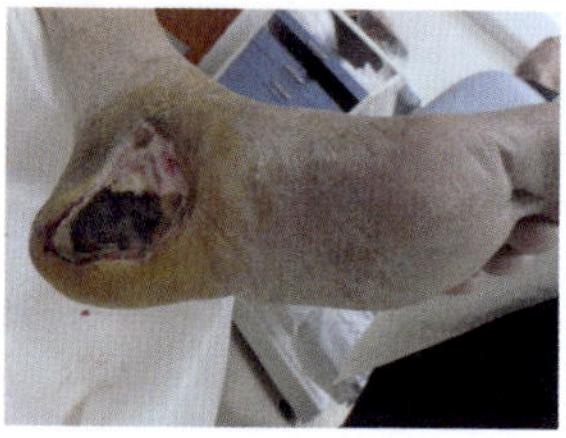
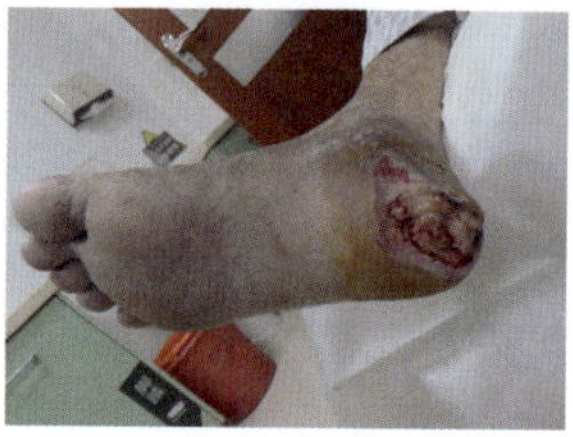

入院时伤口情况

入院后部分检查：

胸部 CT：

双肺多发炎症；双侧少量胸腔积液。纵隔及双肺门多发淋巴结部分肿大。主动脉、冠脉硬化；心包少量积液。（2021.1.6）

四肢血管超声：

双侧髂外动脉、股浅动脉、腘动脉、胫前动脉、胫后动脉、腓动脉硬化。（左侧胫前动脉及胫后动脉闭塞，右侧胫后动脉中段短段闭塞，左髂外轻度狭窄 20.6%，右股浅短段内弥漫性增厚不均狭窄 32.7%，左股浅轻度狭窄 17.4%，右腘动脉短段内膜弥漫性增厚不均狭窄 42.4%，左腘动脉轻度狭窄 38.9%，右胫前动脉起始段轻中度狭窄、中下段短段中重度狭窄，右胫后动脉上、下段中度狭窄、中段短段闭塞，右腓动脉短段中重度狭窄，左腓动脉弥漫性中层钙化）。（2021.1.7）

其他：

病人入院后仍有发热，体温 37.5~38.9℃，胸片显示双肺炎症并胸腔积液。

诊断：

1. 双下肢动脉硬化闭塞症
2. 2 型糖尿病伴有多个并发症
   （1）糖尿病足（双侧 Wagner3 级）
   （2）糖尿病周围血管病变
   （3）糖尿病周围神经病变
   （4）糖尿病肾病（G3aA3 期）
3. 肾上腺皮质功能减退症
4. 肺部感染双侧胸腔积液（少量）
5. 脑萎缩
6. 前列腺增生
7. 双侧肾囊肿
8. 胆囊结石

2021.1.3【第 3 天】

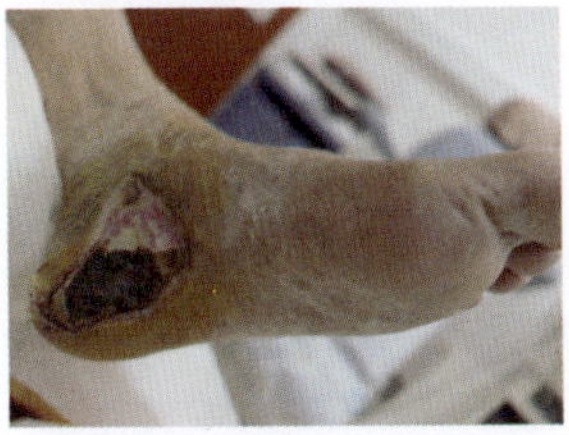
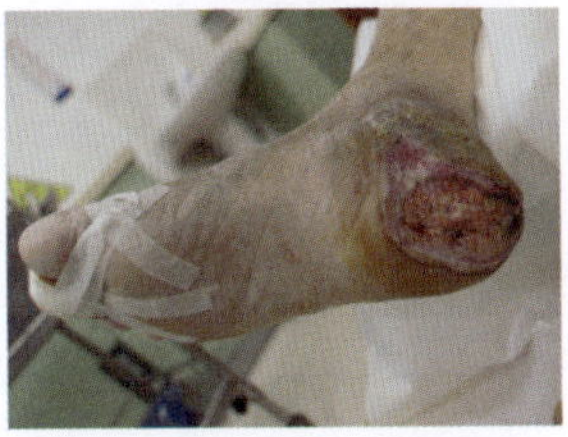

局部蚕食性清创，安尔碘纱布引流。

2021.1.4【第 4 天】

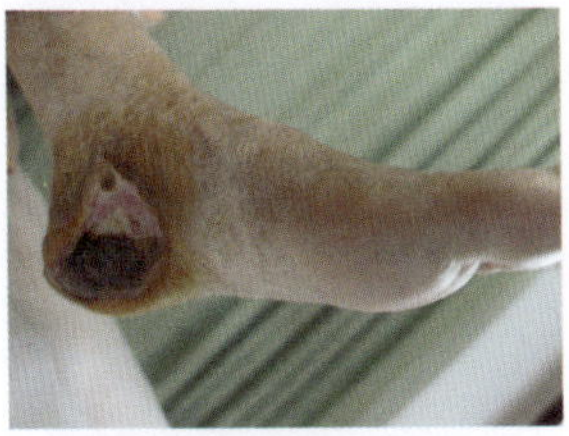
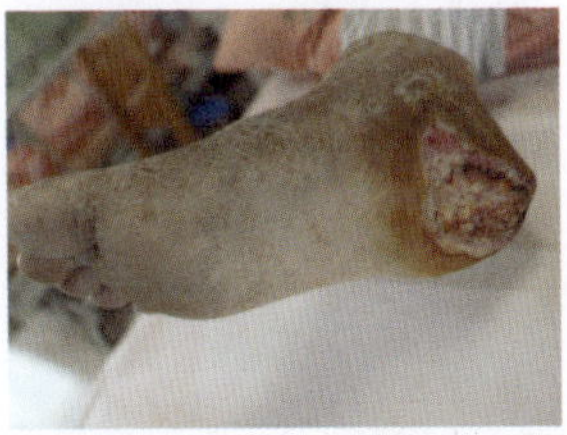

继续安尔碘换药。

2021.1.5【第 5 天】

安装负压。

2021.1.12【第 12 天】

拆除负压，继续安尔碘换药。

2021.1.16【第 16 天】

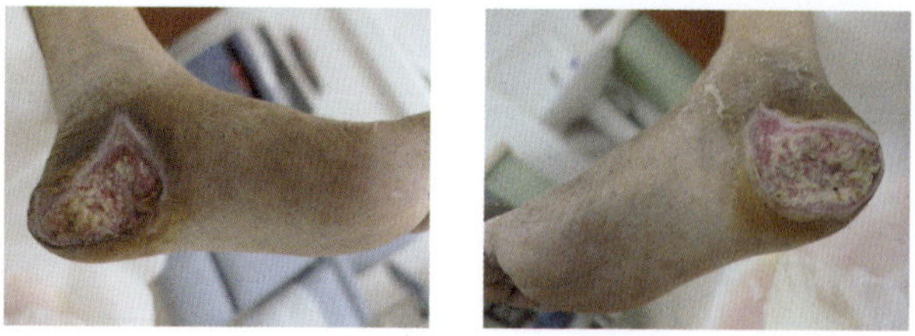

伤口基底情况良好。

2021.1.18【第 18 天】

使用“中二方案”，人工真皮覆盖基底，负压压合，携带便携式负压机出院回家。

2021.2.3【第 1 个月】

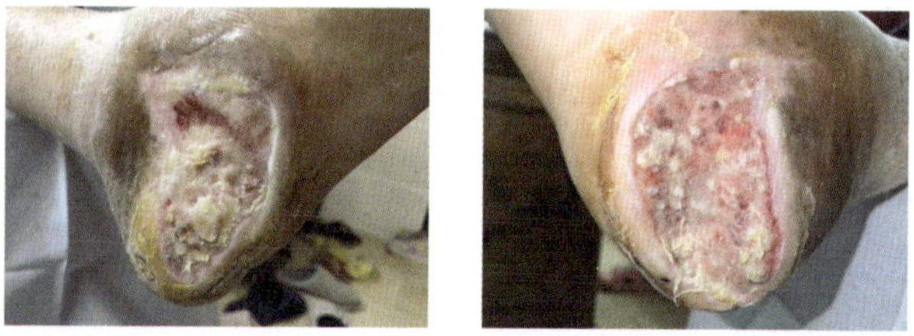

开始家庭换药。

2021.2.20【第 1.5 个月】

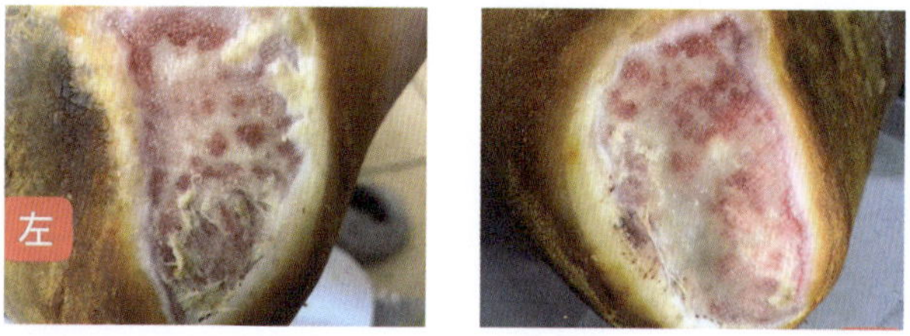

肉芽生长迅速。

2021.5.14【第 4.5 个月】

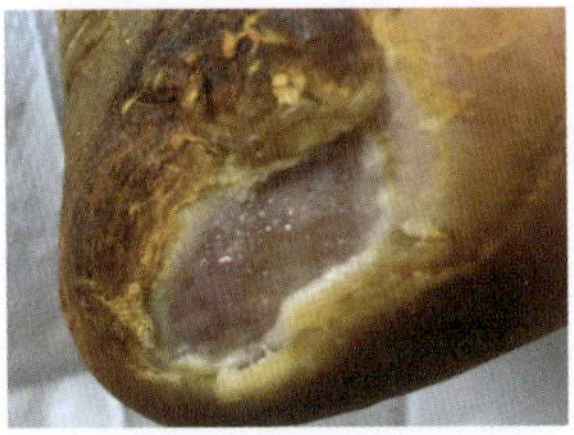

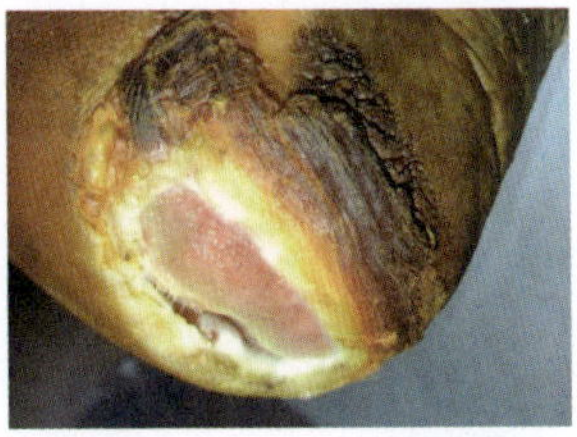

伤口面积逐步缩小。

2021.6.1【第 5 个月】

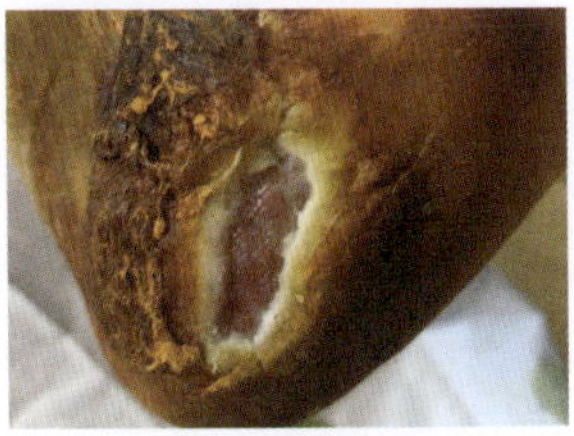

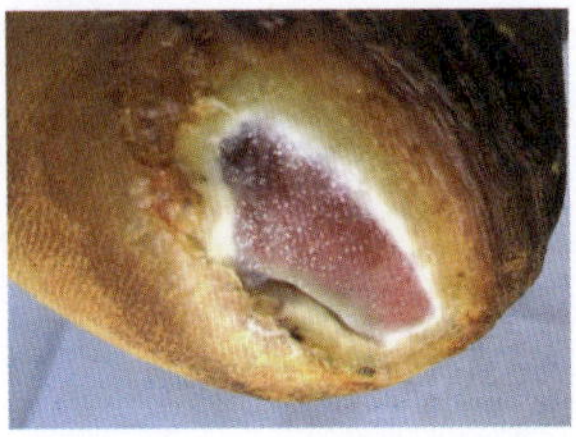

伤口面积继续缩小。

2021.8.31【第 8 个月】

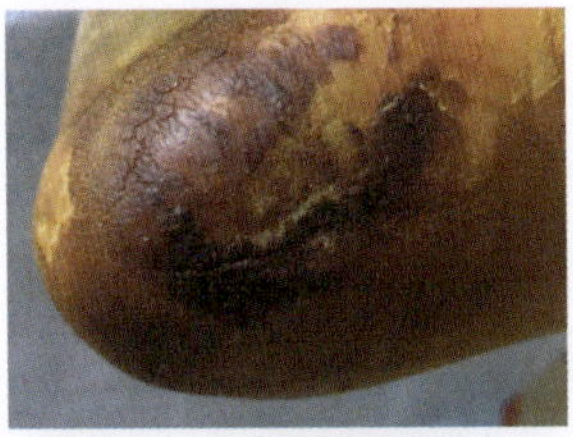

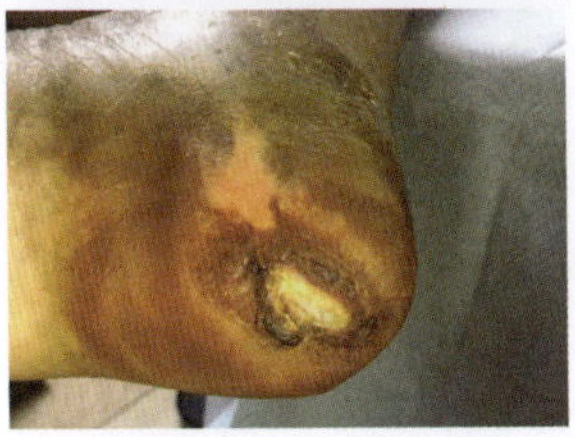

伤口基本结痂。

毕业照

2021.11.13【10.5 个月】

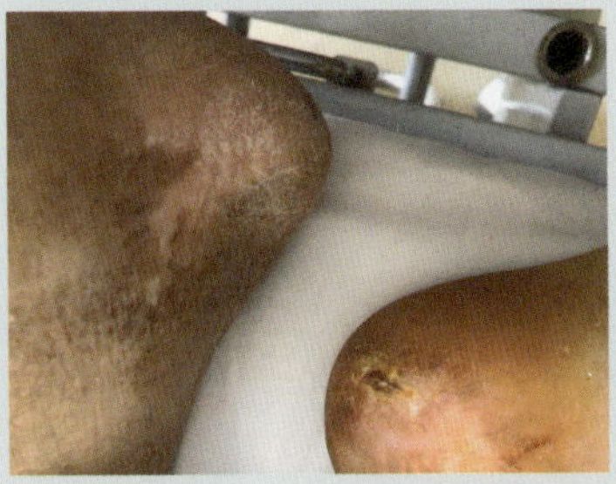

历时 10.5 个月，愈合。

本案例是一位年龄较大、基础病较多、全身情况较差、长期卧床的糖尿病足病人。

因足跟创面脂肪垫曝露，处理半月余效果不佳，外院建议截肢。对于脂肪垫曝露的糖尿病足，处理起来确实棘手。作为全身组织最结实、最有韧性的部位，足底脂肪垫无血管、无肉芽，组织相对松散，一旦破溃，清创困难。

笔者的经验是尽量减少清创，尽快安装负压，提供较好的伤口床，然后植入人工真皮，辅之以负压，安尔碘家庭换药，效果较好。

这位八十多岁的老伯，在2021年元旦入院住了18天，出院后就一直居家安尔碘换药，最终愈合。

（刘兴州）

DIABETIC FOOT

38 一例右足发黑伴足底大面积缺损的糖尿病足病人愈合案例

李某，男，57 岁，因“发现右足破溃 1 月，发黑 2 周”于 2021.6.22 入院。

入院前

病人确诊糖尿病 11 天。入我院前，在某三甲医院急诊。

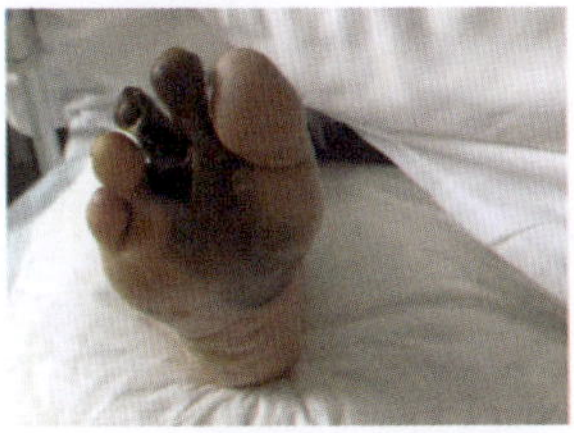
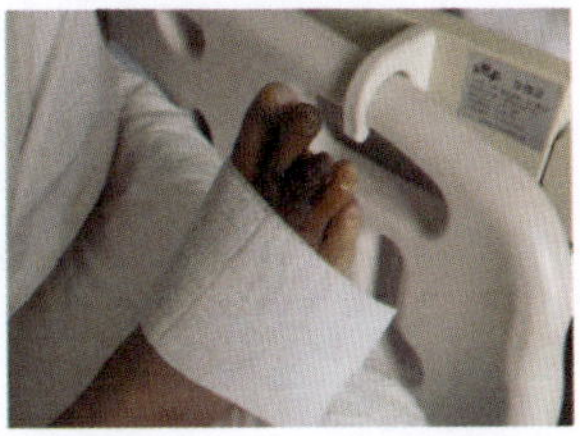

（急诊时伤口情况）

外科切开后，发黑加重，告知需截肢，病人及家属拒绝，遂转至我科。

2021.6.22 入院时

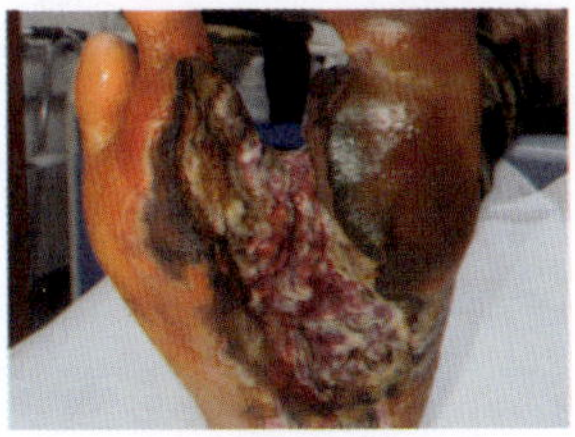
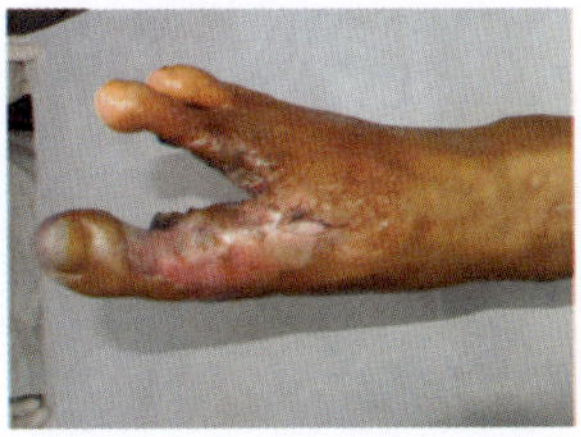

部分检查：

血结果：

糖化血红蛋白 9.29%（2021.6.11）

白细胞计数 18.52×10^9/L（2021.6.12）

白细胞计数 9.47×10^9/L（2021.6.19）

白细胞计数 8.19×10^9/L（2021.6.22）

分泌物培养：

粪肠球菌（6.22）

四肢血管彩超（6.23）

	内径（毫米）	IMT（毫米）	最大斑块（毫米 × 毫米）	最大狭窄率
右髂外动脉	6.6	—	11.2×3.3	轻度狭窄
左髂外动脉	6.5	—	8.5×1.8	轻度狭窄
右股浅动脉	5.5	0.7	11.0×1.9	弥漫动脉中层钙化，轻度狭窄
左股浅动脉	4.8	0.7	10.9×2.1	弥漫动脉中层钙化，轻度狭窄
右腘动脉	4.7	—	——	内膜钙化，未见明显狭窄
左腘动脉	4.1	—	6.4×2.6	轻度狭窄
右胫前动脉	2.3	0.5	——	弥漫动脉中层钙化，轻度狭窄
左胫前动脉	2.2	0.6	——	弥漫动脉中层钙化，轻度狭窄
右胫后动脉	2.0	—	——	弥漫动脉中层钙化，轻 - 中度狭窄
左胫后动脉	2.0	—	——	弥漫动脉中层钙化，未见明显狭窄
右腓动脉	2.1	—	——	弥漫动脉中层钙化，未见明显狭窄
左腓动脉	1.8	—	——	弥漫动脉中层钙化，未见明显狭窄
右足背动脉	—	—	——	弥漫动脉中层钙化，重度狭窄
左足背动脉	1.7	—	3.0×1.4	弥漫动脉中层钙化，轻度狭窄双侧

诊断：

1. 2 型糖尿病伴有多个并发症

（1）糖尿病足（右足 Wagner4 级）

（2）糖尿病周围血管病变

（3）糖尿病周围神经病变

（4）糖尿病肾病（G2A3 期）

2. 血脂异常

低高密度脂蛋白胆固醇血症

2021.6.23【第 2 天】

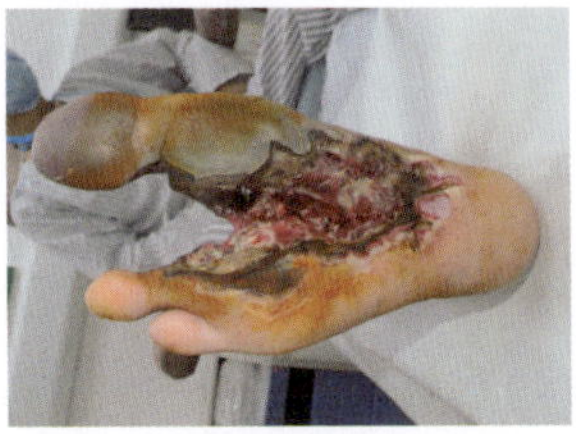
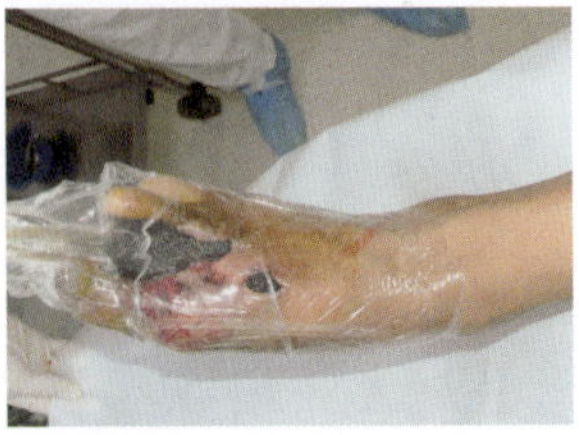
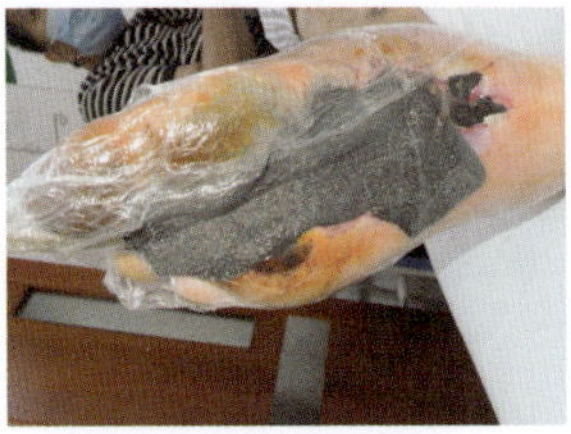

清创，为尝试保第一趾，尽早安装负压。

2021.6.30【第 9 天】

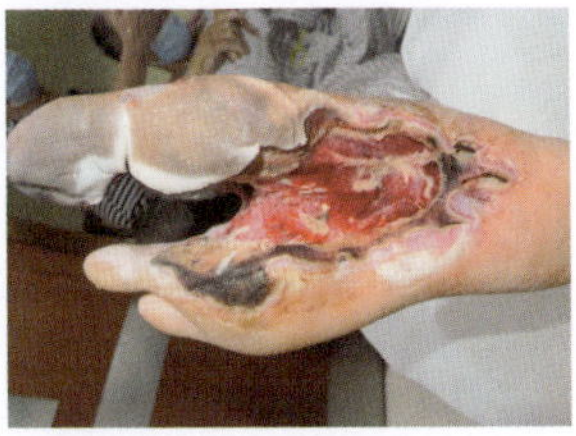
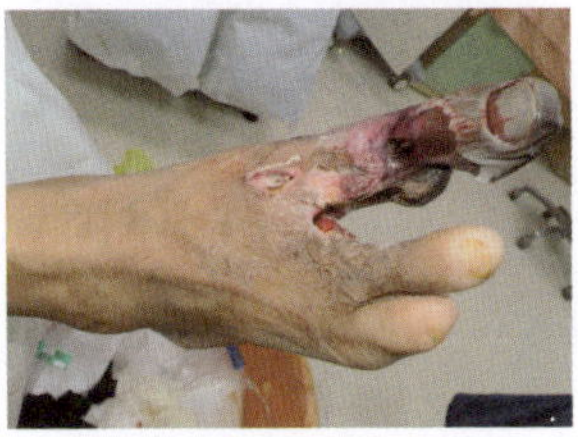

拆除负压，安尔碘纱布引流。

2021.7.5【第 14 天】

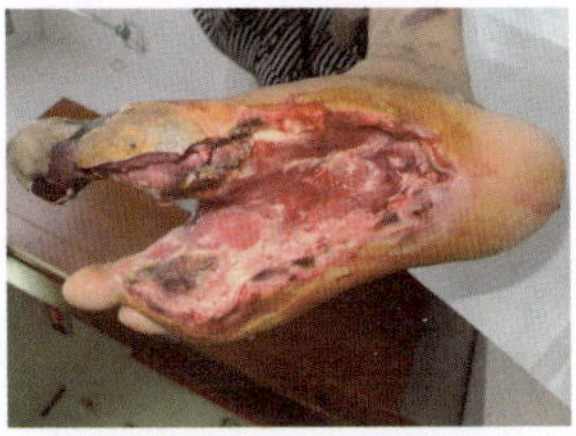
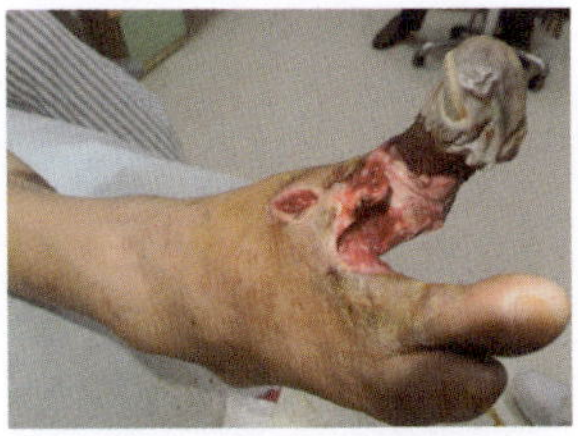
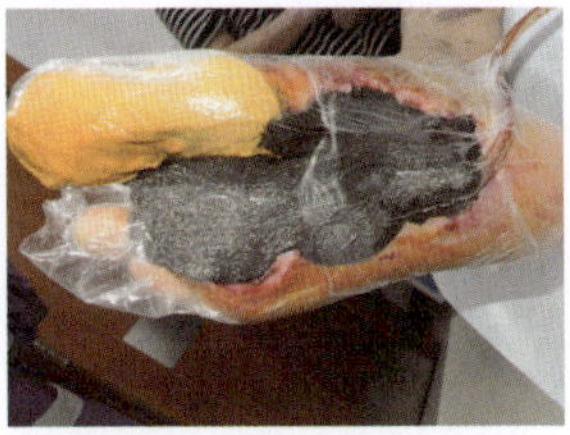

伤口基底较为干净，负压治疗。

2021.7.12【第 21 天】

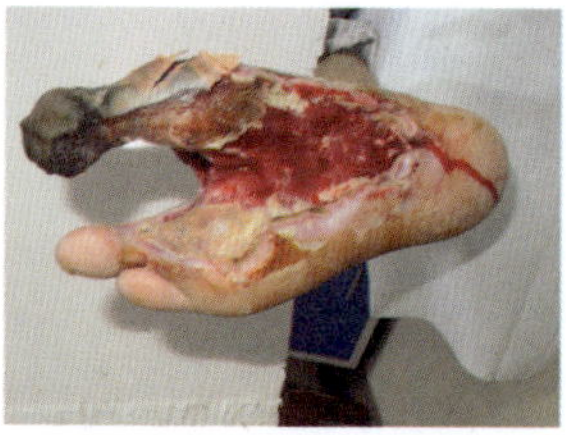
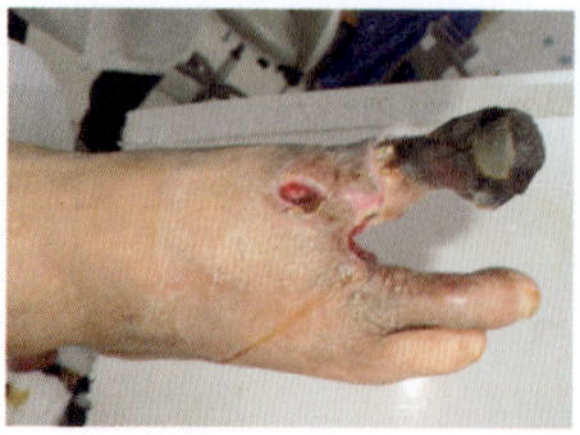

拆除负压，基底红润，
效果满意。

2021.8.6【第 46 天】

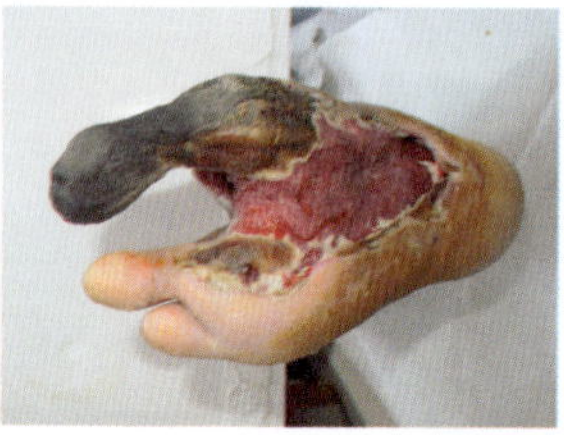
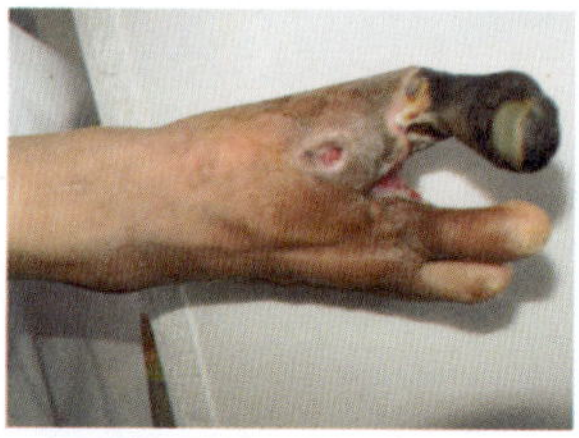

第一趾完全局限，分界清楚，予去除。

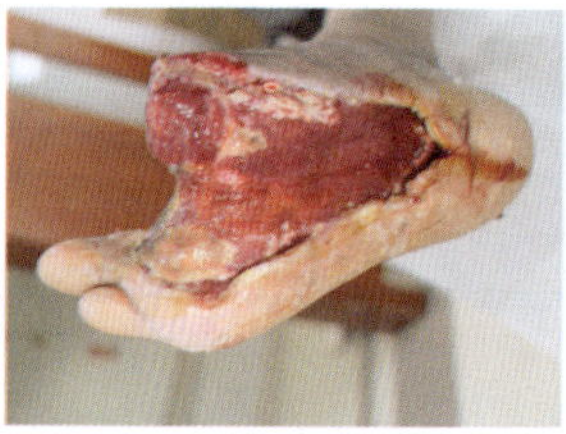
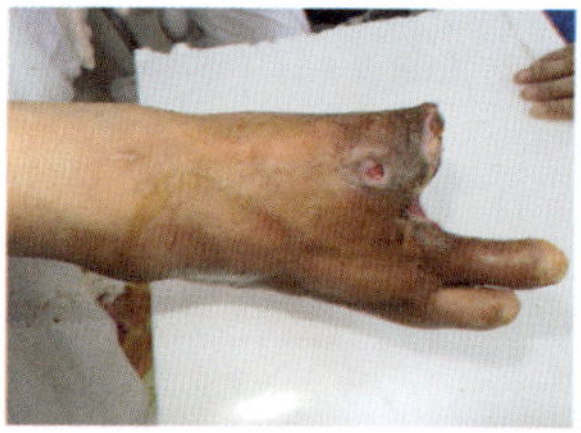

2021.8.26【第 66 天】

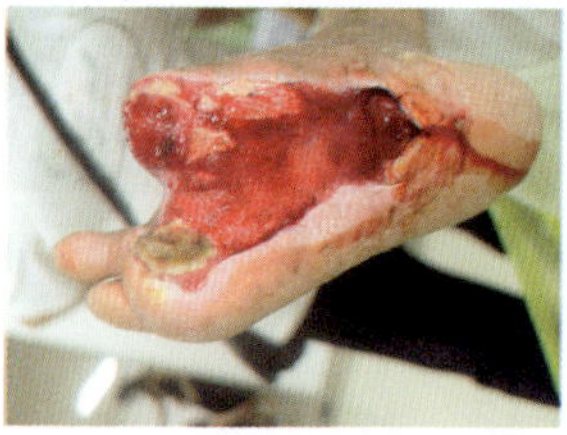
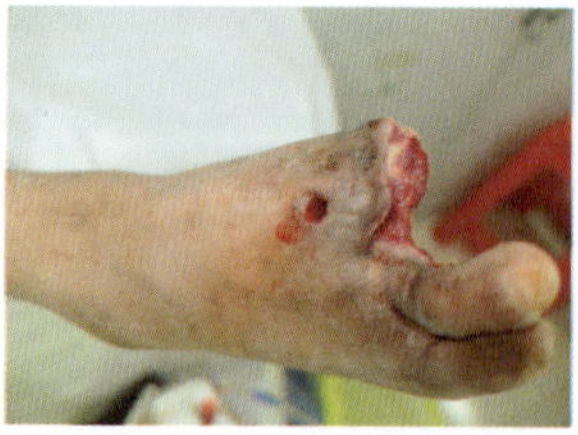

负压后。

2021.9.5【第 76 天】

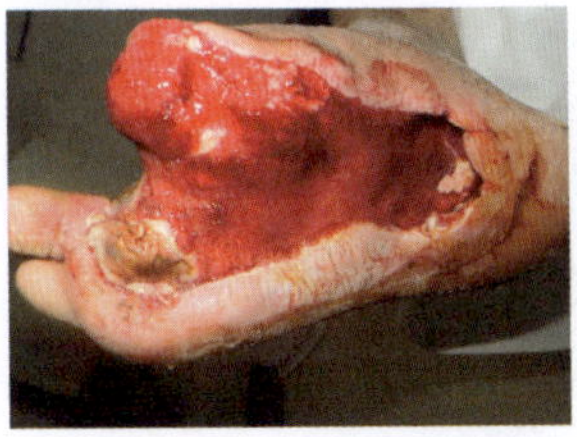

因家属暂未决定下一步治疗方案，遂先家庭安尔碘换药，并拍照与我中心联系。

2021.9.9【第 80 天】

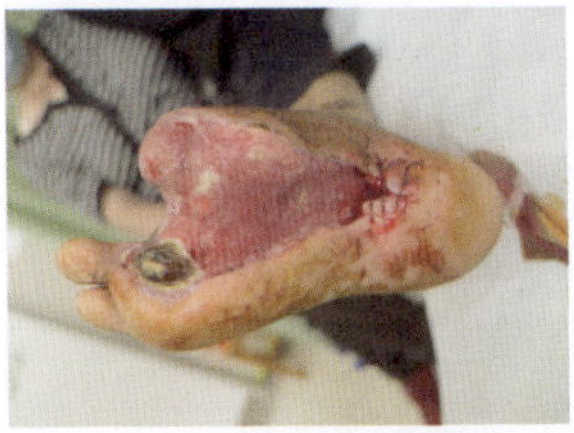

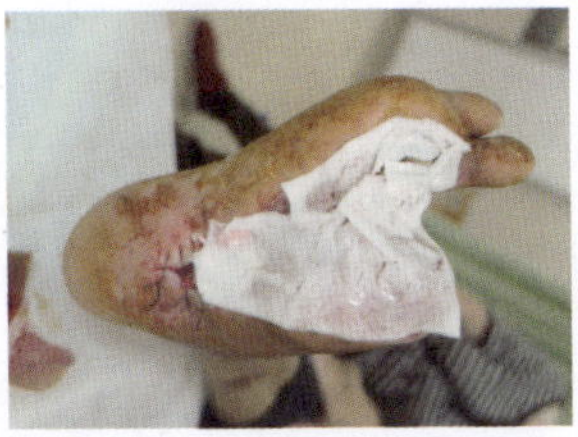

与家属充分沟通，选择“中二方案”——人工真皮－缝合－负压辅助愈合治疗－家庭延展护理。

2021.9.23【第 94 天】

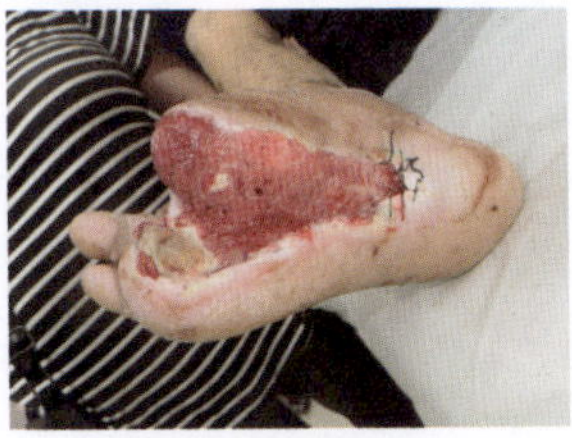

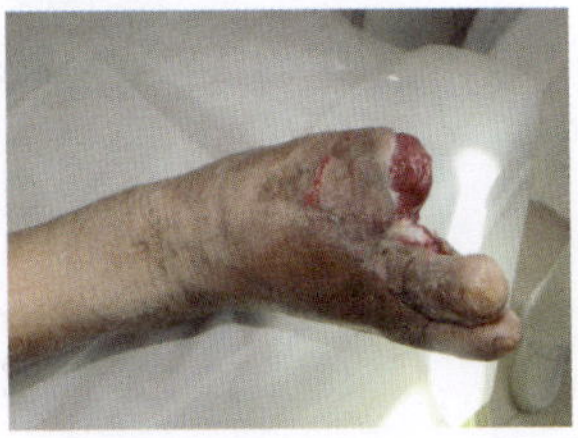

拆除负压，继续安尔碘换药。

2021.9.30【第 101 天】

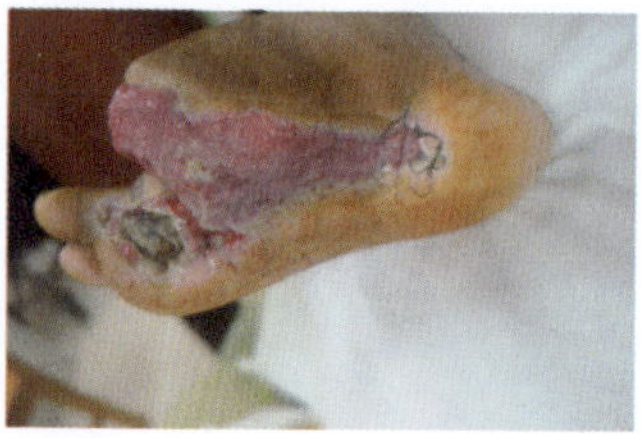

拆线。

2021.10.8【第 109 天】

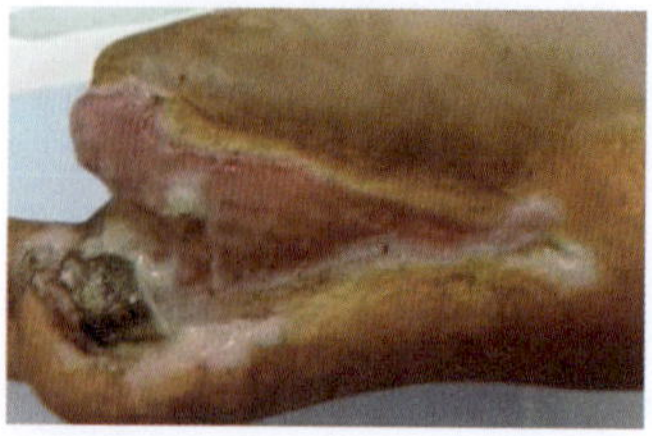

继续换药。

2021.10.14【第 3.5 个月】

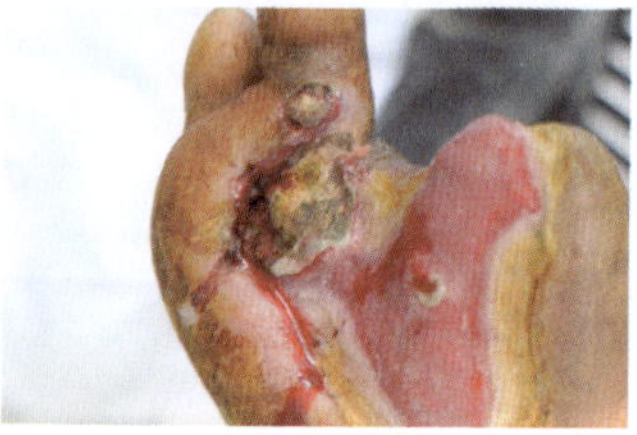

伤口愈合顺利。

2021.10.25【第 4 个月】

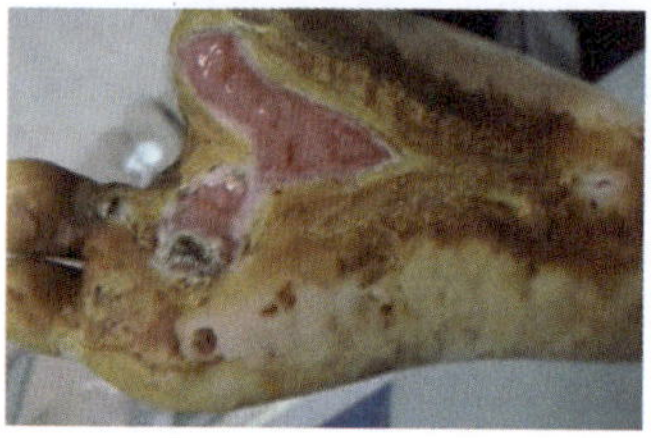

伤口面积缩小。

2021.11.25【第 5 个月】

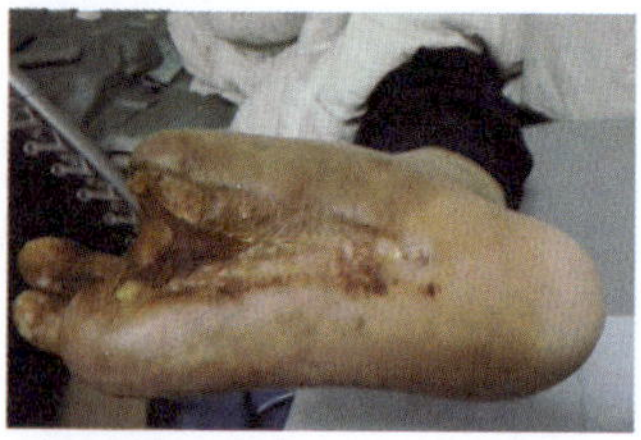

伤口结痂。

2021.12.10【第 5.5 个月】

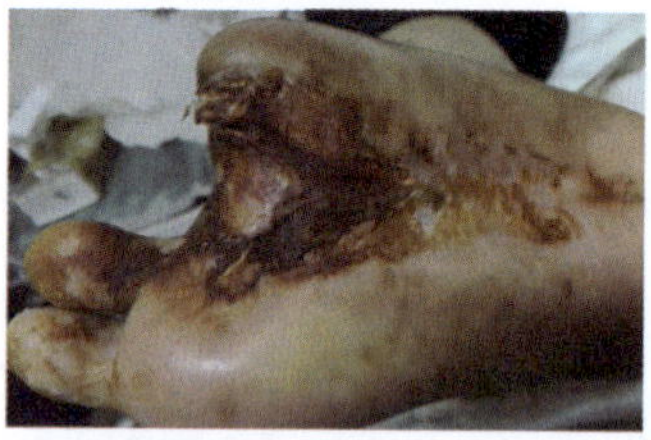

伤口部分脱痂。

毕业照

2021.12.25【6 个月】

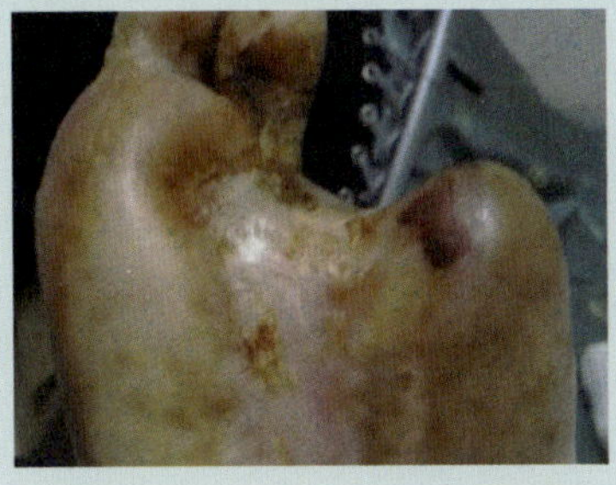

历时 6 个月左右，完全愈合。

本案例是一位新发糖尿病、辗转多家医院、求医之路艰难曲折的糖尿病足病人。

病人先在其他医院做足趾去除、足底切开，然后被告知需要截肢。病人和家属无法接受，转入我院。虽然治疗目的是尽可能保护足趾结构、保留足部功能，但通过各种手段，第一趾还是无力回天，遂予去除。而对于第四趾裸露的跖趾关节，不建议过多清创，经过治疗，成功保住第四趾，最终伤口愈合方案选择了“中二方案”，足跟的窦道被人工真皮填塞并缝合，足底缺损被丰富的胶原蛋白覆盖，辅之以负压，加之以安尔碘家庭换药。历时 6 个月，伤口完全愈合，病人开始尝试下地行走。

（叶丹）

DIABETIC FOOT

39 一例濒临截肢的糖尿病足个案分享

病例介绍

何某，女，84 岁，2 型糖尿病。

因“口干、多饮伴体重减轻 38 年，右足破溃 4 月”于 2020.5.11 从某三甲医院转入我科。

4 月前剪趾甲时不慎致右足第二足趾破溃，自行碘伏消毒后无明显好转，第二足趾逐渐干硬、变黑，伤口逐渐向脚底部扩大至 15 厘米 ×7 厘米，伴有淡黄色渗液和疼痛，周围皮肤红肿，右足背及足底波动感明显。

当地医院考虑右足广泛软组织感染伴皮肤坏死，局部清创治疗时间长，建议截肢，病人与家属拒绝。

全身评估

身高：155 厘米，体重 50 千克，BMI 20.8

既往史：2 型糖尿病病史 38 年，十年前行右髋关节、膝关节置换术、高血压病史 5 年余

目前用药：

抗感染
- 泰能 1g q12h
- 奥立妥 0.5g q12h
- 他格适 400mg qd

血压 血管 血糖
- 倍他乐克缓释片 23.75mg qd
- 拜新同 50mg qd
- 波立维 75mg qd
- 立普妥 20mg qd
- 胰岛素泵控制血糖

实验室检查： 白细胞计数 5.01×10^9/L

血糖 7.2mmol/L ↑

四肢血管 B 超： 左侧股总静脉内见反流，余血流通畅

双下肢动脉 CTA 提示：

（1）右侧胫前动脉、右侧胫后动脉远段、右侧腓动脉断续显影

（2）双下肢动脉广泛硬化伴多发狭窄

首次伤口评估（2020.5.11）

部位： 右足

大小： 15.0 厘米 ×7.0 厘米

基底： 100% 黑色腐肉

渗液： 少量

周围皮肤： 红肿，色素沉着

疼痛： 2 分（NRS 评分法）

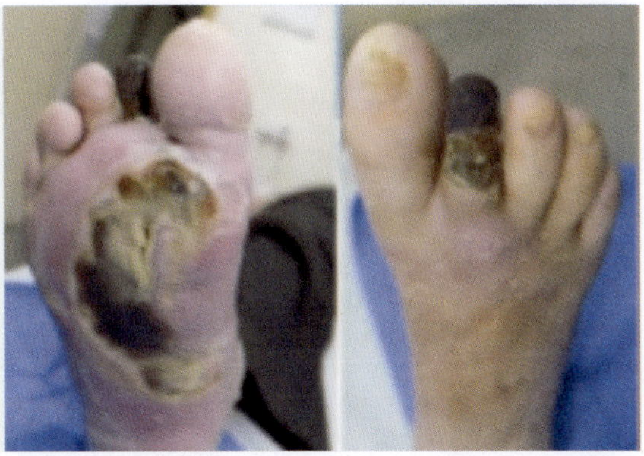

影响伤口愈合因素

感染：坏死组织。

合并症：2 型糖尿病，血糖上升。

心理社会因素：重视程度不够，未能及时就医，当地医疗水平有限。

治疗计划

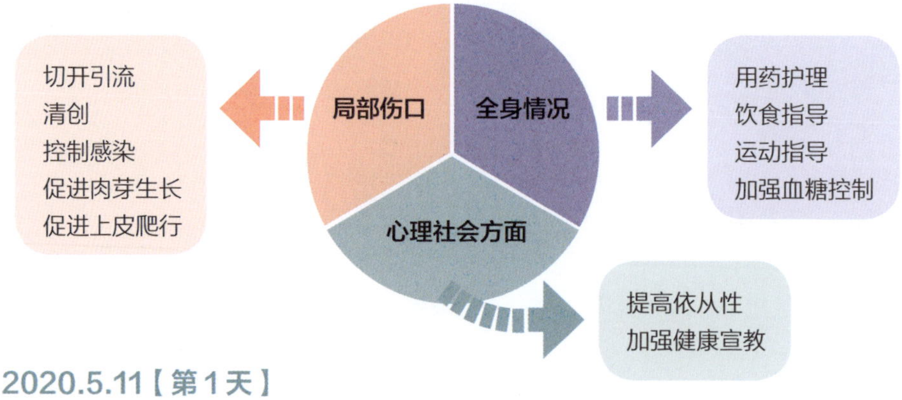

2020.5.11【第1天】

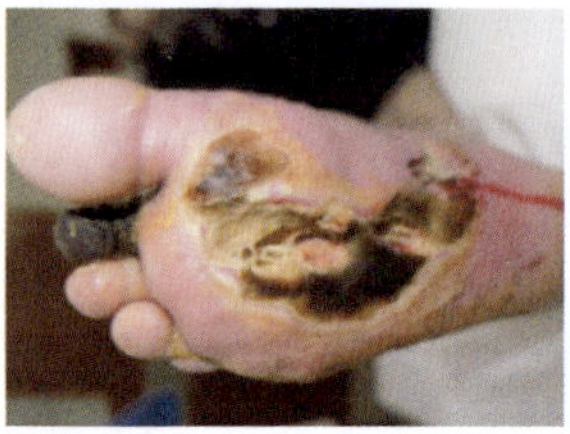

切开引流。

2020.5.13【第3天】

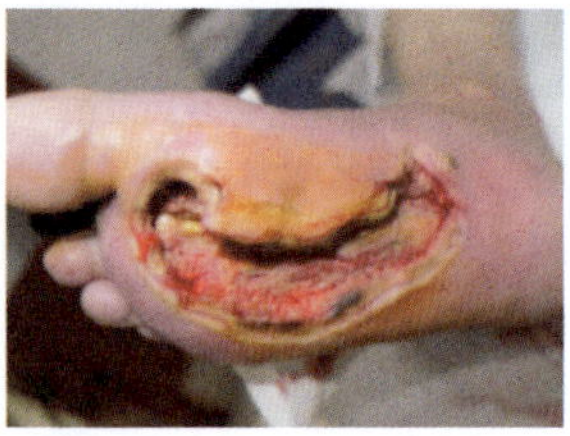

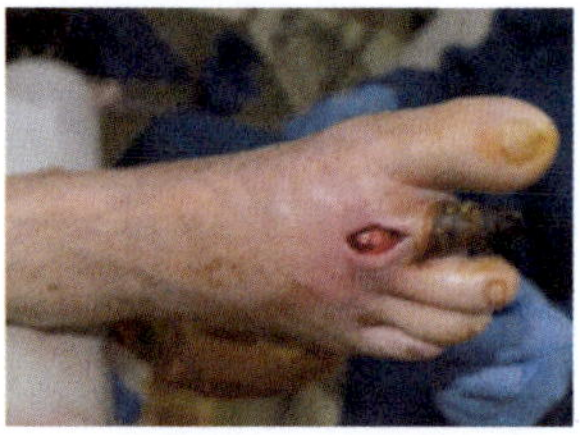

蚕食性清创。

2020.5.20【第10天】

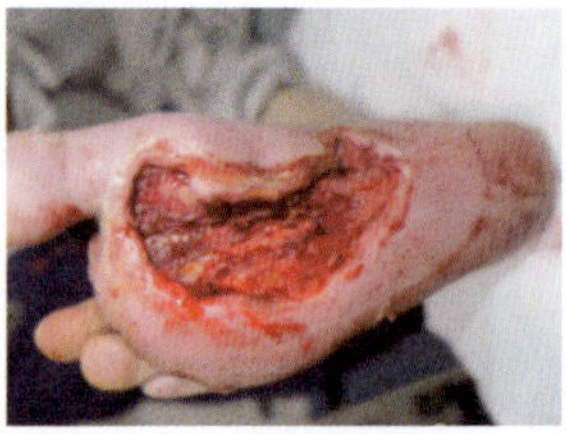

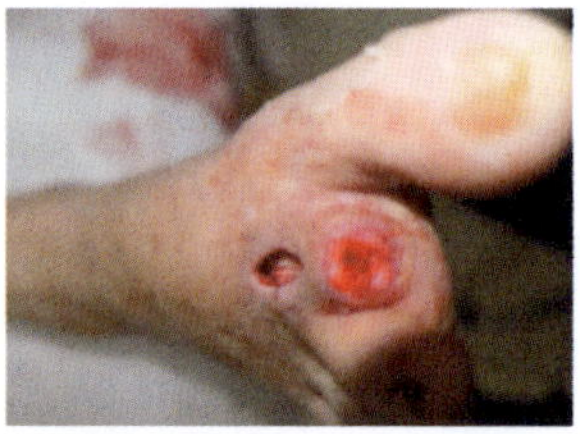

负压辅助治疗后。

2020.5.24

携带便携式负压出院。

2020.5.30【第 20 天】

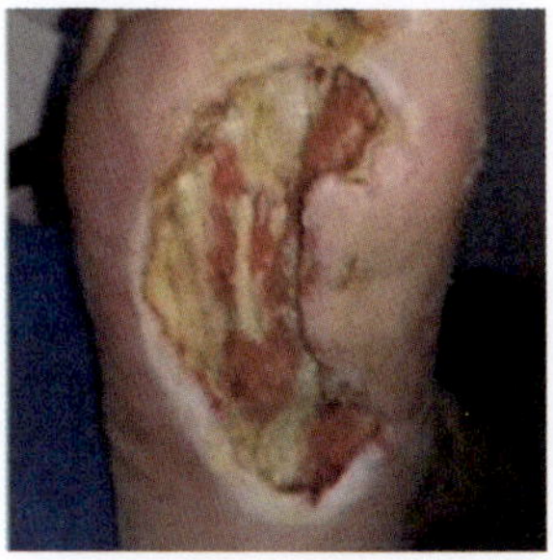

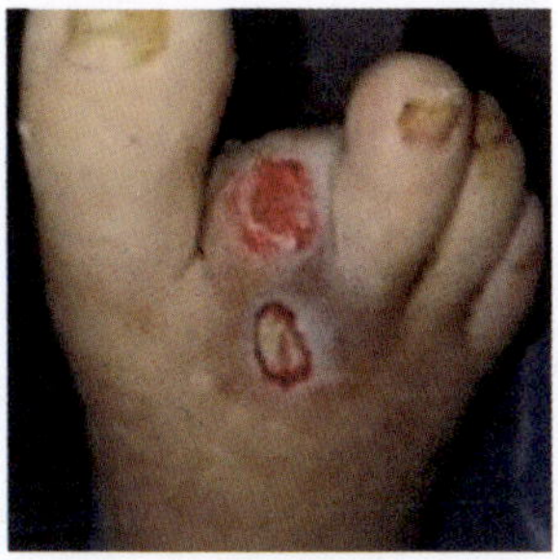

门诊复诊。

2020.6.12【第 33 天】

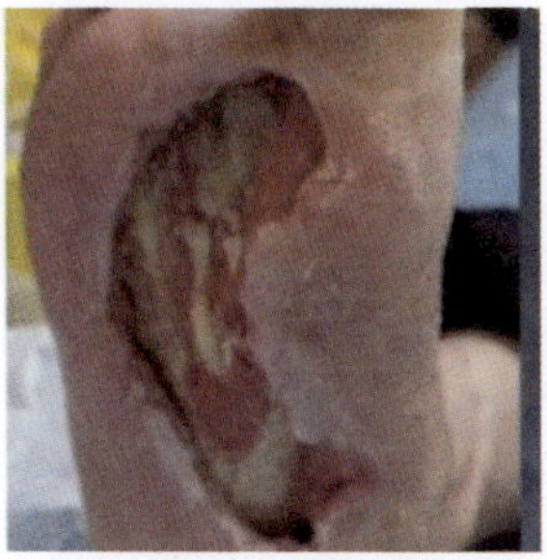

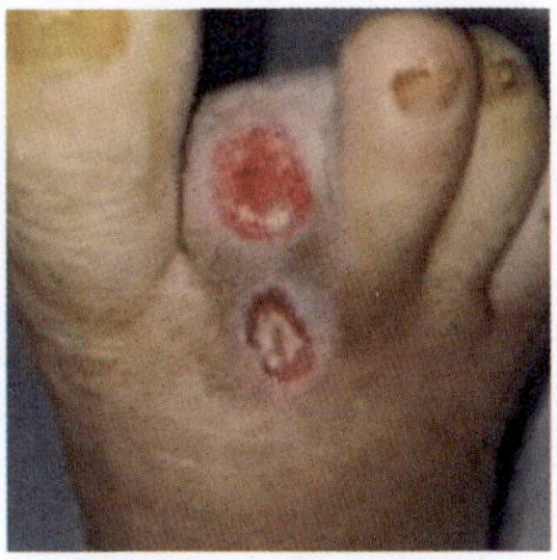

远程指导，居家换药。

2020.6.13【第 34 天】

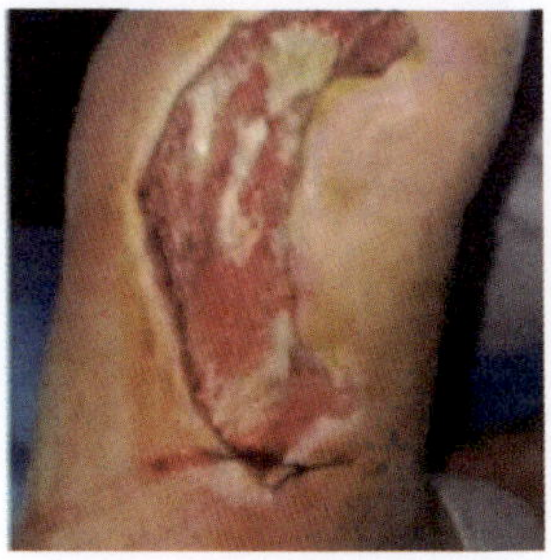

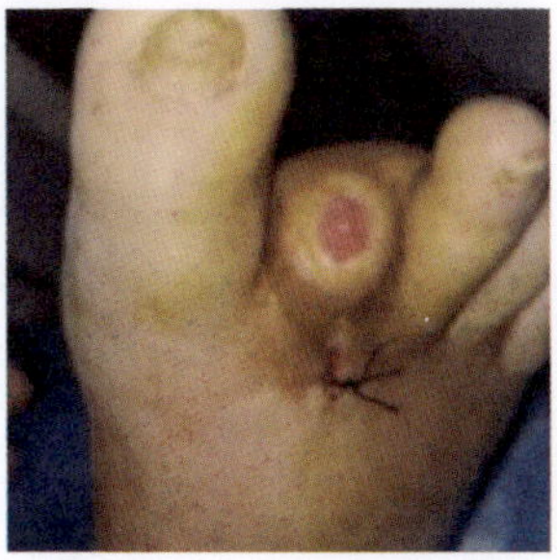

人工真皮 – 缝合 – 负压辅助愈合治疗 – 家庭延展护理。

2020.7.4【第 55 天】

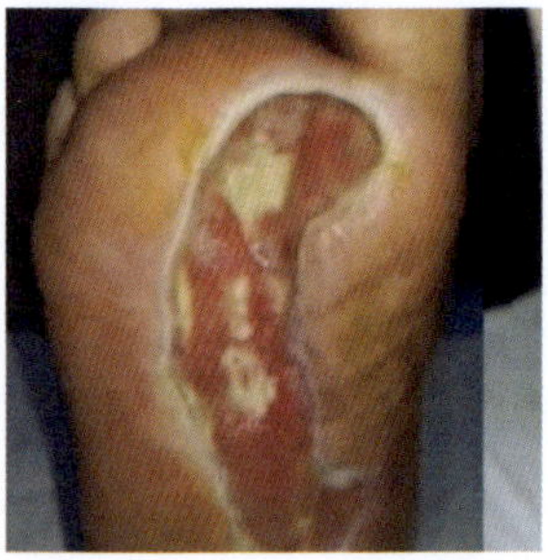

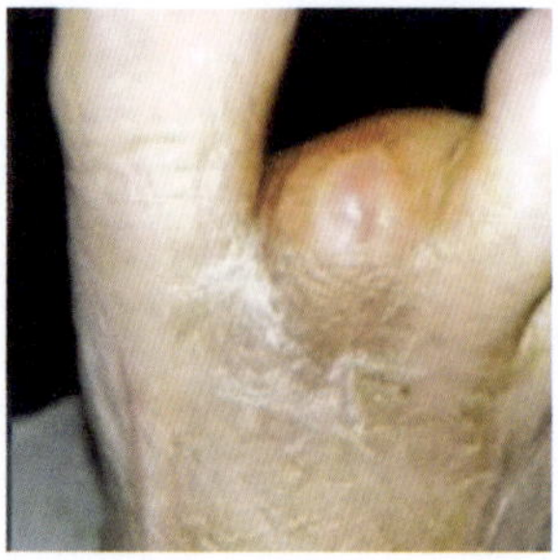

2 周负压疗程后。

2020.7.22【第 73 天】

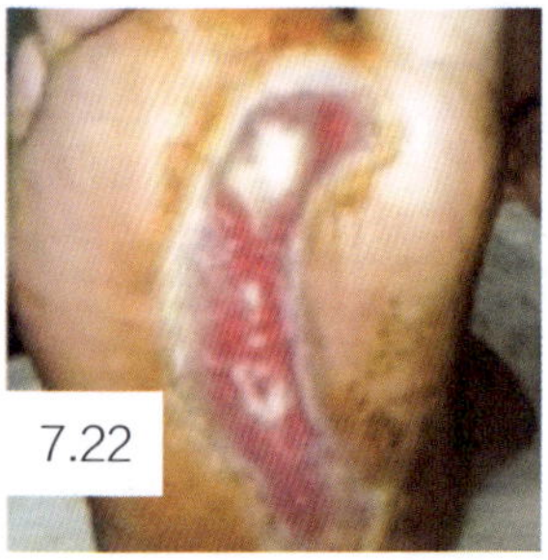

继续远程指导，居家换药。

毕业照

2020.10.28【第 170 天】

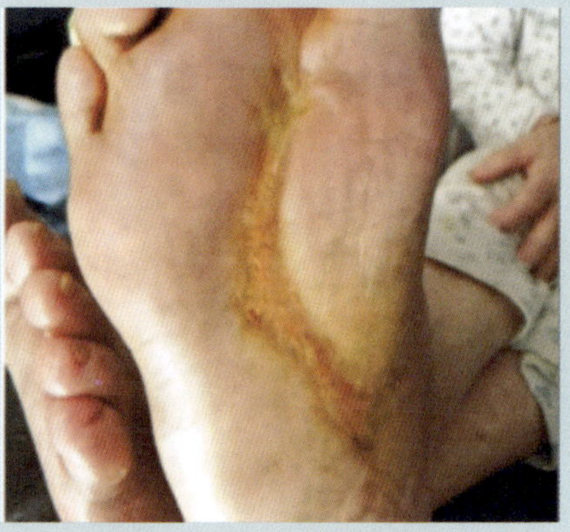

治疗体会

信心：比黄金更重要，树立战胜糖尿病足的信心。

细心：发掘并解密糖尿病足的“套路”，制定战略战术。

耐心：换药并取得家庭支持，赢得对糖尿病足的持久战。

（刘兴州）

40 一例胼胝性足底溃疡的糖尿病足病人愈合案例

丁某，男，59岁，因“血糖升高9年余，右足底破溃5月”于2021.11.12入院。

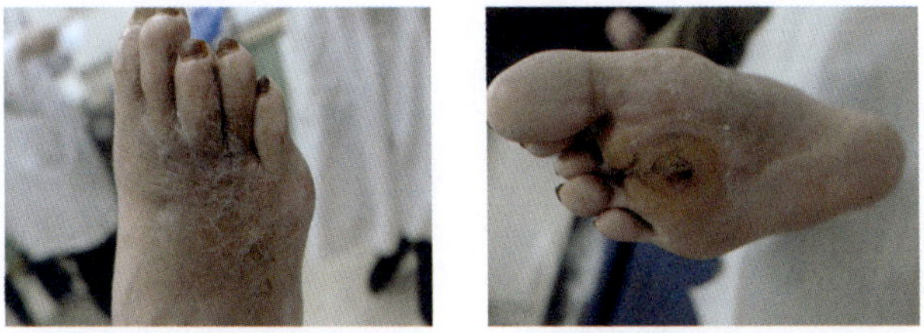

入院时伤口情况

入院前后部分检查：

血细胞分析：

白细胞计数 14.11×10^9/L（2021.10.08）

血红蛋白计数：111g/L(2021.11.12)

红细胞计数 3.84×10^{12}/L（2021.11.12）

白细胞计数 11.62×10^9/L（2021.11.18）

白细胞计数 10.35×10^9/L（2021.11.22）

白细胞计数 7.86×10^9/L（2021.11.26）

10克尼龙丝试验

左足8/10，右足2/10（2021.11.18）

足底X片：

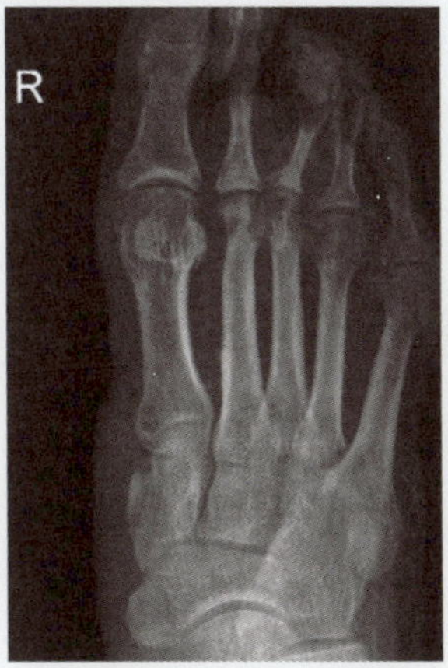

2021.11.17

诊断：

1. 2 型糖尿病伴有多个并发症

（1）右足糖尿病足（Wagner3 级）

（2）糖尿病周围血管病变

（3）糖尿病周围神经病变

2. 原发性高血压（3 级较高危组）

3. 慢性肾功能不全高钾血症肾性贫血

4. 腔隙性脑梗死可能

2021.11.15【第 4 天】

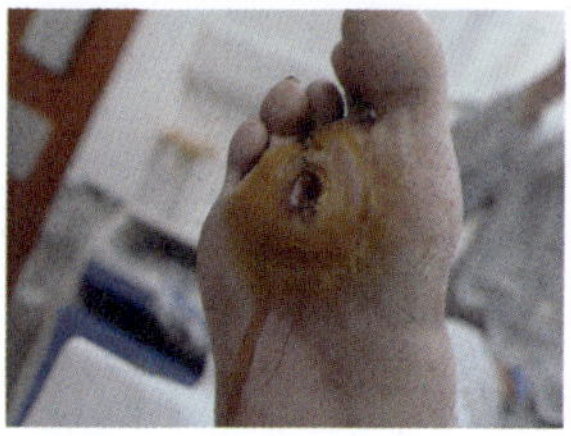

安尔碘换药，嘱咐病人不要下地走路。

2021.11.17【第 6 天】

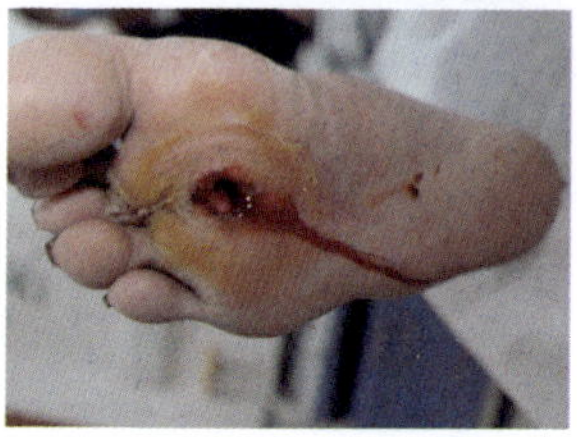

削除胼胝后，发现往足底可探及 4 厘米窦道，予安尔碘纱布填塞包扎。再次嘱病人不要下地走路。

2021.11.19【第 8 天】

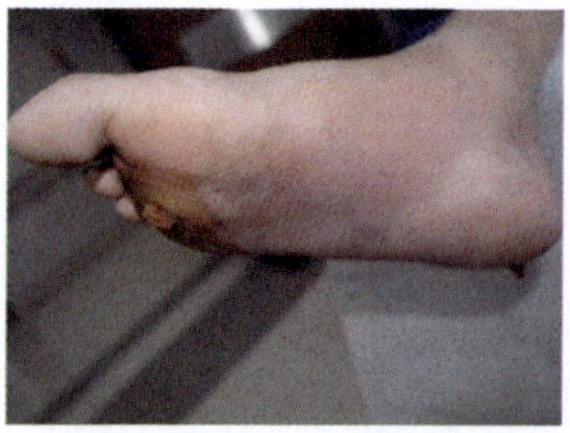

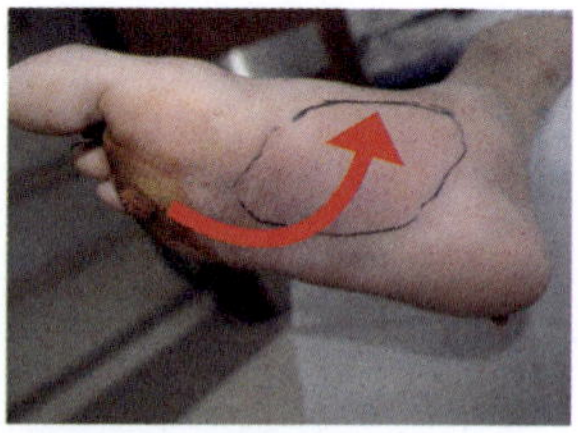

由于病人依从性差，导致“杨氏扩散”。

2021.11.21【第10天】

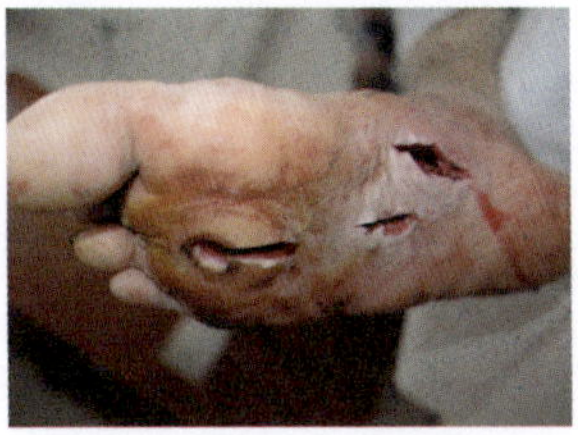

对待“杨氏扩散”，最好的办法就是进行“刘氏切开”弯血管钳探着走，隔空错位小切口。

2021.11.23【第12天】

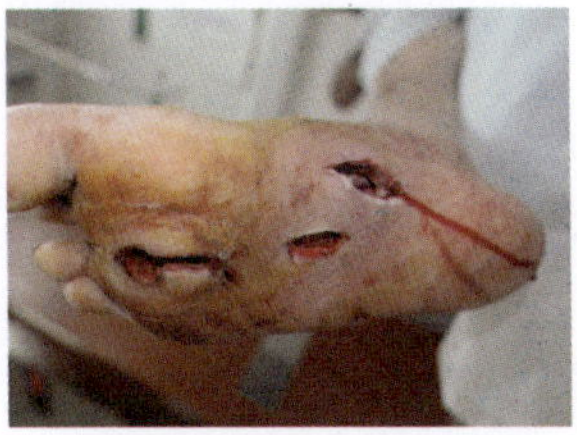

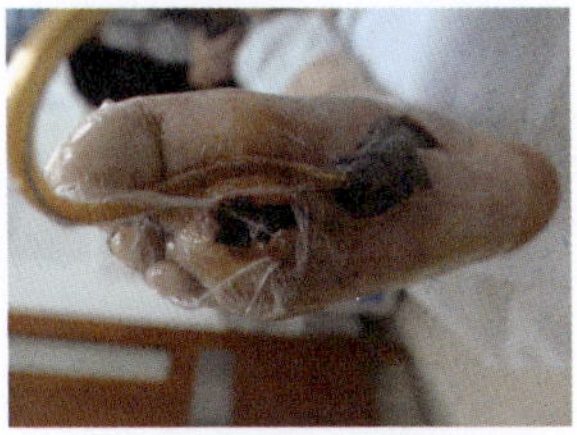

安装负压。

2021.11.30【第19天】

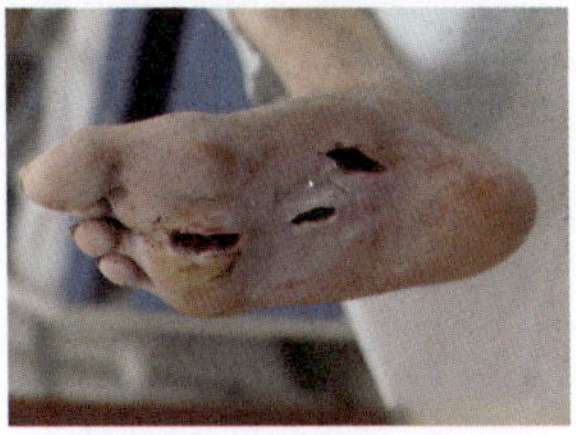

拆除负压后，效果满意。

2021.12.8【第27天】

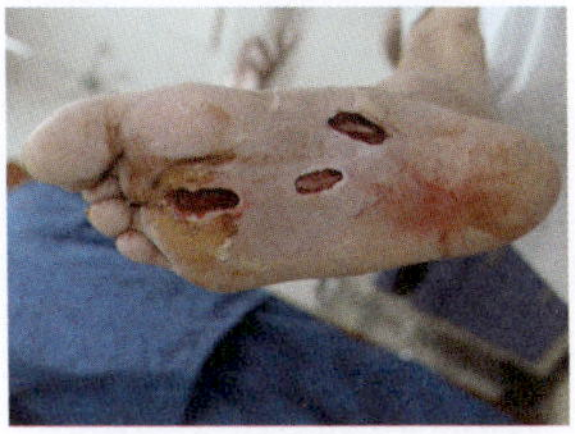

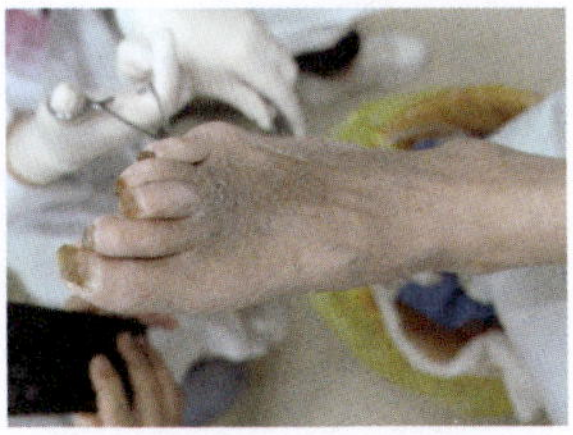

再次负压后，效果良好。伤口基底肉芽生长较好，伤口腔隙缩小。

2021.12.9【第 28 天】

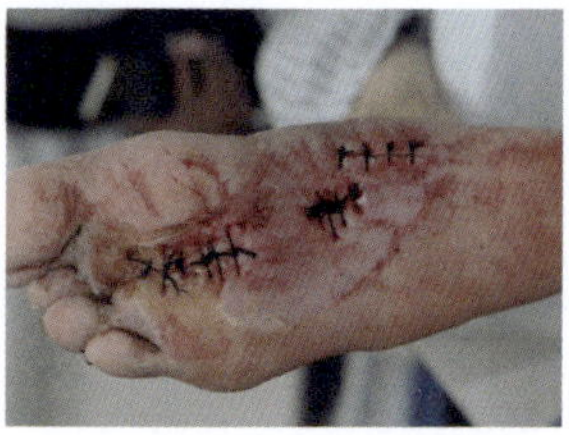
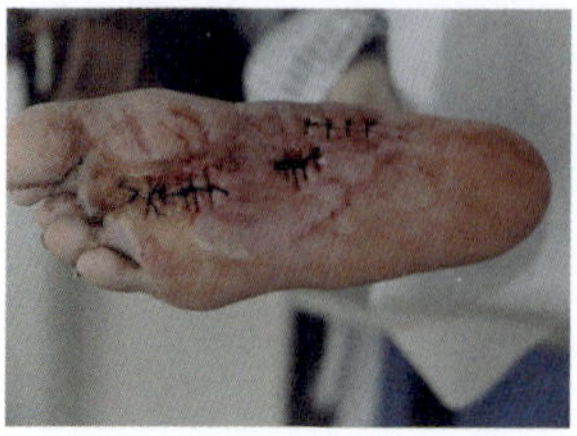

填塞人工真皮，缝合，携带便携式负压机，出院回家。

2021.12.16【第 35 天】

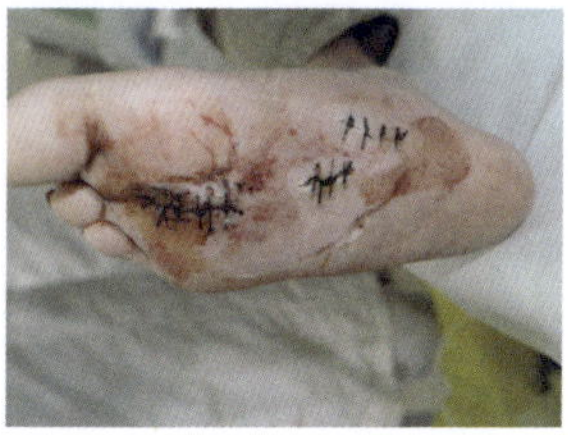

更换二次负压，继续居家疗养。

2021.12.23【第 42 天】

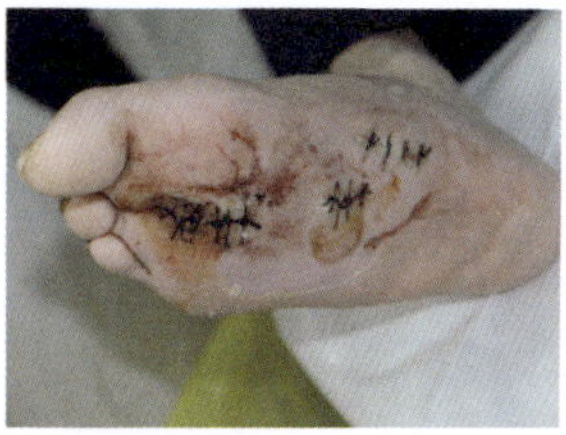

拆除负压，安尔碘居家换药。

2021.12.30【第 49 天】

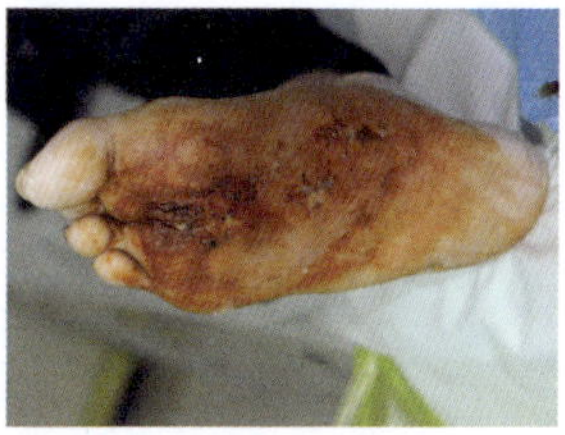

拆线，安尔碘继续换药。

毕业照

2022.1.27【第 77 天】

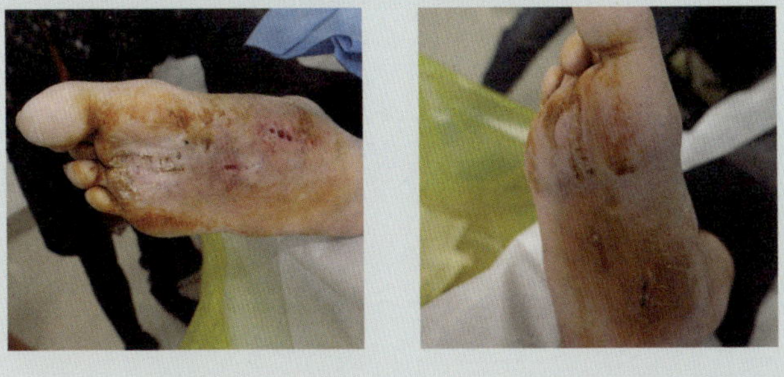

历时 2.5 个月左右，完全愈合。

本案例是一位相对年轻、依从性极差的糖尿病足病人。

入院前，已在外院处理了一段时间，可依旧没有完全收尾，经外院医生介绍至我科治疗。作为胼胝导致的足底溃疡，一般伤口都不会缺血，也正因为有丰富的血运，再加上走路，伤口扩散得非常快，最终形成“杨氏扩散”。病人依从性非常差，不得不在出现“杨氏扩散”后采用“刘氏切开”。后期病人相对配合，治疗效果相对满意。

伤口愈合方案选择了“中二方案”，切口被人工真皮填塞并缝合，辅之以负压，加之以安尔碘家庭换药，最终历时 2.5 个月愈合，费用也相对较低。

（叶丹）

DIABETIC FOOT

41 一例糖尿病足截肢病人的足跟溃疡愈合案例

廖某，女，58岁，因“口干多饮30余年，足跟破溃3月余”于2021.4.8入院。

12年前右足外伤后出现破溃，自行敷中草药1年，伤口未愈，于2010.10.27行“右小腿截肢术”，现使用义肢可自如活动。

吸烟3年，已戒烟十年余。

3月前，左足跟皲裂，外院就诊未好转，介绍至我科治疗。

入院后部分检查：

下肢动脉超声：

右侧小腿截肢术后，双侧髂外动脉、股浅动脉及左侧腘动脉、胫前动脉、胫后动脉、腓动脉、足背动脉形态结构正常，内膜粗糙，管壁增厚，回声增强，动脉管壁呈条状强回声，动脉管腔内可见多发分布异常斑块回声，形状不规则，呈高回声或低回声，管腔不同程度狭窄，彩色多普勒显示彩色血流形态不规则。结合超声造影，血流参数如下：

最大狭窄率

右髂外动脉 轻度狭窄

右股浅动脉 下段闭塞约60毫米

左髂外动脉 轻度狭窄

左股浅动脉 下段短段重度狭窄近闭塞约15毫米

左腘动脉 轻度狭窄左胫腓干 重度狭窄

左胫前动脉 上段轻中度狭窄，中下段未见狭窄

左胫后动脉 长段闭塞

左腓动脉 上段短段重度狭窄，中下段轻度狭窄

左足背动脉 轻度狭窄

诊断：

1. 2 型糖尿病伴有多个并发症
（1）左足糖尿病足 (Wagner3 级)
（2）糖尿病周围血管病变
（3）糖尿病周围神经病变（极重度）
（4）糖尿病视网膜病变（V 期 OU）
（5）右足糖尿病足截肢术后
（6）糖尿病肾病（G4A3）

2. 原发性高血压 (3 级较高危组)
3. 人工晶体眼（OU）
4. 高尿酸血症

2021.4.8【第 1 天】

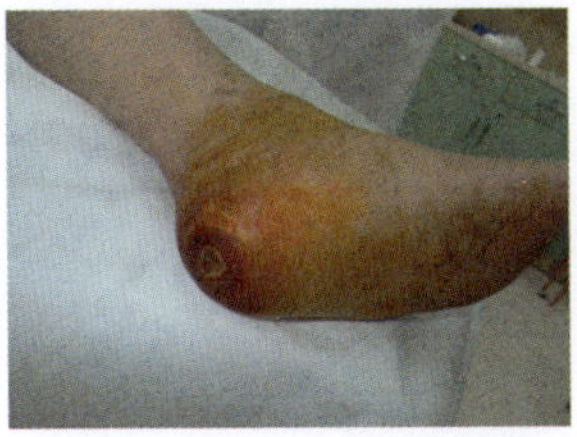

探查伤口，足跟有痂皮覆盖，痂下松动。病人疼痛难忍，予以安尔碘湿敷包扎。

2021.4.9【第 2 天】

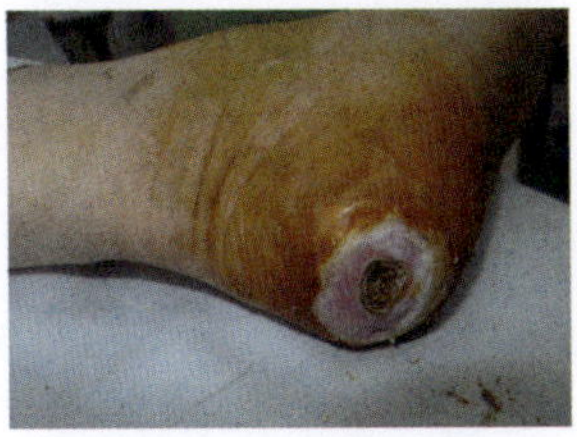

去除周围痂皮，查看伤口。

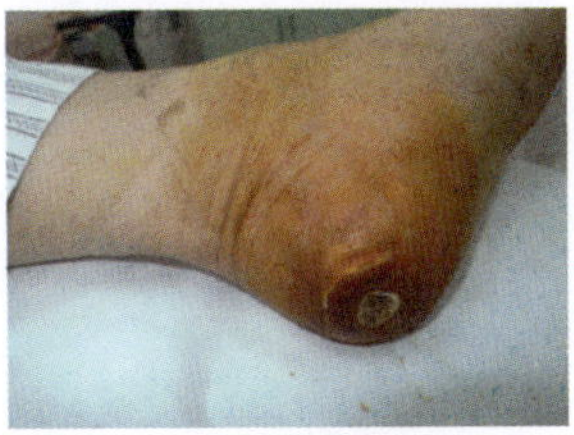

伤口已至足跟脂肪垫。

2021.4.13【第 6 天】

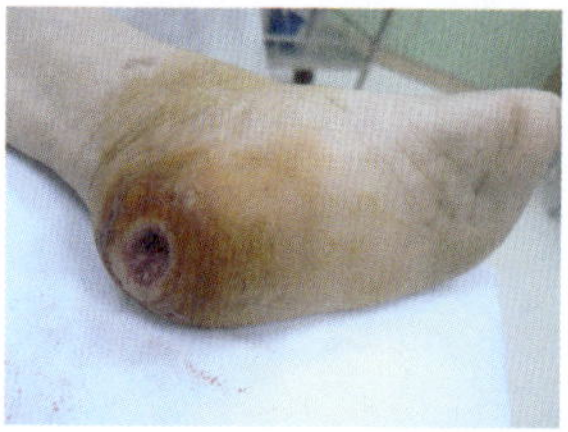

蚕食性清创，安尔碘换药。

2021.4.14【第 7 天】

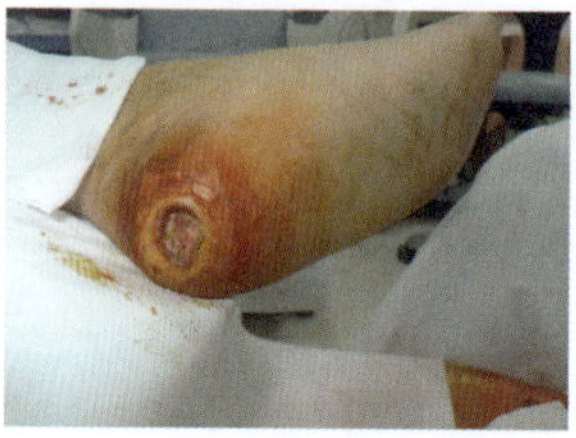

2021.4.15【第 8 天】

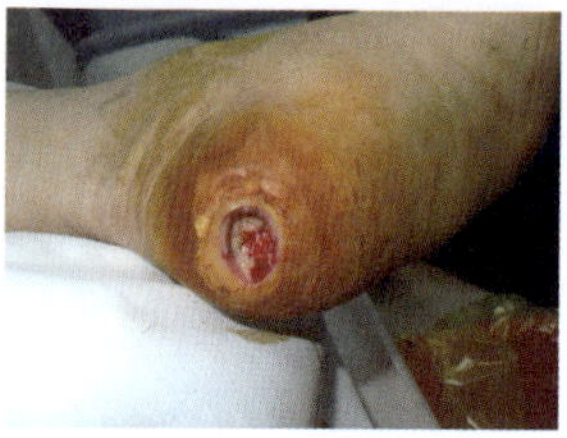

清创至少许渗血。

2021.4.17【第 10 天】

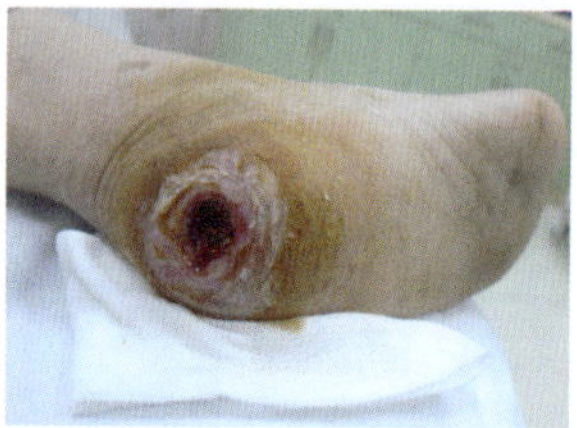

与家属充分沟通后，使用“中二方案”——双层人工真皮－缝合－负压辅助愈合治疗－家庭延展护理。

2021.5.4【第 27 天】

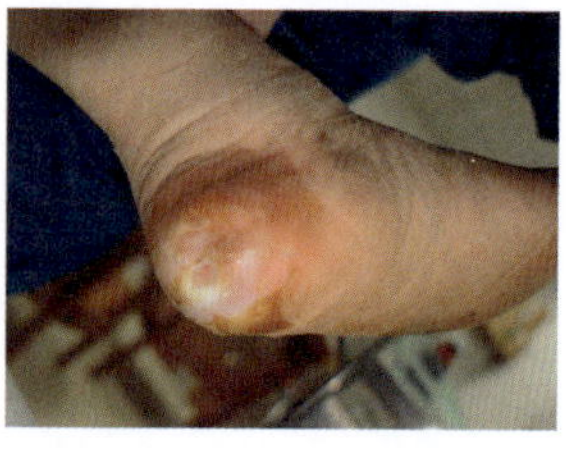

伤口基底被丰富的人工真皮填塞，告知并演示给家属，开始漫长的家庭安尔碘换药。

2021.6.3【第 2 个月】

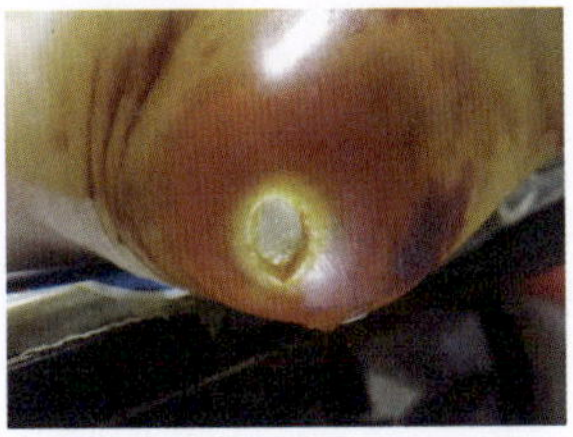

2021.7.15【第 3 个月】

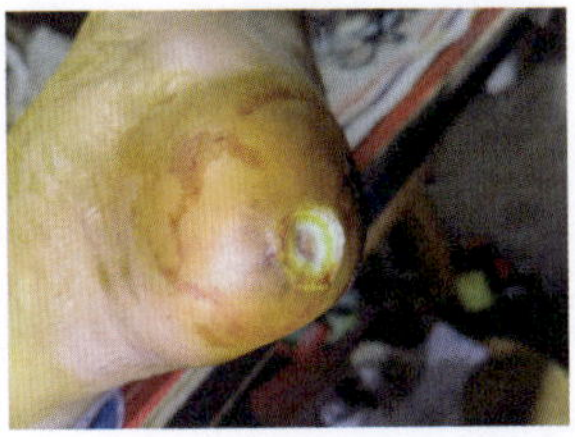

2021.8.14【第 4 个月】

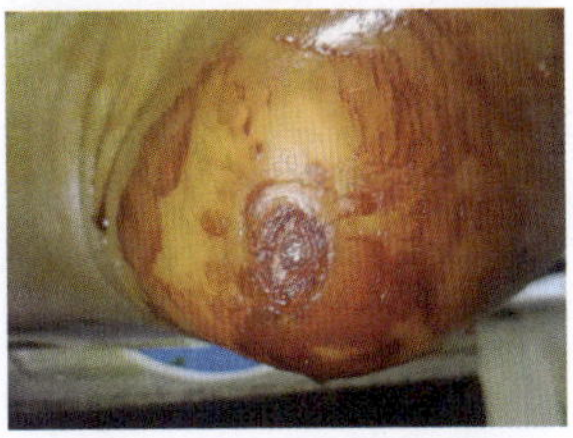

逐步结痂。

2021.9.13【第 5 个月】

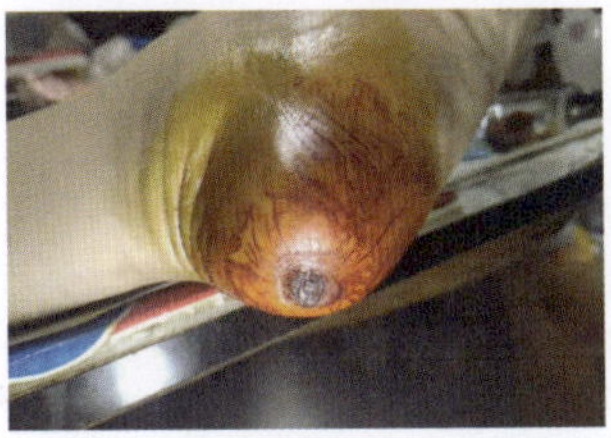

2021.10.12【第 6 个月】

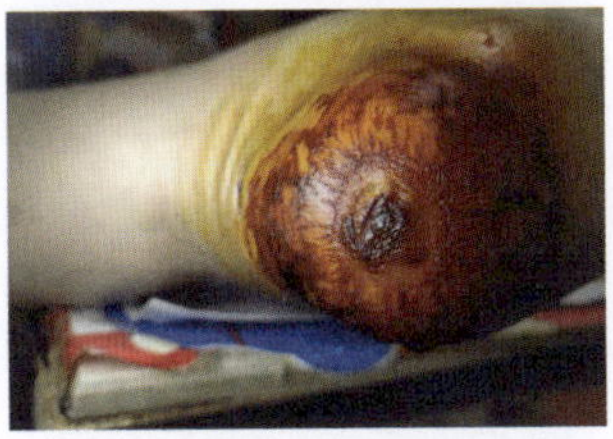

继续安尔碘换药。

2021.11.23【第 7 个月】

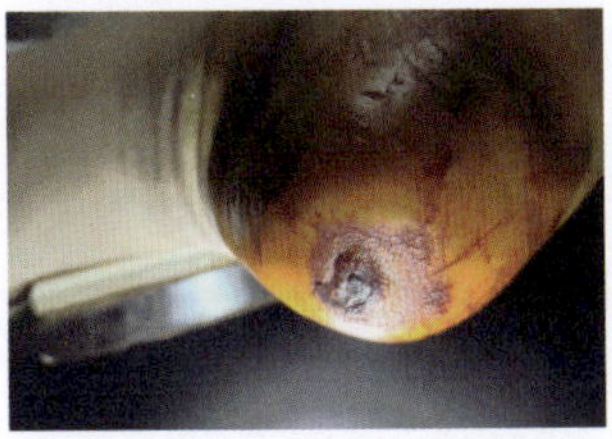

2021.12.6【第 8 个月】

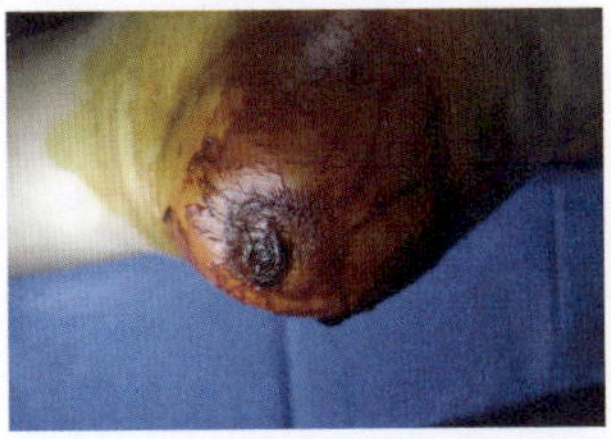

毕业照

2022.2.10【第 10 个月】

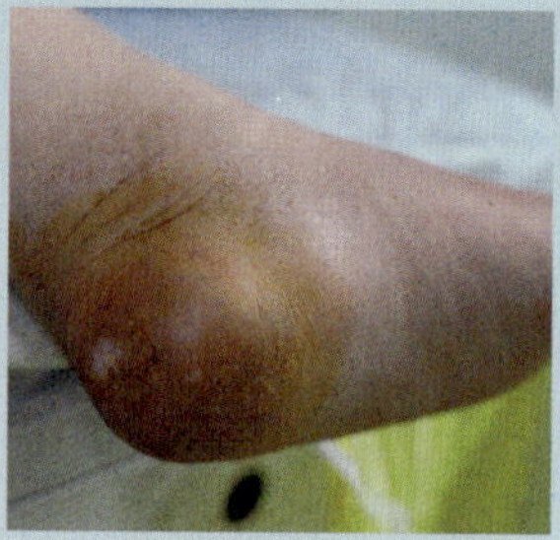

历时 10 个多月，完全愈合。

这是一位年龄相对不大、糖尿病史较长、有吸烟史、合并较多并发症的糖尿病足病人。

十几年前病人的右腿截肢，本次左足发病前，右腿使用义肢可正常活动。因此，这次左足溃疡治疗成功与否显得至关重要，对病人的生活能否自理有着重要影响。一侧截肢，因为受力不均匀，另外一侧足部再发糖尿病足的概率明显增高。所以此次足跟溃疡的治疗，一方面要注重减压，另一方面因为溃疡已侵犯至脂肪垫，清创过程格外要求技巧，不能过猛清创，也不能不清，笔者采取“见好就收”的清创策略。在病人能够耐受的前提下，经过数次小规模小范围的清创，在创面较好的情况下尽快使用“中二方案”。

“中二方案”——双层人工真皮一部分填塞腔隙，一部分覆盖伤口，加之负压辅助愈合治疗，让病人不再疼痛，转归至家庭安尔碘换药，也便于家属照料。历时十个多月，病人创面完全愈合。再次证明，糖尿病足的治疗特别需要“三心”——信心、细心、耐心，强大而坚强的家庭支持，是战胜糖尿病足的重要法宝。

（刘兴州）

DIABETIC FOOT

42 一例右小腿胫骨下端皮肤溃疡的糖尿病病人保肢案例

邱某，女，71 岁，因“右下肢溃烂 4 月余，加重 1 周”于 2020.5.9 入我院血管外科。

2020.05.09

入院后部分检查：

下肢血管彩超：

双侧髂总动脉、髂外动脉、股浅动脉、股深动脉近心端、腘动脉、胫前动脉、胫后动脉、腓动脉及左侧足背动脉硬化。左侧胫后动脉闭塞，双侧股浅动脉中下段重度狭窄－闭塞，双侧胫前动脉及右侧腓动脉中重度狭窄，余斑块处管腔轻中度狭窄。双侧静脉血管血流通畅，未见明显栓塞及反流。右侧股总静脉考虑深静脉轻度瓣膜功能不全可能。病人极度不配合，无法完成乏式动作，改用腹部加压效果不佳，影响部分下肢静脉瓣膜功能评估。

2020.5.10

病人拒绝行下肢血管介入治疗，转入内分泌科进一步用局部清创、止痛、抗感染等治疗方法处理右下肢溃疡。

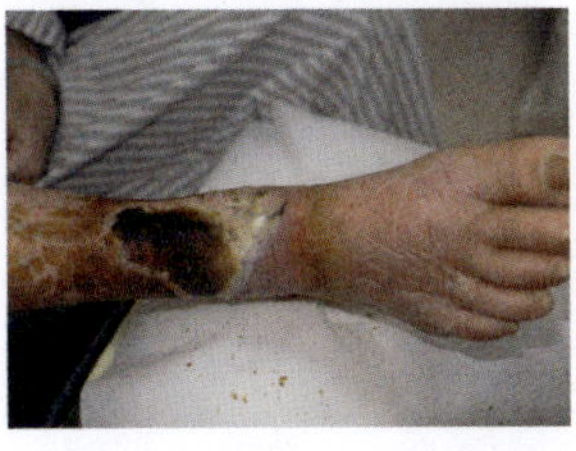

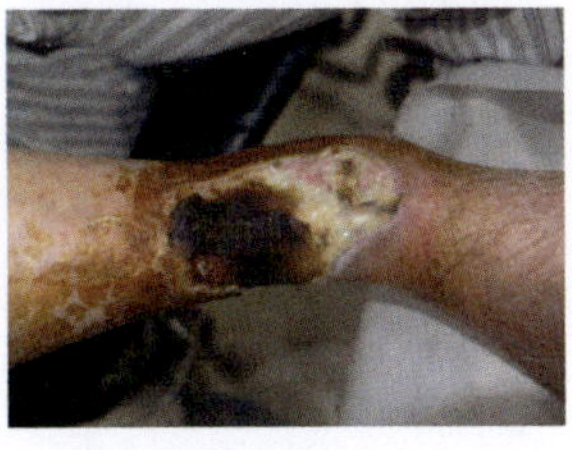

入院时伤口情况

2020.5.12【第 3 天】

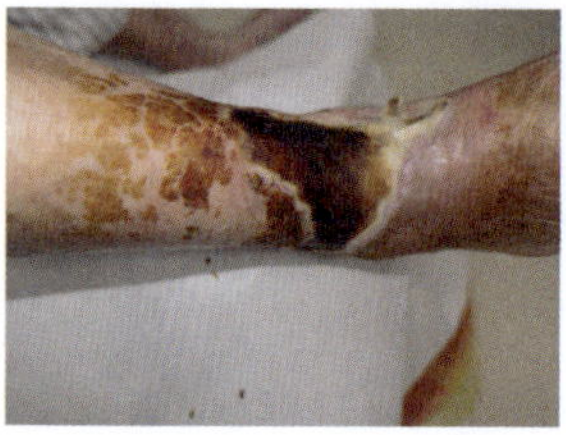

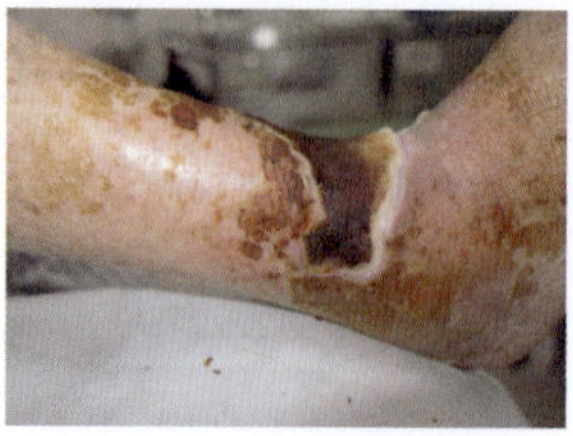

因病人疼痛剧烈，且不能配合治疗。故而每天安尔碘湿敷包扎，待痂皮分界清楚，计划一次性清创去除。

2020.5.14【第 5 天】

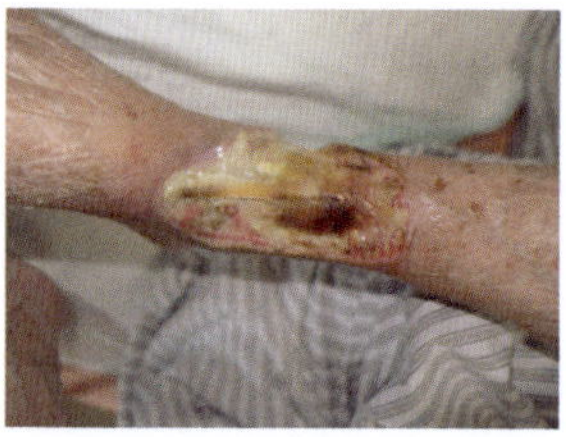

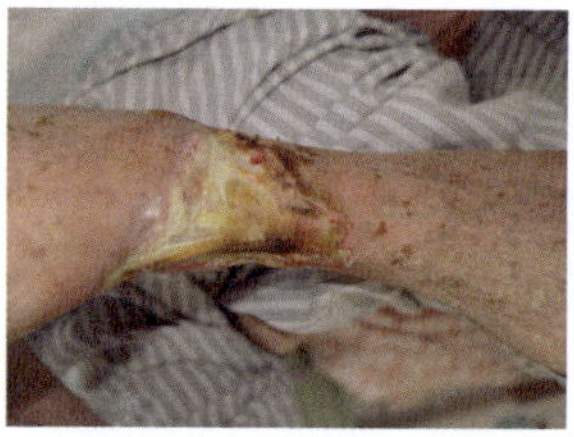

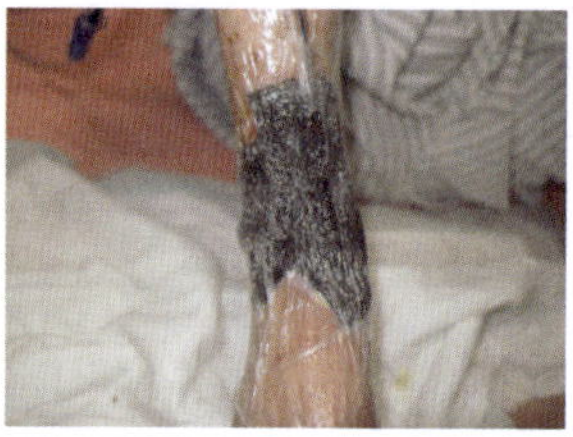

在神经阻滞麻醉以及家属配合下，完成了一次较为彻底的“大扫除”。并予负压辅助愈合治疗，7 天不用换药。

2020.5.21【第 12 天】

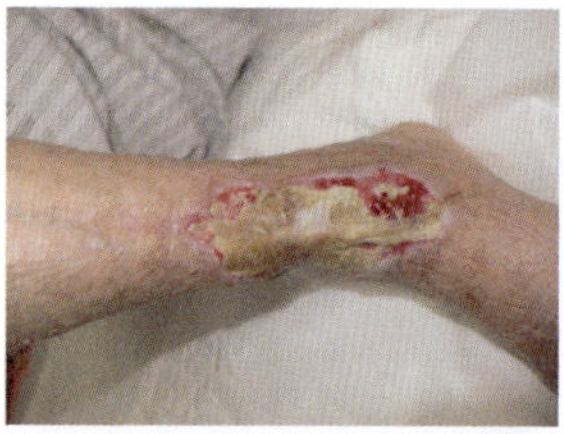

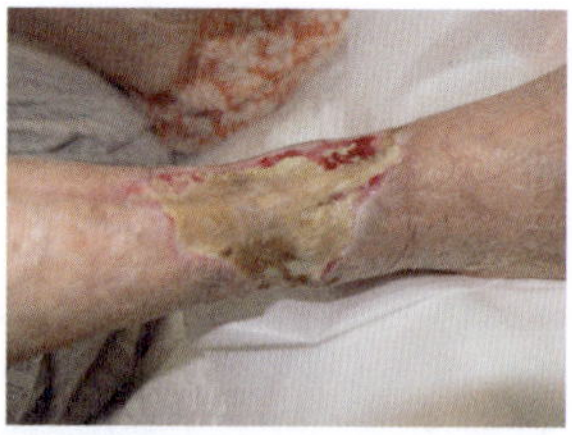

拆除负压，肉芽生长良好，曝露的肌腱予以继续换药观察，暂不去除。

2020.5.24【第 15 天】

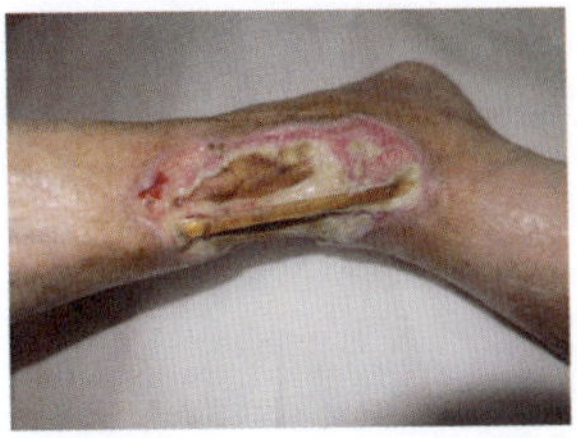

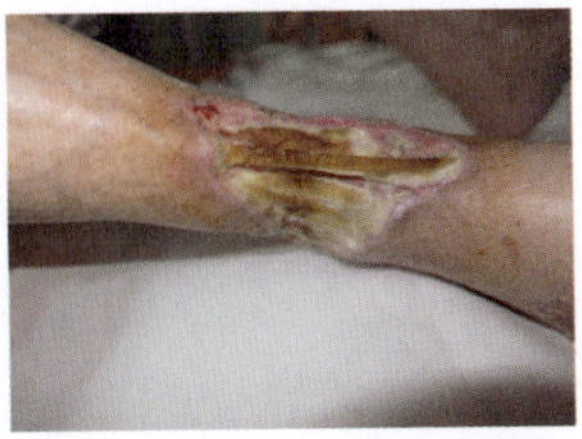

出院。选择安尔碘换药，进入家庭换药模式。

毕业照

2020.10.27【5 个多月后】

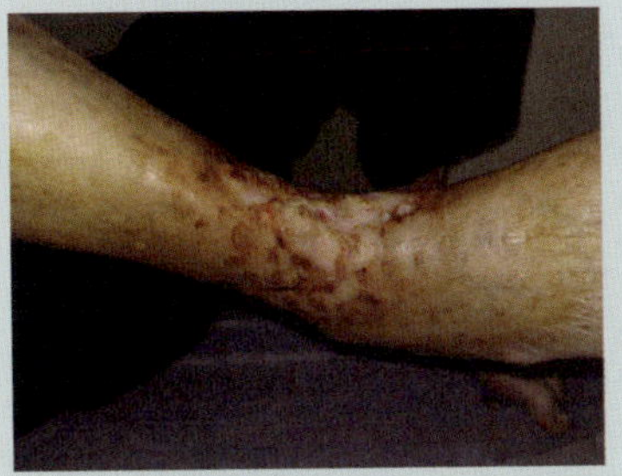

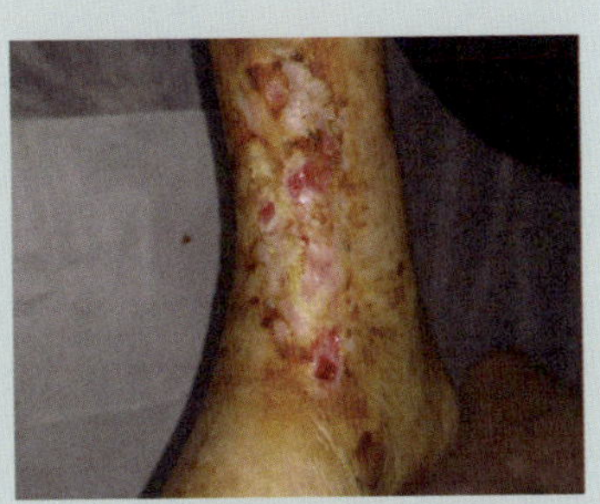

因为回家后病人的陪护人一再变动，且家属负担较重，工作较忙，所以回家后无法定时拍照与我院联系，也不能定期回来复诊。

但一直给予安尔碘换药，终于在 5 个月后，来门诊复诊，予以去除痂皮，伤口基底基本痊愈。

本案例是位年龄较大、疼痛剧烈、有轻度阿尔茨海默病合并下肢溃疡的糖尿病病人，无法配合伤口清创，同时涉及经济因素，也没有给予多次负压治疗，更没有进行植皮，但每天给予安尔碘换药。最终，经过 5 个多月的治疗保住了脚，也留住了曝露的肌腱，足的功能得以保全，病人已经能够自行下地走路活动，生活大部分能够自理。

（叶丹）

43 一例痛风结石性溃疡的愈合案例

龙某，男，76 岁，因“反复多关节疼痛 10 余年，左踝外侧溃疡 1 年余”于 2021.12.8 入院。

10 年前无明显诱因反复出现四肢关节红肿热痛，查尿酸 500 微摩尔 / 升，诊断为痛风性关节炎。

1 年前因左足踝关节外侧疼痛发作，自行泡热水后，外踝处溃疡，流出大量石渣样物质，反复多次在外院治疗，迁延不愈。

入院前后部分检查：

足部 X 射线：

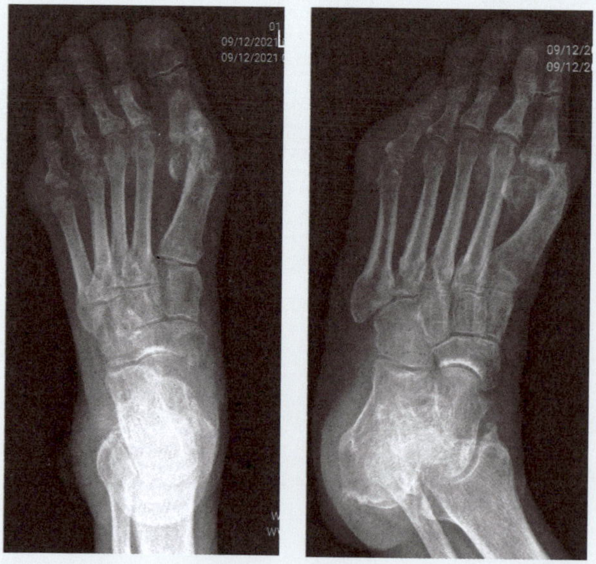

2021.12.9

部分检验结果:

白细胞: 10.18×10^{9}/L(2021.12.8)

白细胞: 9.25×10^{9}/L(2021.12.10)

尿酸: 532μmol/L(2021.12.9)

尿酸: 389μmol/L(2021.12.13)

肌酐: 241μmol/L(2021.12.9)

肌酐: 358μmol/L(2021.12.13)

肌酐: 227μmol/L(2021.12.16)

肌酐: 215μmol/L(2021.12.20)

诊断:

1. 痛风性关节炎

(1)痛风性肾病

(2)慢性肾衰竭(CKD4 期)

2. 左下肢皮肤溃疡
3. 双侧肾结石、双侧肾囊肿
4. 血脂异常

2021.12.8【第 1 天】

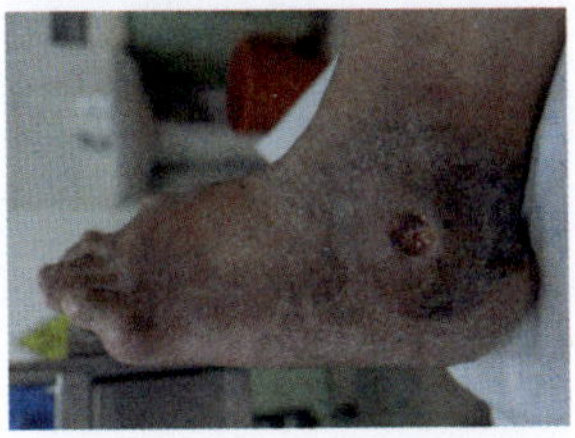

探查伤口，外踝创面大量石灰样物质流出，往足趾方向可探及 4 厘米窦道。病人疼痛难忍，遂先安尔碘湿敷包扎。

2021.12.12【第 5 天】

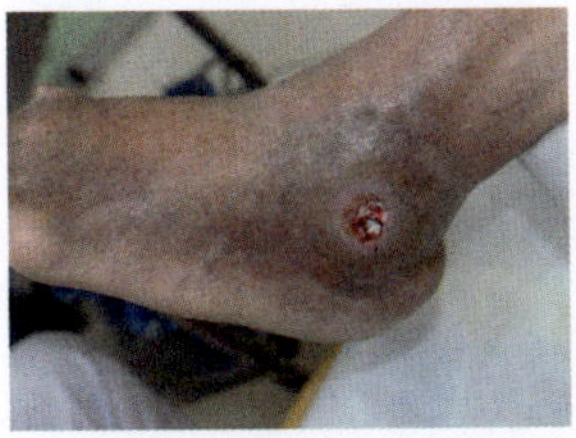

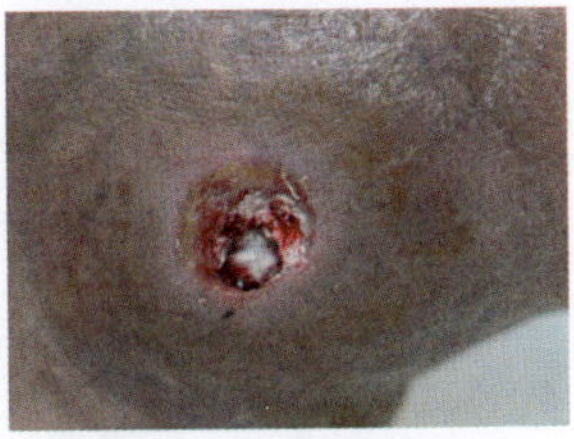

在神经阻滞麻醉下适度清创，安尔碘纱布填塞包扎。

2021.12.15【第 8 天】

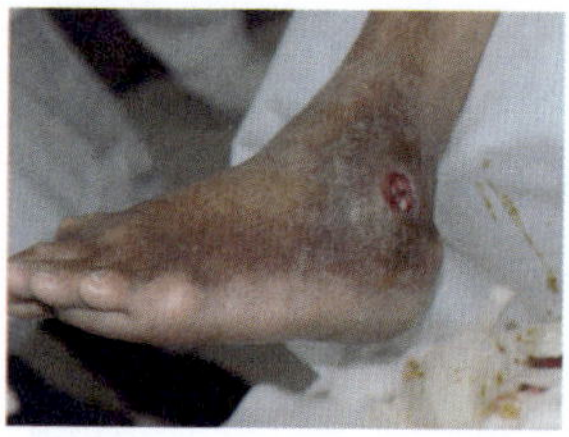

使用“中二方案”，填塞人工真皮，负压。

2022.1.6【第 30 天】

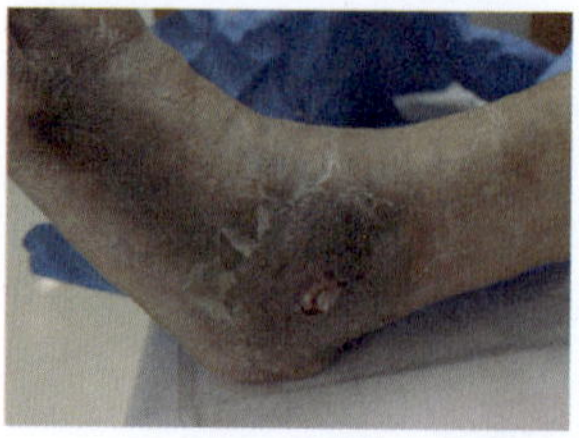

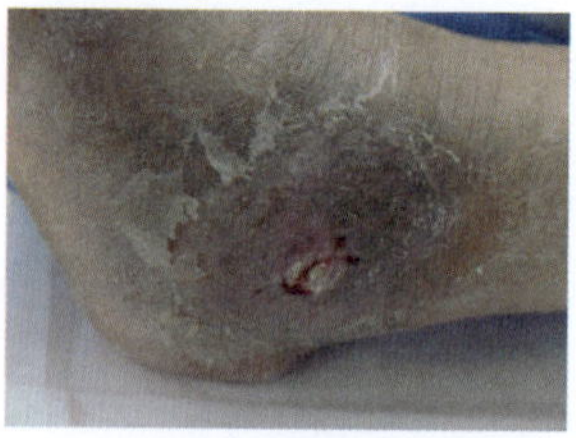

连续 3 次负压之后，拆除负压，安尔碘湿敷居家换药。

2022.1.9【第 33 天】

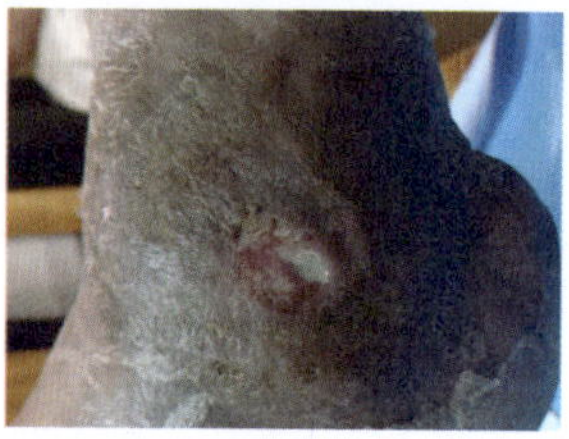

安尔碘家庭换药。

2022.1.17【第 41 天】

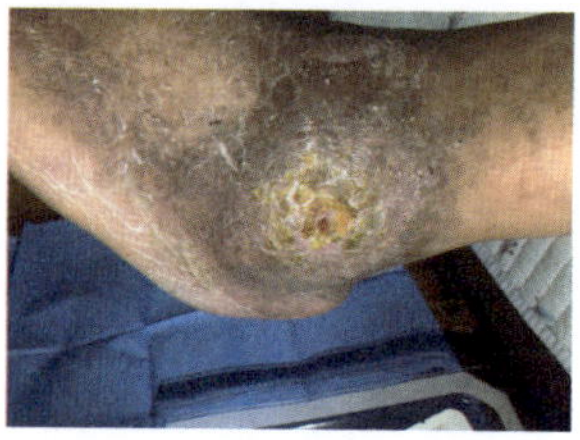

创面逐渐结痂。

2022.1.22【第 46 天】

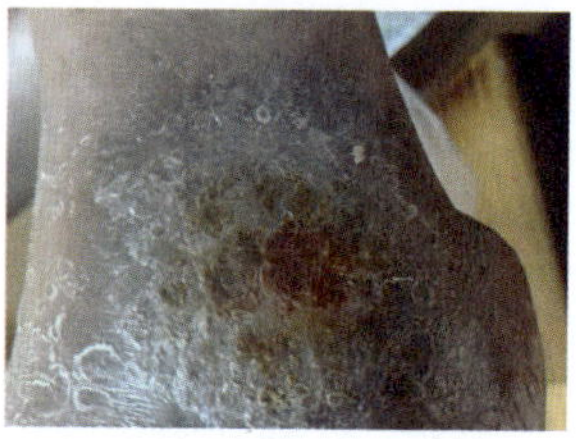

创面完全结痂。

2022.2.17【第 72 天】

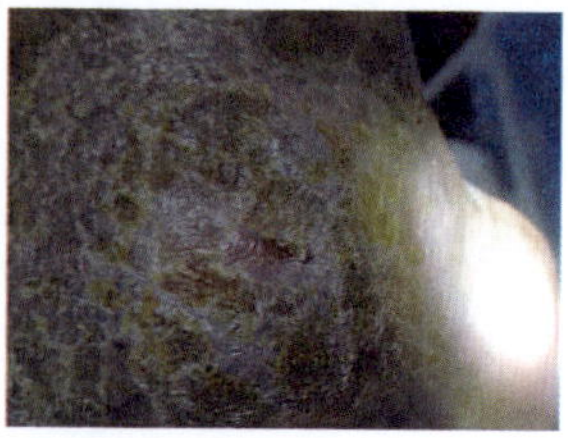

创面逐渐脱痂。

毕业照

2022.2.22【第 77 天】

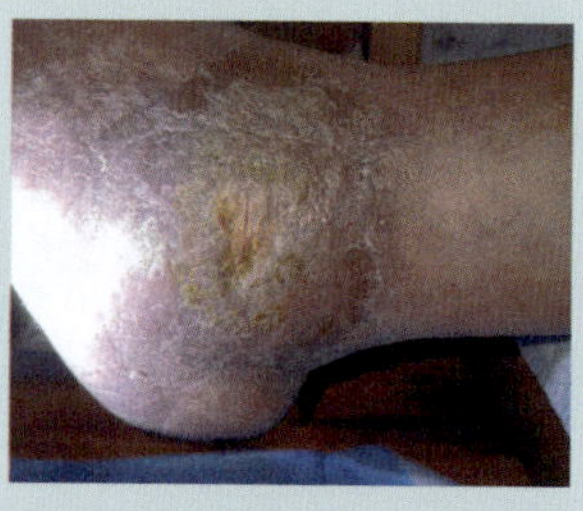

创面完全脱痂愈合。

这是一位年龄较大、基础病较多、饱经痛风折磨的病人。

病人有十年的痛风史，一年前为缓解疼痛，热水泡脚导致外踝溃疡，在外院规律换药一月，仍未见好转，经医生介绍转至我科。经过探查伤口，发现创面有大量痛风石流出，创面又位于踝关节，处理起来相对棘手。对于痛风石性溃疡，其一要考虑病人疼痛的忍受程度；其二是尽可能减少对踝关节功能的损坏；其三是因为痛风石往往“清之不尽，去之不竭”，因而在清创尺度的把握上最好采取“见好就收”的清创战略。经过数次小规模、小范围的清创，在创面较好的情况下及时收手，尽快采取“中二方案”。

笔者创造性地将“中二方案”应用到痛风石性溃疡的创面上，实践证明，效果满意。“中二方案”——人工真皮填塞窦道，加之负压辅助愈合治疗，让病人不再疼痛，转归至家庭安尔碘换药，也非常便于家属照料。人工真皮与残余的痛风结石相互交融，变成了“钢筋水泥”，封住了窦道，帮助愈合伤口。在家属悉心照料下，一年多的创面完全愈合。

（刘兴州）

DIABETIC FOOT

44 一例足踝溃疡迁延不愈的糖尿病病人愈合案例

叶某，男，57岁，因“口干、多饮、多尿12年余，左足破溃1年余”于2021.7.13入院。

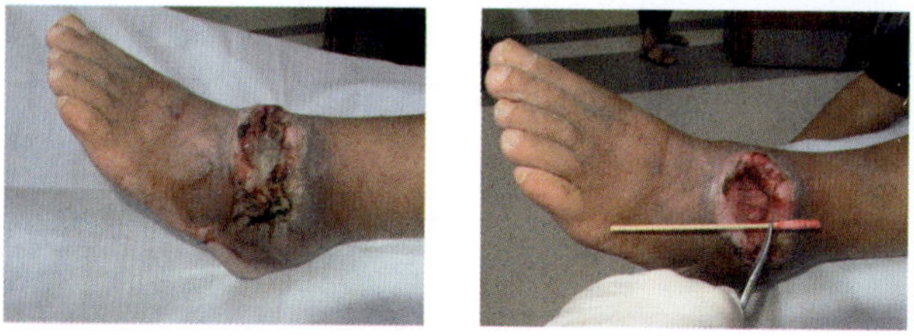

2021.7.13 入院时伤口情况

入院前后部分检查：

颅脑 CT：

1. 多发腔隙性脑梗死（部分陈旧）；双侧大脑半球皮层下多发脑缺血灶
2. 右侧小脑半球脑软化灶
3. 脑萎缩
4. 大脑动脉粥样硬化；右侧椎动脉颅内段纤细

伤口分泌物培养：

1. 肺炎克雷伯菌
2. 金黄色葡萄球菌

抽血：

白细胞：13.59×10^{9}/L，肌酐 353μmol/L，eGFR 15.60ml/min

2021.7.14【第 2 天】

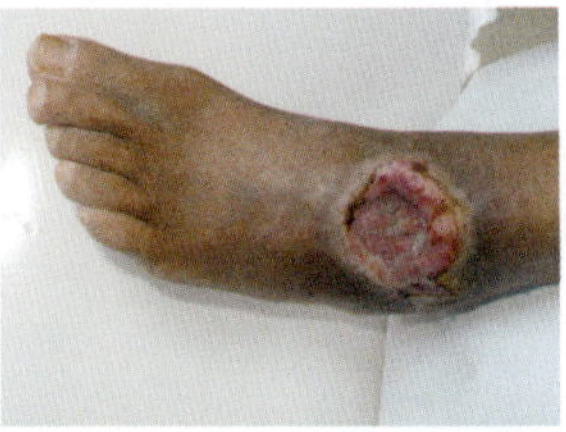

蚕食性清创，安尔碘纱布填塞包扎。

2021.7.16【第 4 天】

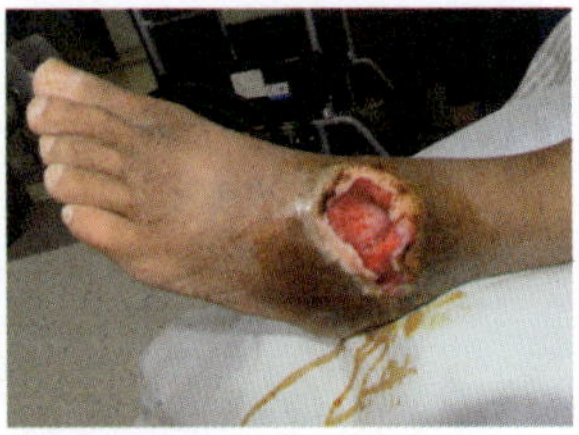

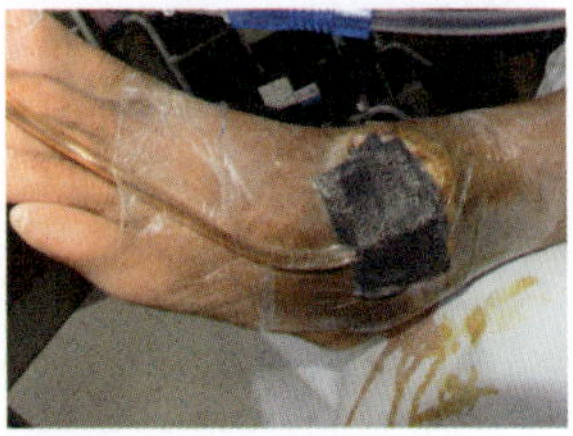

伤口清创后，予负压辅助愈合治疗。

2021.7.23【第 11 天】

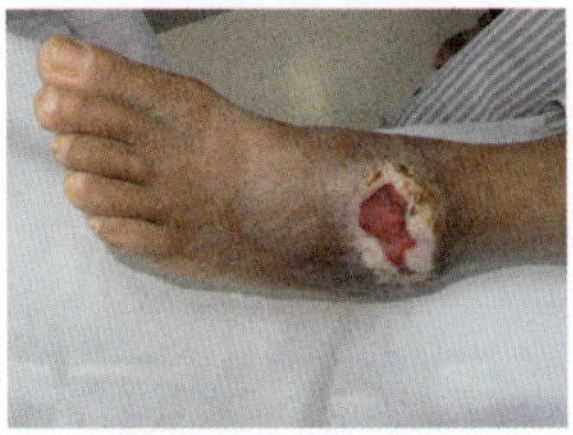

拆除负压，伤口基底红润，效果满意。

2021.7.25【第 13 天】

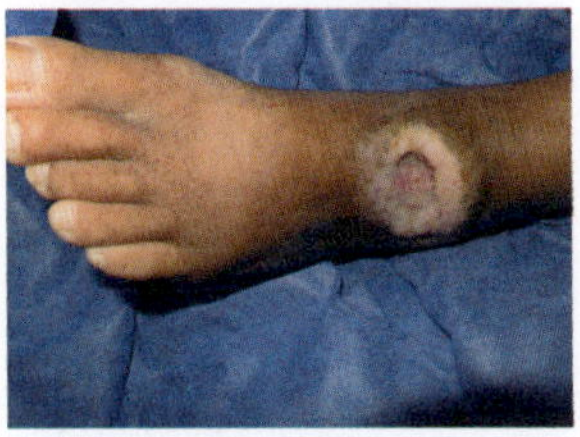

因病人全身情况变化，继续每天安尔碘换药，待身体好转再行进一步治疗。

2021.8.2【第 21 天】

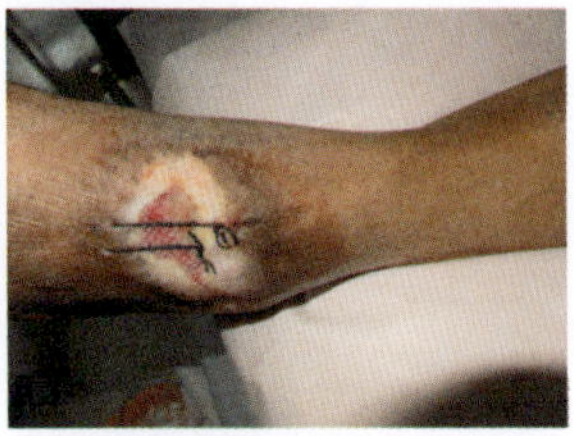

运用“中二方案”，人工真皮填塞窦道及腔隙，缝合，负压辅助愈合治疗。
携带便携式负压机出院回家。

2021.8.9【第 28 天】

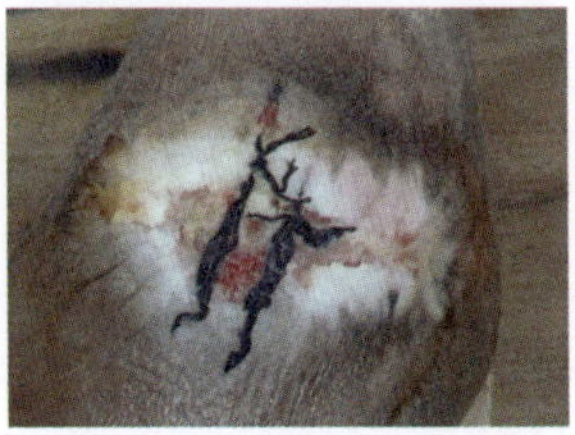

1 周后，在远程指导下，家属自行在家更换第二次负压。

2021.9.8【第 58 天】

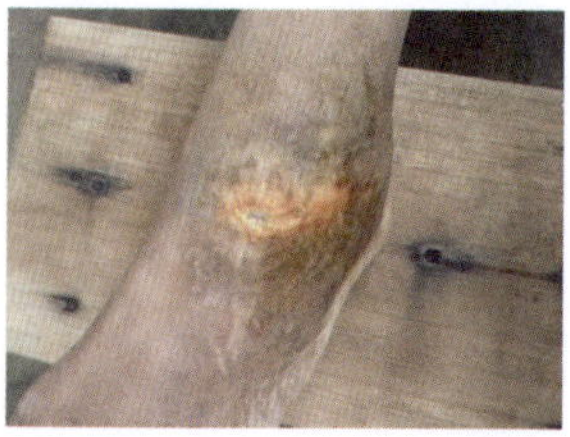

伤口基本结痂。

毕业照

2021.9.25【第 75 天】

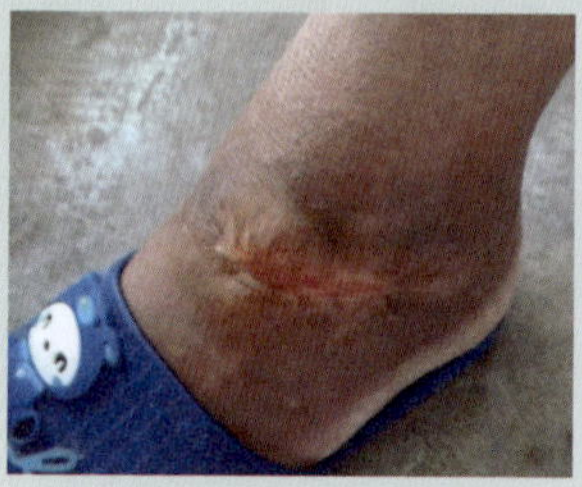

一年之久未愈的伤口，历时 75 天痊愈。

本案例是一位相对年轻、并发症众多、溃疡病史较长且有感染的糖尿病病人。全身情况不太好。

入院后，对伤口的清创、负压治疗效果满意，伤口基底情况明显改善。但因病人全身情况变化，住院时间延迟一周。和家属充分沟通后，出院治疗方案选择了成熟且效果满意的“中二方案”——人工真皮 - 缝合 - 负压辅助愈合治疗 - 家庭延展护理。

因为病人来自偏远山区，距离广州车程较远，且行动不便，为此，在住院期间笔者就对家属加强培训，包括换药、更换负压、拆线等，同时简化了伤口的处理难度。

终于，在家属的极力配合下，历时 75 天，一年之久的糖尿病溃疡被治愈。

（叶丹）

DIABETIC FOOT

45 一例踝关节黑痂覆盖的糖尿病足病人愈合案例

游某，男，66 岁，因“发现血糖升高 5 年，左足破溃 1 月”于 2021.2.8 入院。

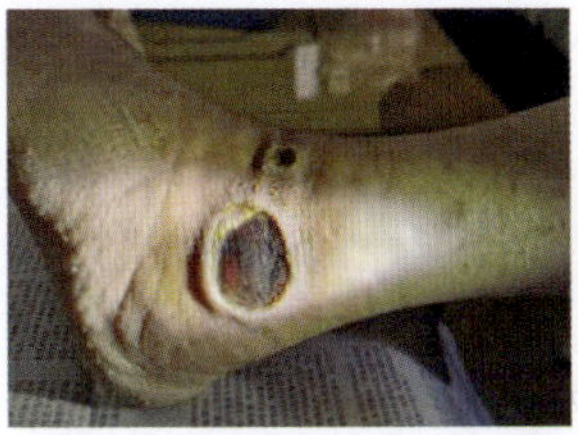

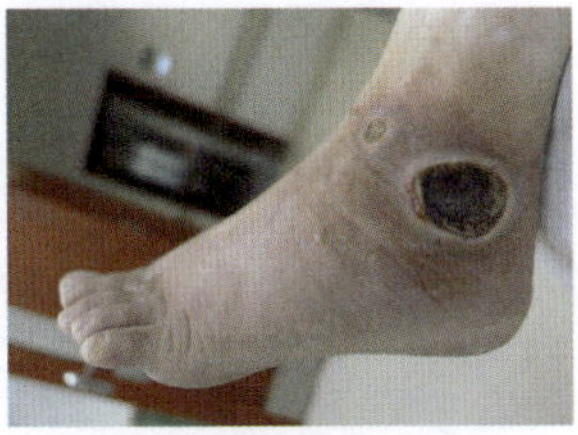

2021.2.8 入院时伤口情况

入院诊断：

1. 2 型糖尿病伴有多个并发症
   （1）糖尿病足
   （2）糖尿病周围血管病变
   （3）糖尿病周围神经病变
   （4）糖尿病肾病可能
2. 原发性高血压
   （3 级较高危）
3. 肺纤维灶
4. 前列腺钙化
5. 轻度贫血

入院后部分检查：

四肢血管彩超：

双侧髂外动脉、股浅动脉、腘动脉、胫前动脉、胫后动脉、腓动脉及右侧足背动脉显示部分管腔斑块形成伴轻度狭窄

2021.2.11【第 4 天】

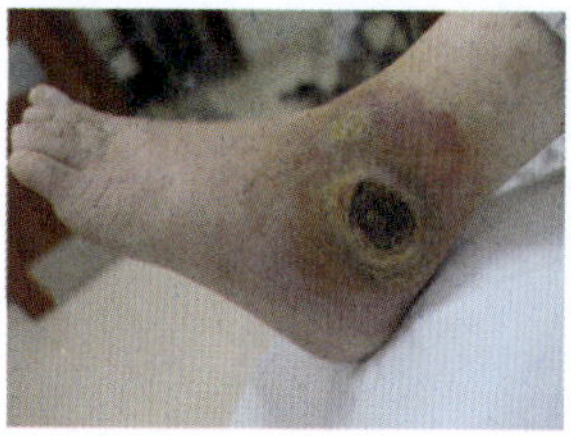

因痂下即为踝关节囊，若去除黑痂，可能破坏踝关节囊，造成化脓性关节炎，导致踝关节功能的丧失甚至踝关节以上截肢。同时创面为硬痂，遂每天安尔碘纱布湿敷包扎，保留黑痂。

2021.2.19 出院回家，继续安尔碘换药，并与我中心联系。

2021.2.24【第 17 天】

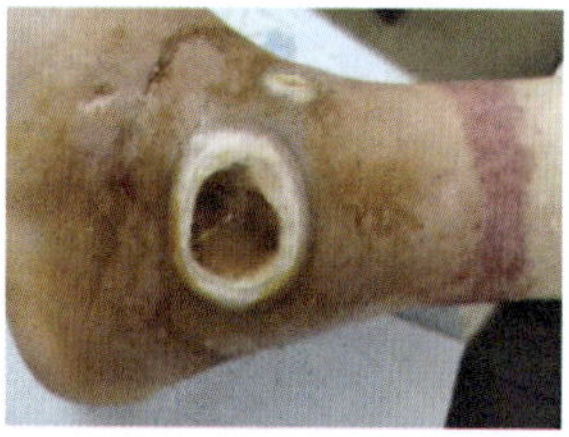

去除部分痂皮。

2021.3.12【第 1 个月】

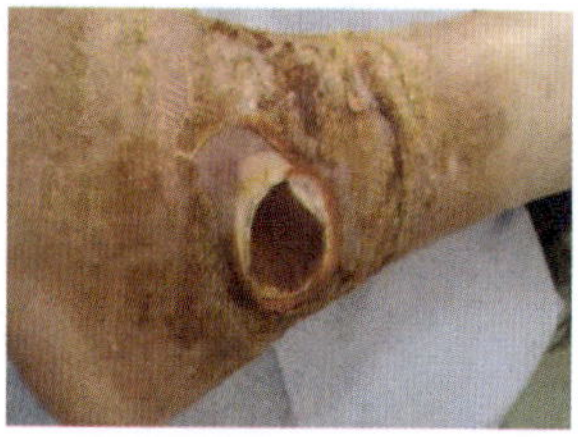

继续安尔碘换药。

2021.4.24【第 2.5 个月】

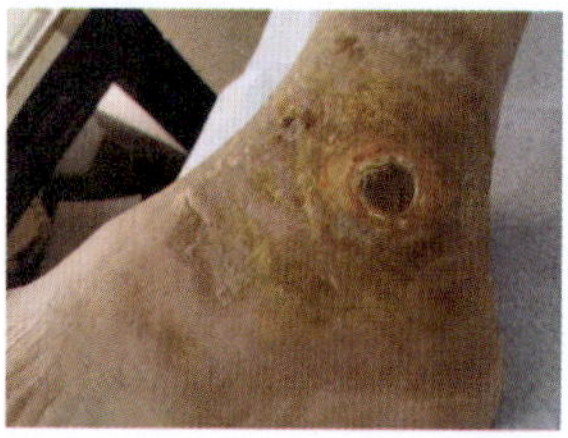

黑痂面积明显缩小，继续安尔碘换药。

2021.6.27【第 4.5 个月】

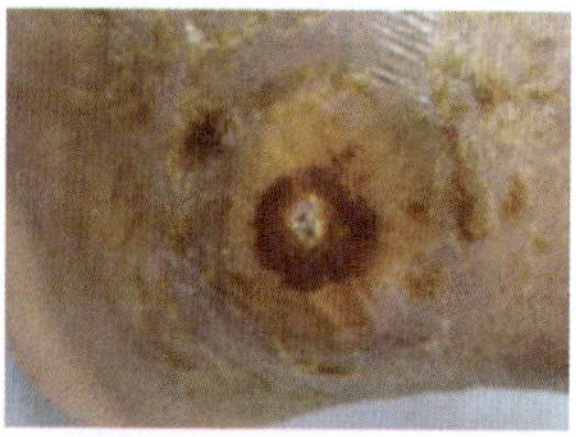

黑痂脱落，基底尚可。

2021.7.13【第 5 个月】

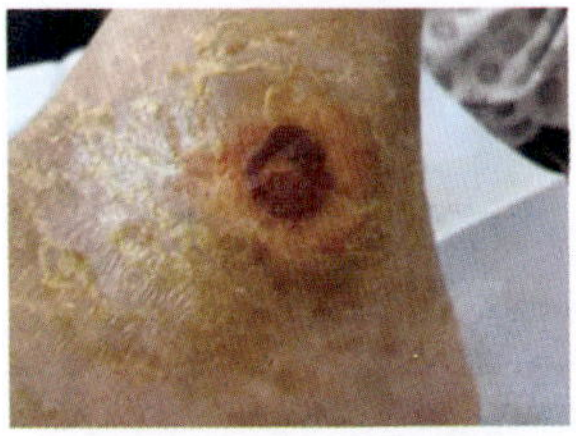

创面再次结痂。

2021.7.24

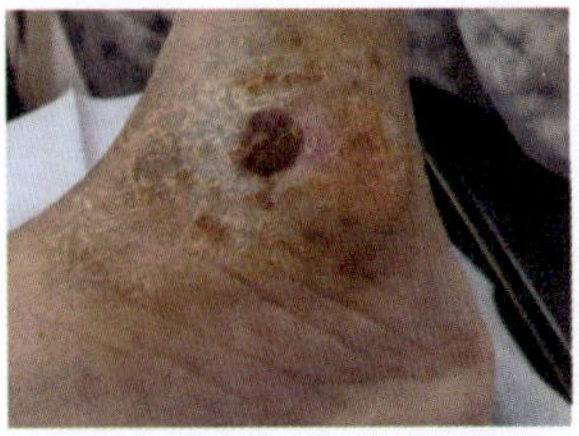

部分脱痂。

2021.7.29

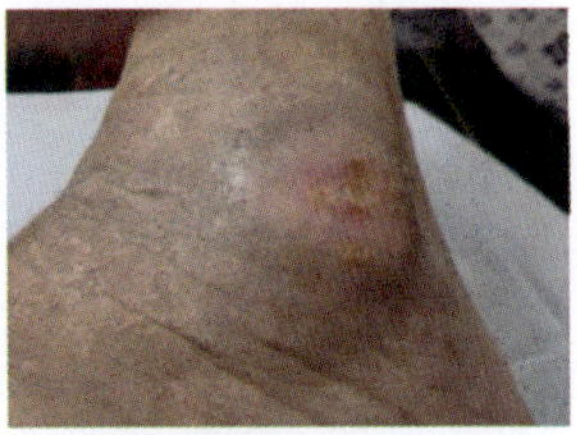

基底开始逐渐上皮化，并逐渐产生痂皮。

2021.8.3【第 6 个月】

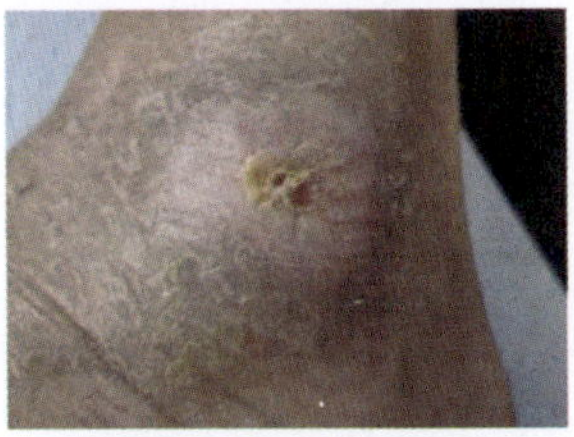

痂皮开始新陈代谢。

2021.8.23【第6.5个月】

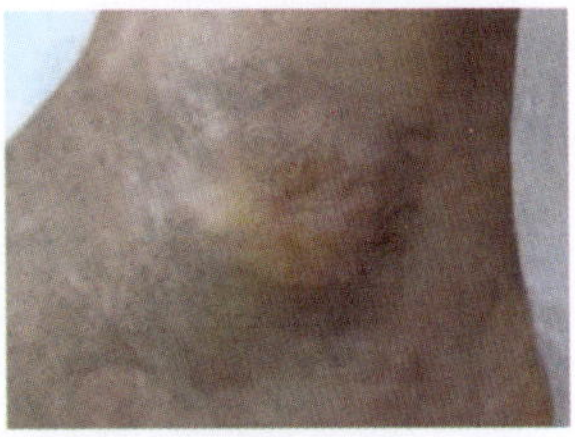

继续安尔碘换药。

2021.9.8【第 7 个月】

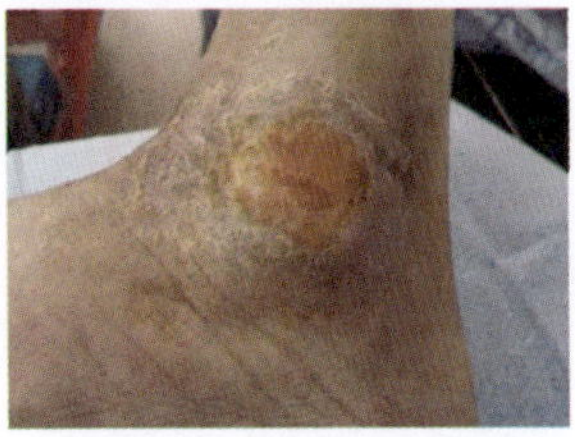

2021.9.21【第7.5个月】

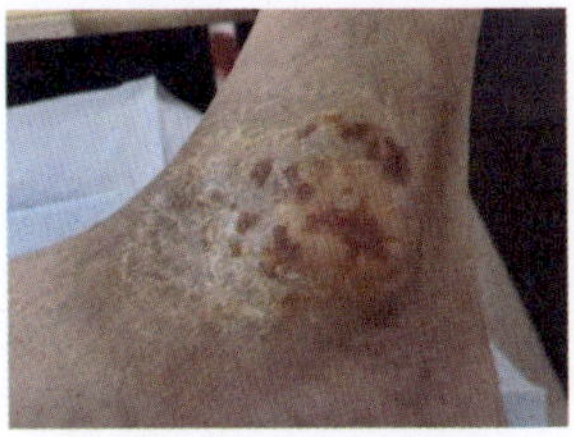

2021.10.13【第 8 个月】

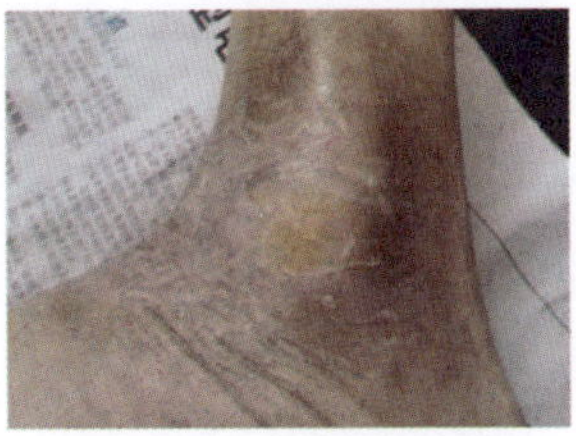

毕业照

2021.11.4【9 个月】

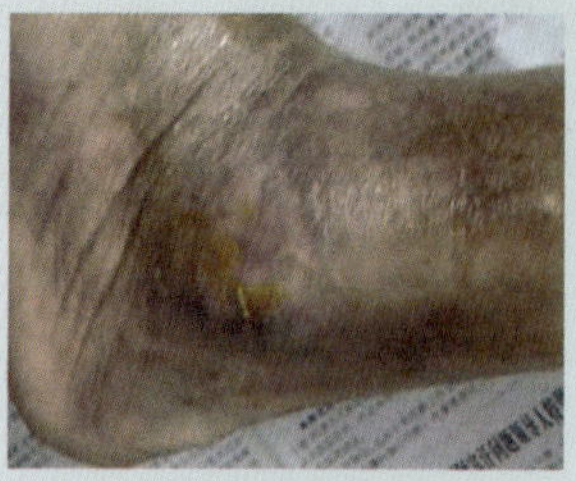

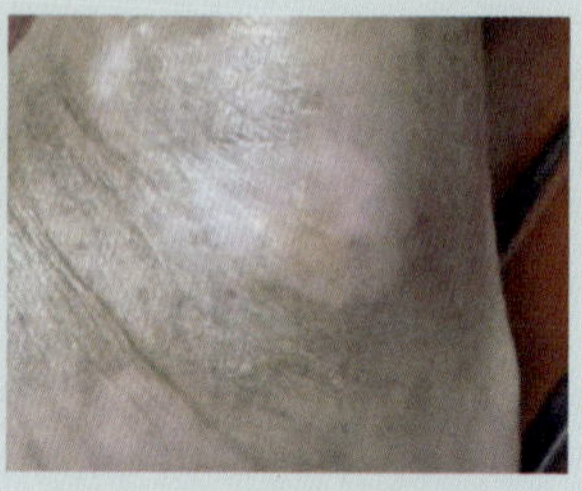

历时 9 个月左右，完全愈合。

本案例是一位年龄较大、黑痂覆盖、创面在踝关节位置的糖尿病足病人。

入院后，探查伤口考虑是硬痂，痂下无明显感染，且伤口位于外踝关节，痂下即为关节囊，如果清创去痂，可能破坏踝关节囊，造成化脓性关节炎，导致踝关节功能的丧失，甚至踝关节以上截肢，颇为棘手。遂与病人及家属沟通，建议进行家庭换药 + 远程指导方式。

干痂具有一定的保护作用，安尔碘纱布包扎可以降低痂下感染的可能，减少病人全身炎症反应综合征，使慢性创面在痂皮及安尔碘的保护下完全愈合。从这个意义上讲，覆盖在创面上的痂皮也是一种天然敷料。除了偶尔几次返院复查，病人及家属几乎都在家里自行换药，每天拍照与笔者中心联系。家属依从性较高，经过 9 个月努力，最终痊愈！

（刘兴州）

46 一例小腿外伤溃疡的糖尿病病人愈合案例

孔某，男，74 岁，因“口干、多饮、多尿 14 年余，左小腿撞伤 10 天”于 2021.9.19 入院。

入院前急诊检查（2021.9.18）

腿部 CT：

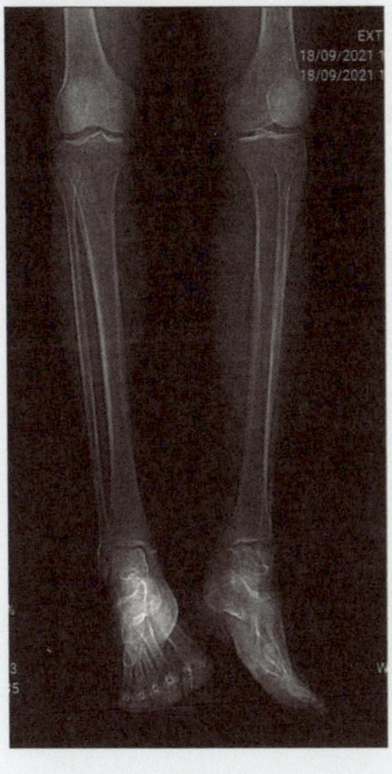

左侧胫骨中段前内侧软组织肿胀，
考虑感染性病变，需注意化脓性感染。

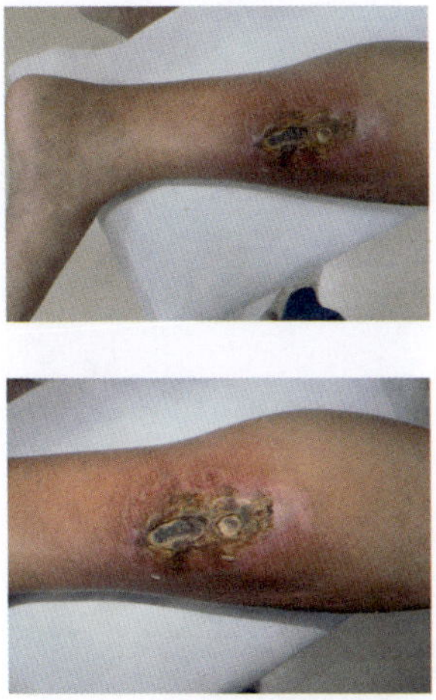

2021.9.19 入院时伤口情况

2021.9.19【第 1 天】

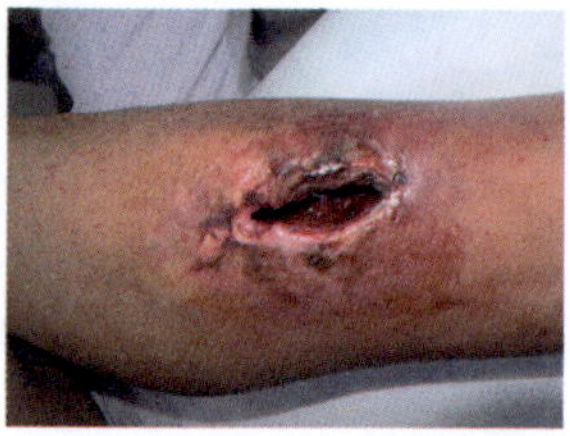

去除黑痂，基底可见大量血凝块，12 点钟及 6 点钟方向各可探及 4~6 厘米窦道，安尔碘纱布填塞包扎。

2021.9.22【第 4 天】

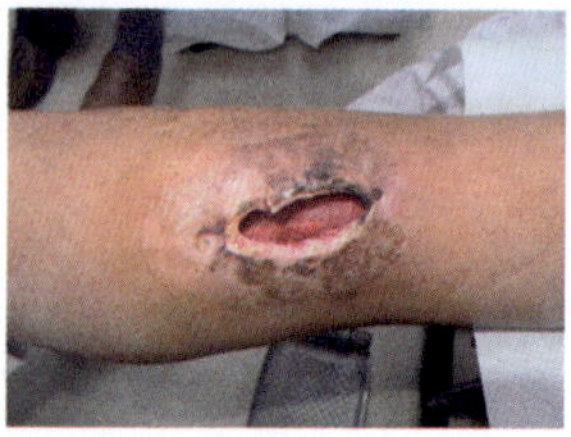

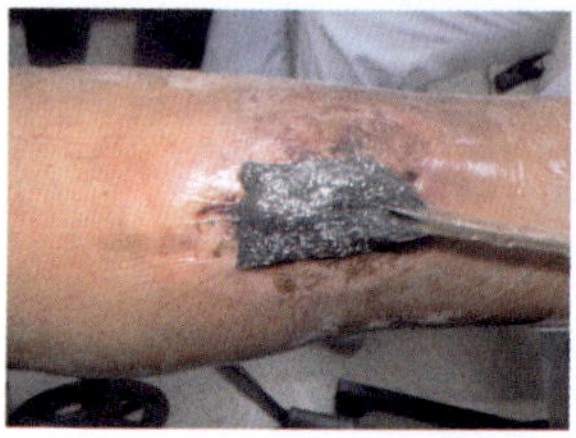

伤口清创后，予负压辅助愈合治疗。

2021.9.29【第 11 天】

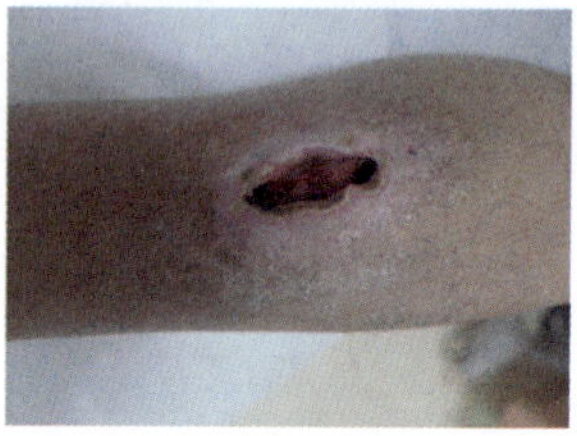

拆除负压，伤口基底红润，效果满意。

2021.9.30【第 12 天】

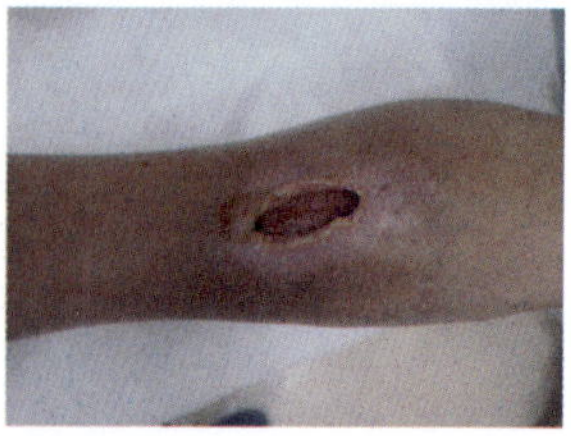

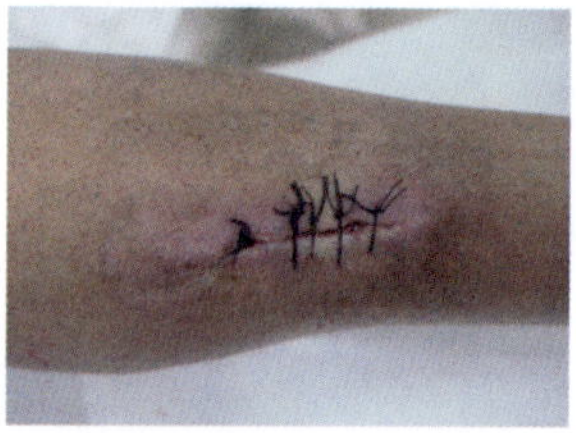

运用“中二方案”，人工真皮 - 缝合 - 负压辅助愈合治疗 - 家庭延展护理。携带便携式负压机出院回家。

小插曲：2021.10.4【第 16 天】

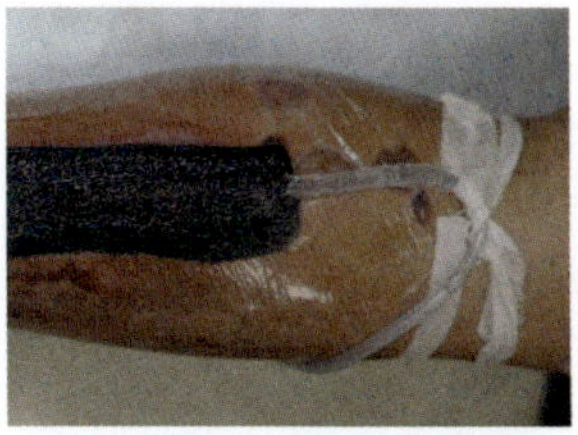
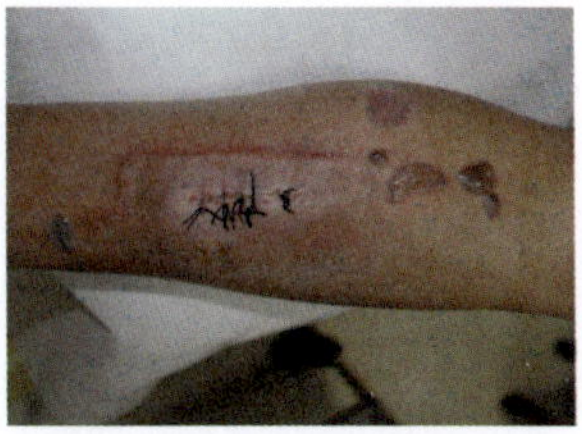
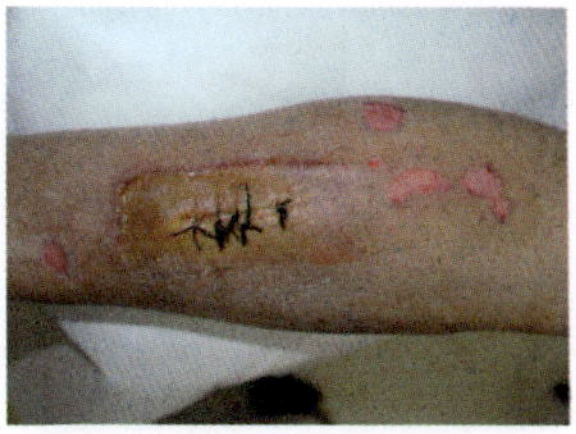

病人居家疗养，负压薄膜覆盖处不明原因出现数个散在水疱，遂约其及时复诊查看。处理好水疱后，继续予负压治疗。

2021.10.6【第 18 天】

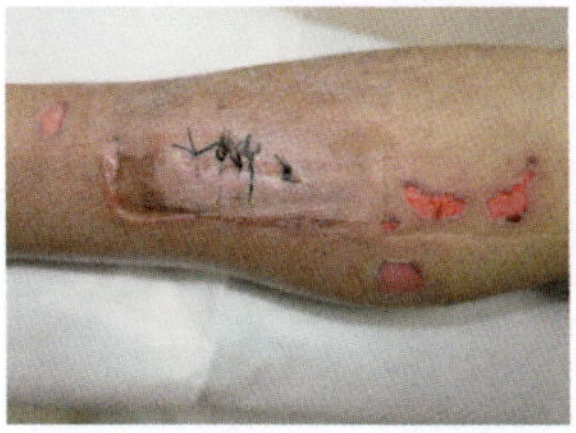

更换二次负压。

2021.10.14【第 26 天】

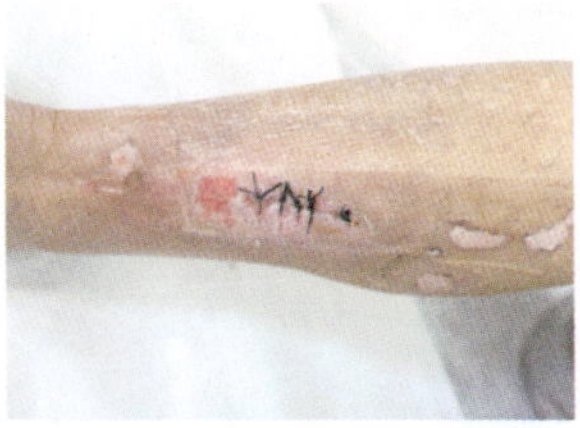

拆除负压，教授病人家属居家安尔碘换药。

2021.10.21【第 33 天】

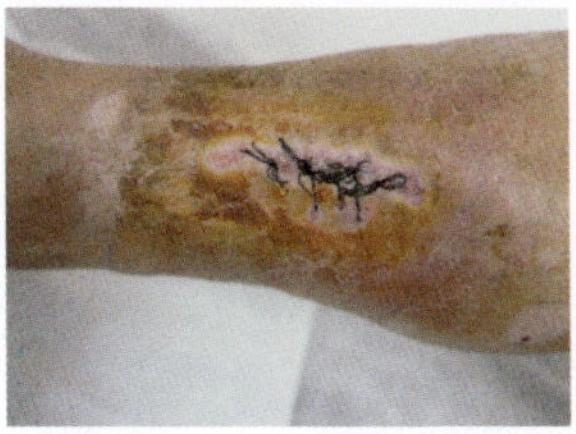
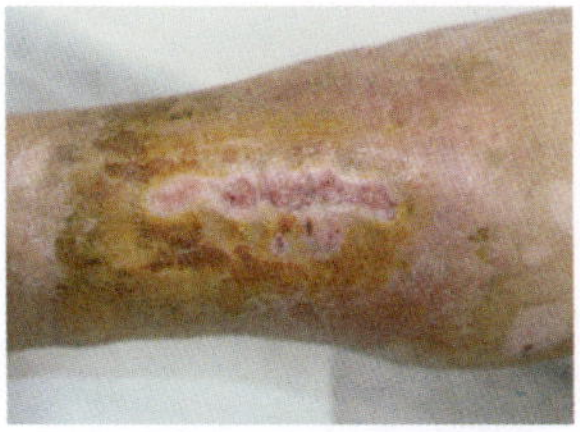

拆线，继续换药。

2021.11.4【第 47 天】

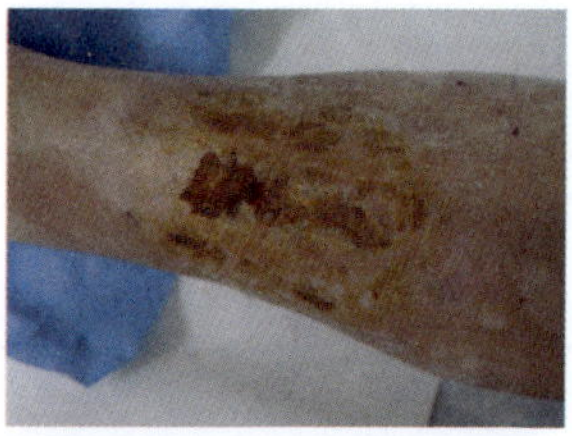

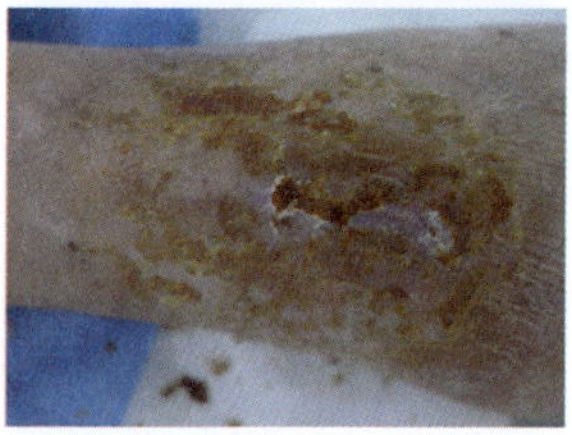

去除部分痂皮，尚未完全愈合，继续居家换药。

毕业照

2021.11.11【第 54 天】

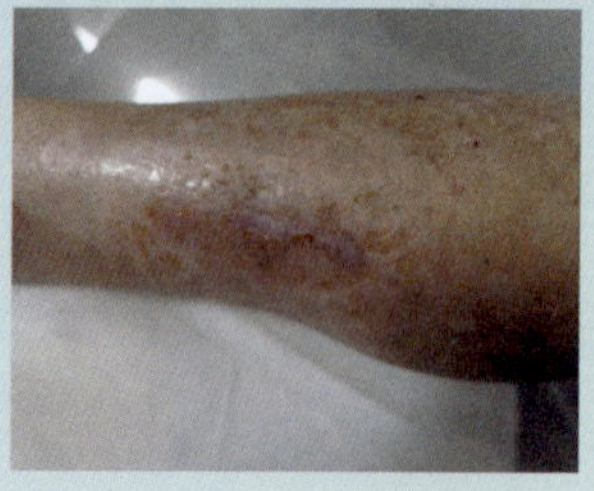

历时 54 天，完全愈合。

本案例是一位年龄较大、由外伤导致的小腿溃疡且红肿不断加剧的糖尿病病人。

入院后，及时打开脓肿，通过对伤口的清创、负压治疗，效果满意，伤口基底情况明显改善。和家属充分沟通后，出院治疗方案选择了成熟且效果满意的“中二方案”——人工真皮－缝合－负压辅助愈合治疗－家庭延展护理。

病人依从性不高，经过家属配合，终于历时 54 天，治愈！

（叶丹）

47 一例右小腿大面积溃疡的糖尿病足病人保肢案例

宋某，男，49岁，因“发现血糖升高5年，右下肢溃烂11天余”于2019.9.26入院。

既往史：

5年前因脑出血住院检查发现血糖升高，诊断“糖尿病”，短时间应用胰岛素治疗后自行购口服药控制血糖，未监测血糖。11天前意外划伤小腿，伤口逐渐扩大，1周前出现发热，外院住院时血糖50.9mmol/L，血酮体7.31mmol/L，pH值7.23，血钠169.7mmol/L，诊断为糖尿病酮症酸中毒，治疗后好转，转入我院急诊时，神志欠清，入科时白细胞计数12.29×10^9/L，血糖27.5mmol/L。

2019.9.26【第1天】

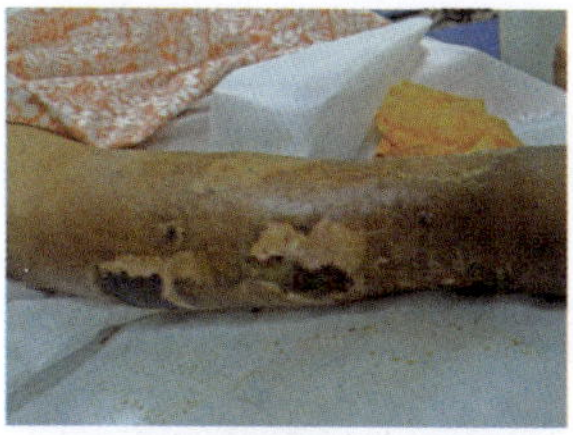
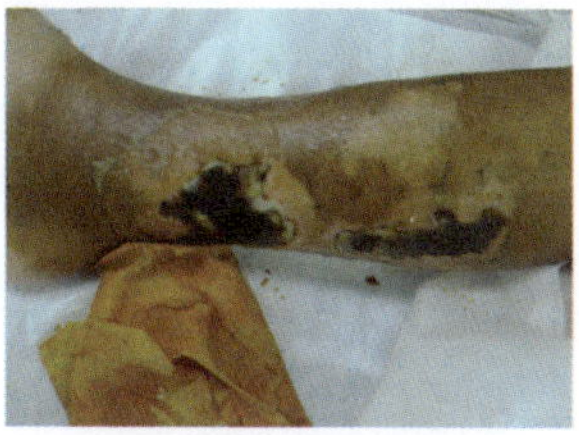

2019.9.27【第2天】

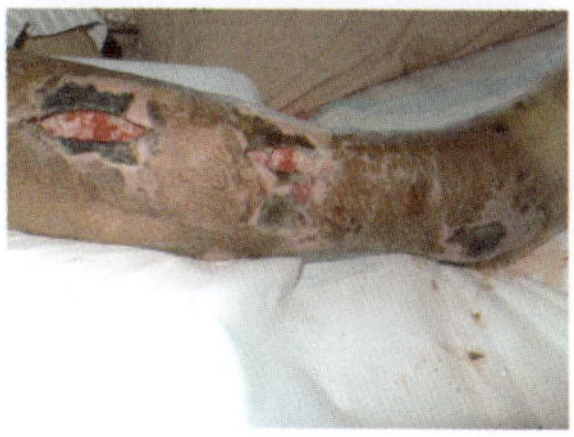
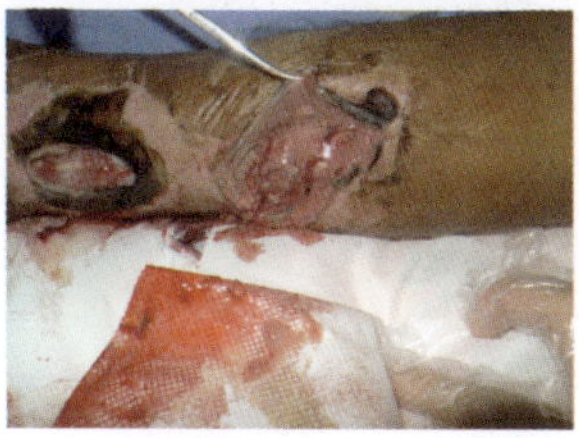

尽快开窗引流、减压。

2019.9.29【第 4 天】

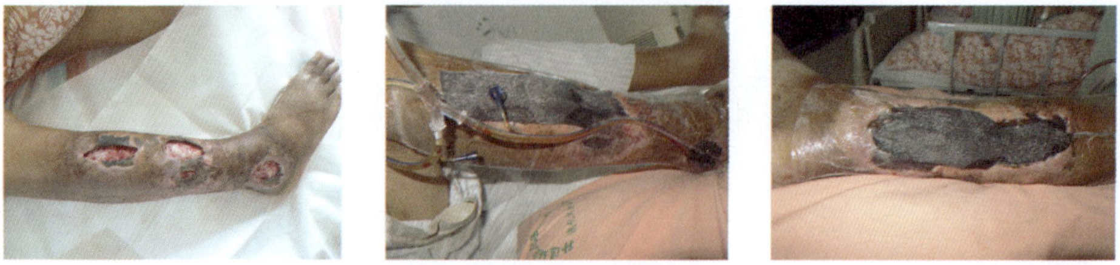

基底红润，感染基本控制，遂于当日安装负压。

2019.10.8【第 13 天】

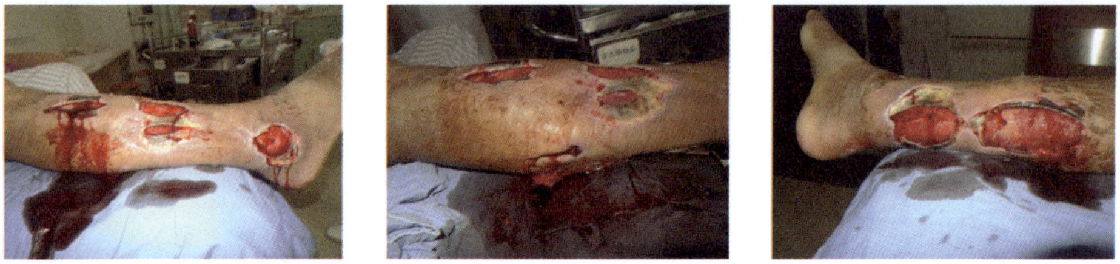

拆除负压。

2019.10.11【第 16 天】

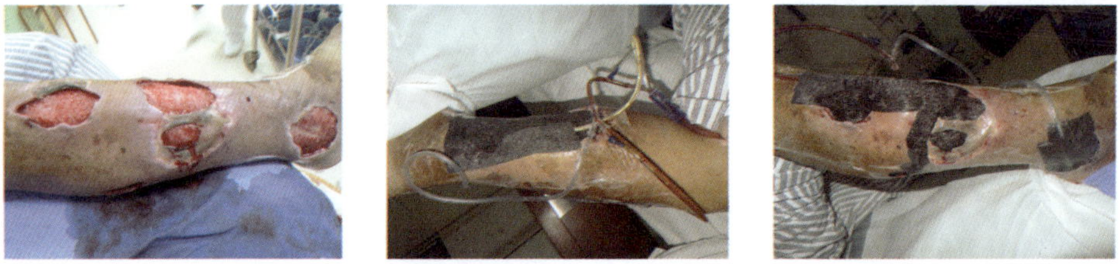

基底血运较好，于当日继续负压治疗。

2019.10.18【第 23 天】

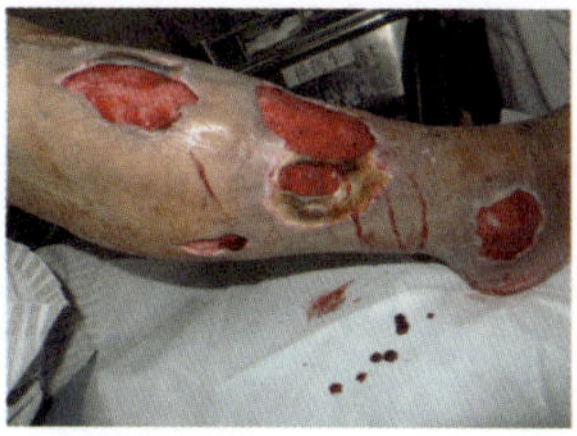
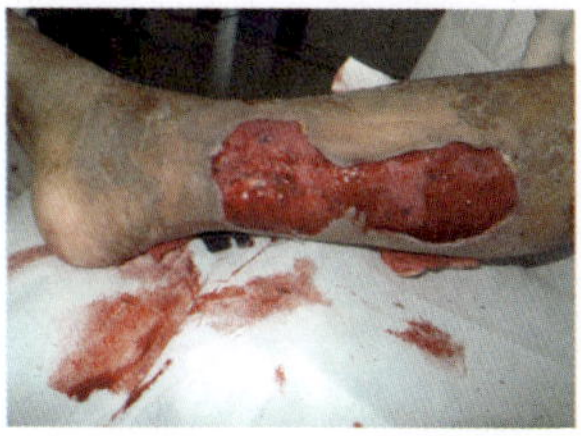

拆除负压。

2019.10.21【第 26 天】

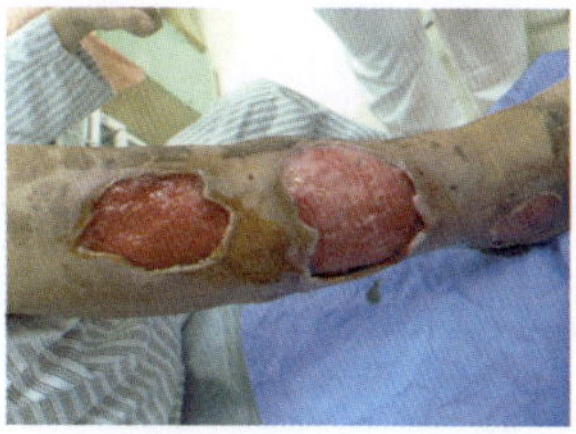
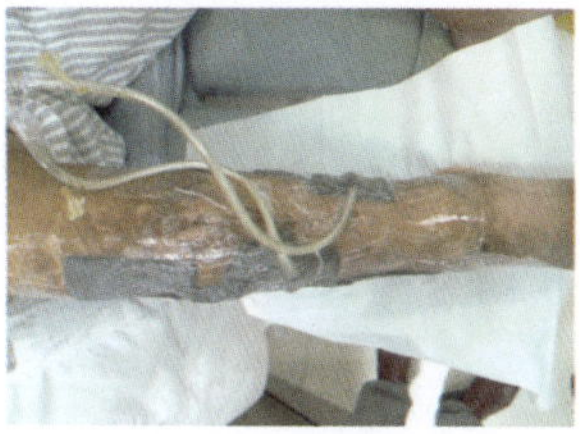
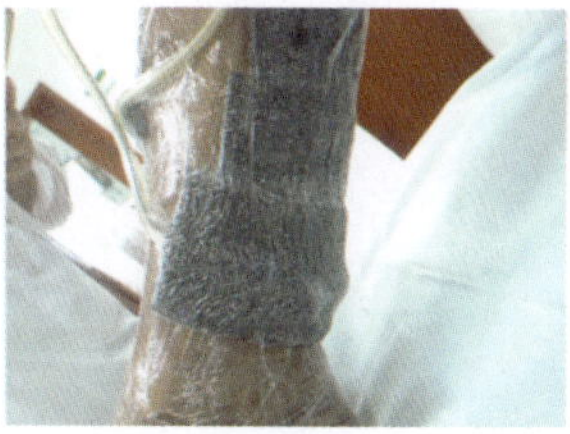

携带便携式负压，出院。

2019.10.29【第 34 天】

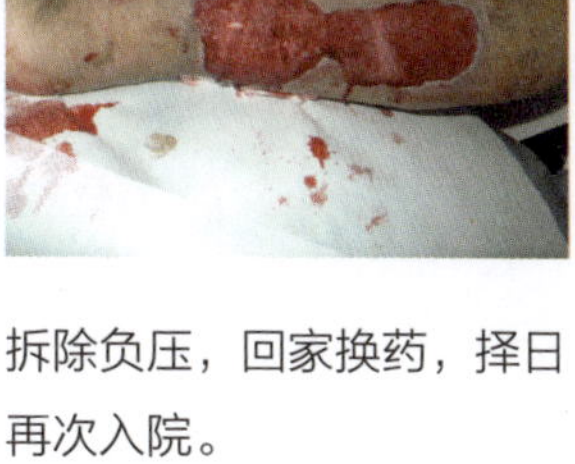

拆除负压，回家换药，择日再次入院。

2019.11.1【第 37 天】

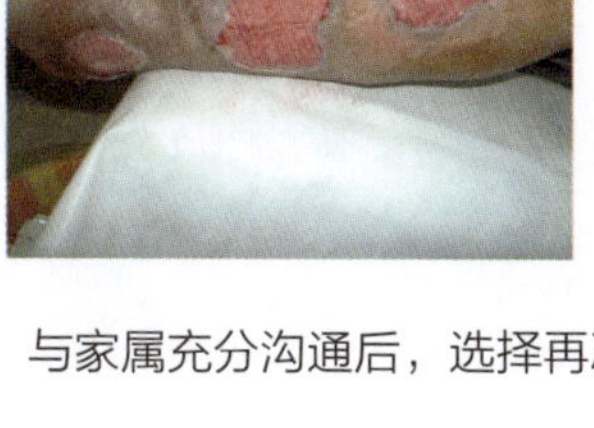
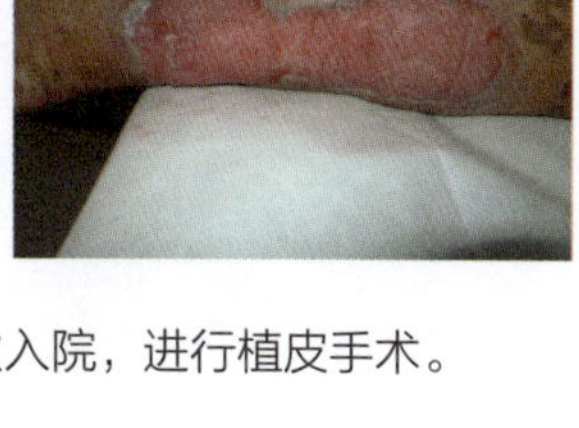

与家属充分沟通后，选择再次入院，进行植皮手术。

2019.11.5【第 41 天】

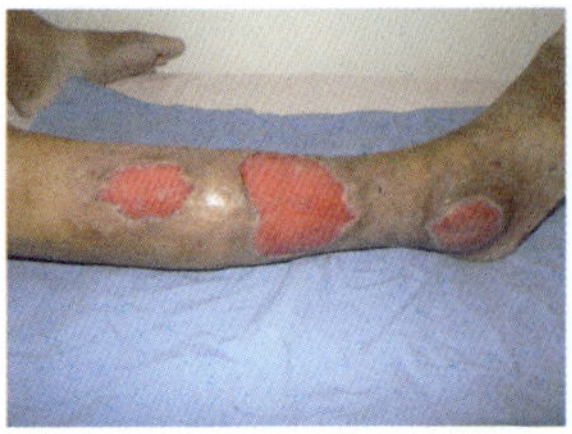

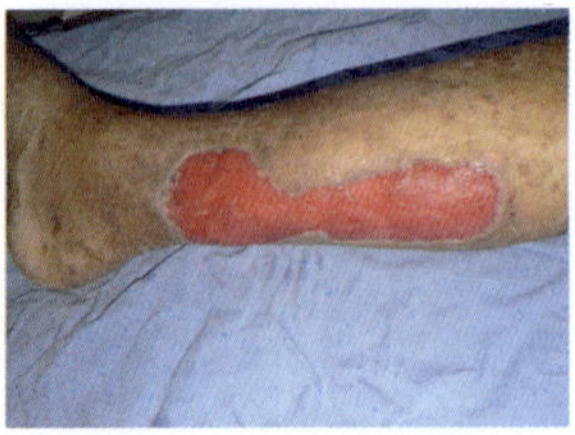

择期手术。

2019.11.8【第 44 天】

全麻下，由整形外科医生在手术室进行“刃厚皮片移植修复 +VSD 引流 + 双侧大腿取皮”手术。

2019.11.11【第 47 天】

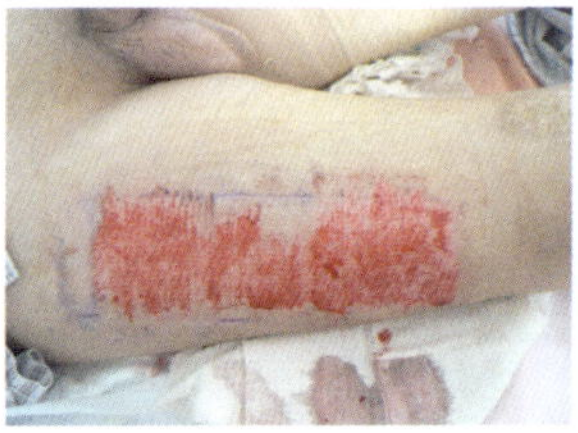

双侧大腿（取皮区）创面。

2019.11.14【第 50 天】

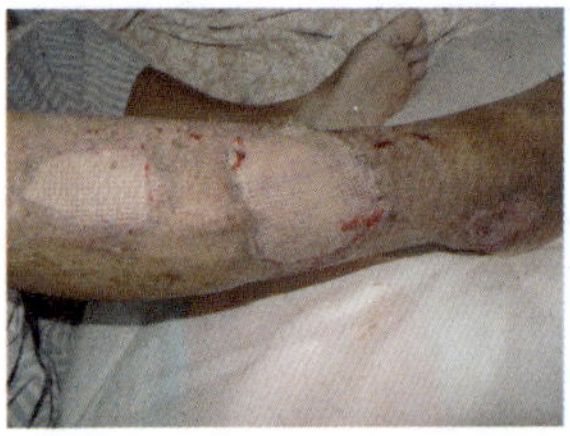

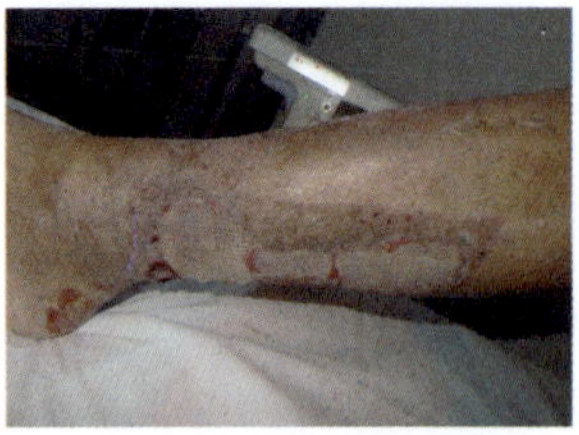

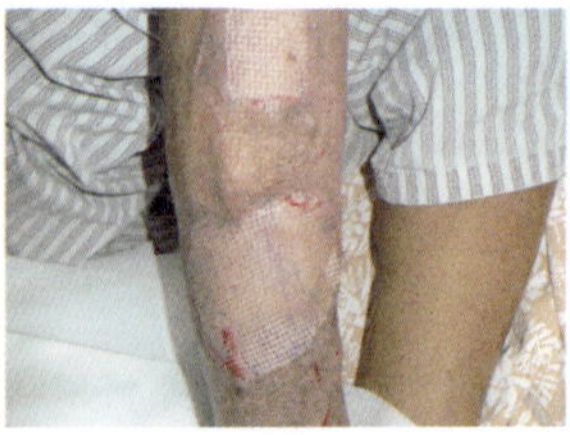

拆除 VSD，植皮区愈合良好。

2019.11.15【第 51 天】

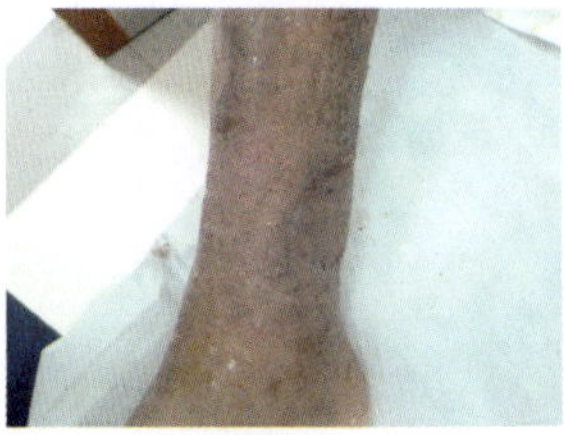
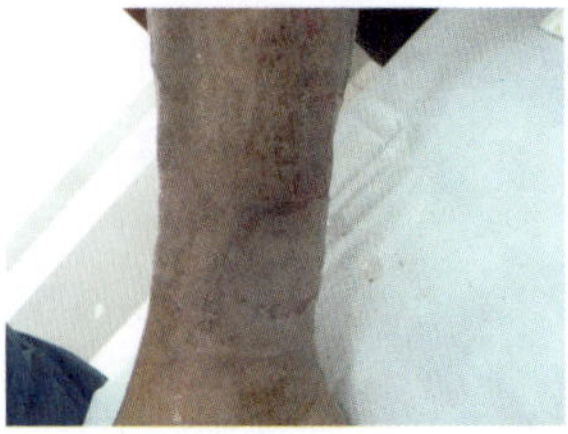
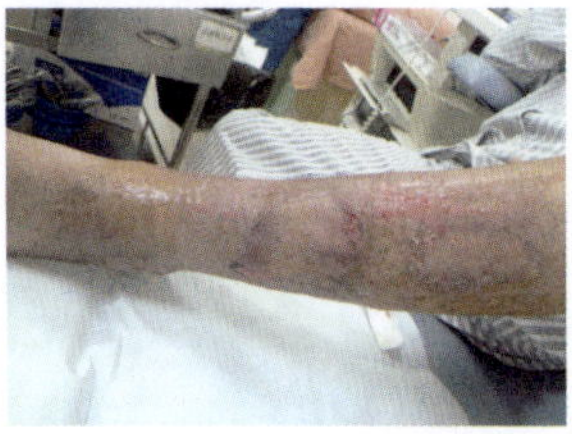

植皮效果满意。

小插曲

虽然右小腿伤口植皮效果良好，但因病人并发症较多，出院后不能直接回家，且病人家属拒绝转入笔者的医疗合作医院，自行去当地医院进行后续治疗。结果，双侧大腿取皮区在当地换药处理不当，引起轻微感染，后续家属与我院联系，经过远程指导，最终取皮区伤口愈合。

本案例是一位较为年轻、并发症较多、合并右下肢溃疡的糖尿病病人，血糖控制较差，同时创面有大面积皮肤缺损。伤口经过切开、引流、负压，多学科合作进行外科植皮直至愈合。总体来说，这种处理方案是目前治疗大面积皮肤缺损使伤口愈合的主流方法。

但是，在笔者处理的糖尿病足病人当中，像这么年轻、血运又好的病人少之又少，很多年龄较大的病人从内心是拒绝从自己身上取皮去填补缺损的，同时也担心取皮区伤口不愈合，“一个战场没结束，又开辟一个战场。”为此，经过努力，笔者摸索出了一条不从自身取皮的“中二方案”来治疗这种皮肤缺损，下一篇将为大家呈现此案例。

（刘兴州）

DIABETIC FOOT

48 一例左小腿大面积皮肤缺损的糖尿病足病人愈合案例

童某，女，68岁，因“反复口干、多饮、多尿20年，左小腿红肿溃烂2月余”于2020.6.4入院。

入院前后部分检查：

06-08 四肢血管彩超：

1. 双侧髂总动脉、髂内动脉近心端、髂外动脉、股浅动脉、股深动脉近心端、腘动脉、胫前动脉、胫后动脉、腓动脉及右侧足背动脉：硬化（弥漫动脉中层钙化；双侧胫后动脉纤细，余动脉轻中度狭窄或未见明显狭窄）。

2. 双侧股总静脉内见反流，考虑深静脉瓣膜功能不全。

06-09 细菌培养鉴定及药敏：

大肠埃希菌、铜绿假单胞菌

06-16 皮肤病理活检：

局部表皮缺损，结痂内可见大量中性粒细胞，胶原样物质，真皮浅层血管周围炎细胞浸润，未见明显血管纤维素样变性

诊断：

1. 2型糖尿病
2. 原发性高血压（1级较高危组）
3. 腔隙性脑梗死（后遗症期）
4. 右侧乳腺癌术后

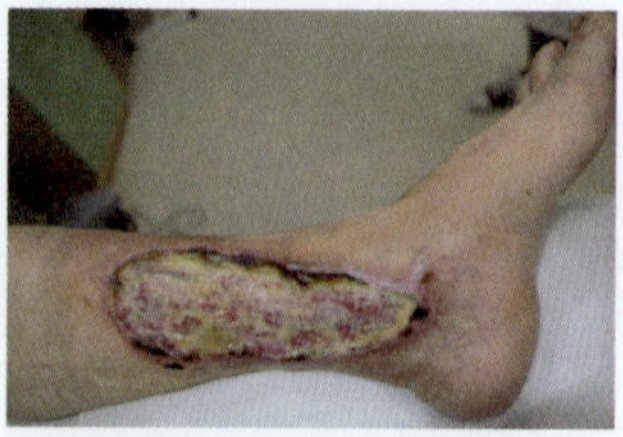

入院时伤口情况（2020.6.4）

2020.6.5【第 2 天】

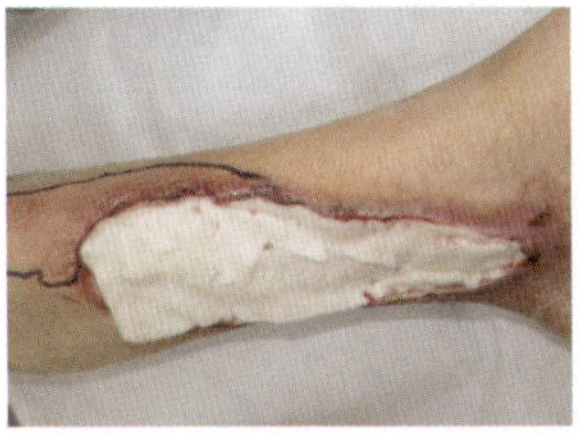
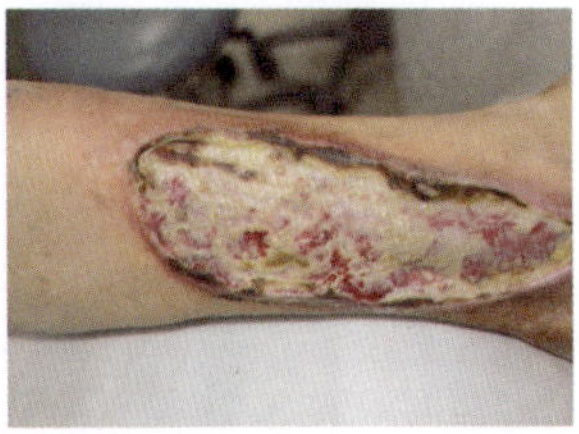
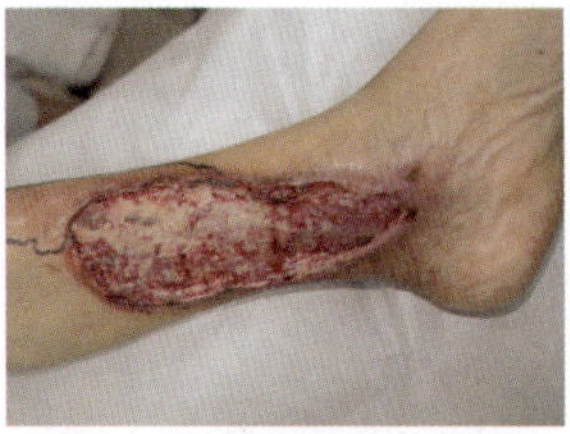

予以蚕食性清创，同时发现“新大陆”——12 点钟方向有潜行。

2020.6.9【第 6 天】

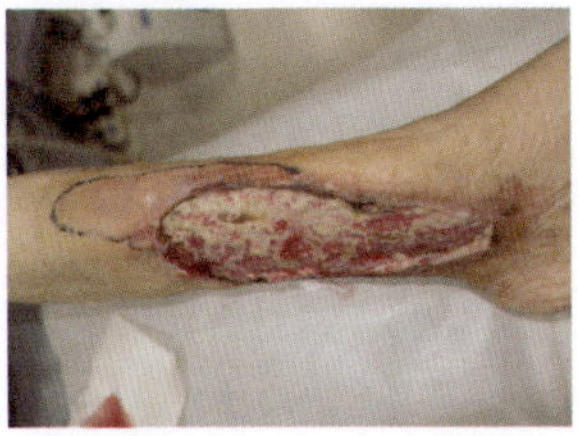
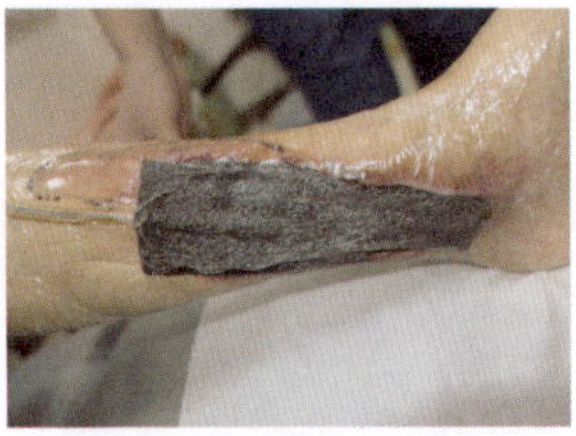

予负压治疗，以减轻疼痛。

2020.6.17【第 14 天】

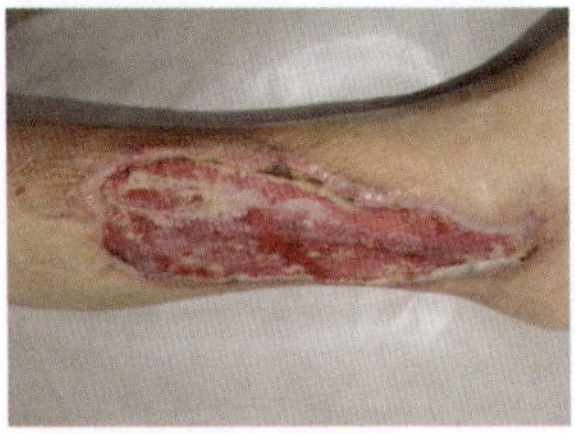

拆除负压，基底红润。

2020.6.19【第 16 天】

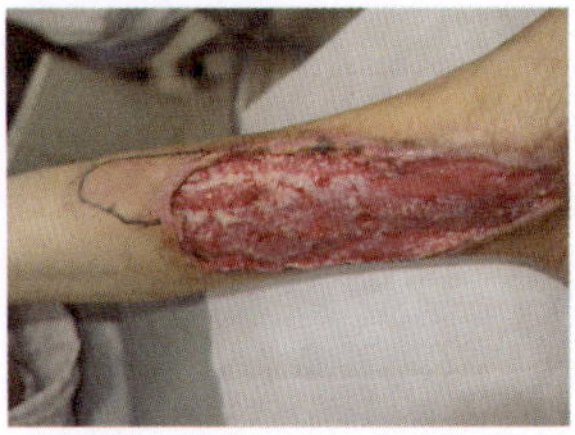
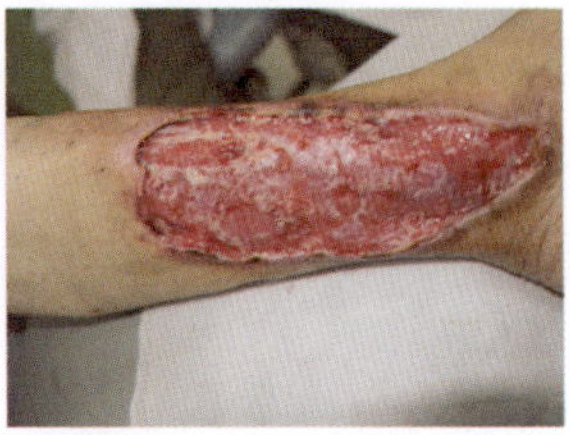

每日伤口换药，肉芽生长旺盛。

与家属充分沟通进一步愈合方案，考虑到病人基础病较多，且对手术充满心理恐惧和排斥，病人及家属拒绝自体取皮瓣进行外科伤口植皮。

2020.6.22【第19天】

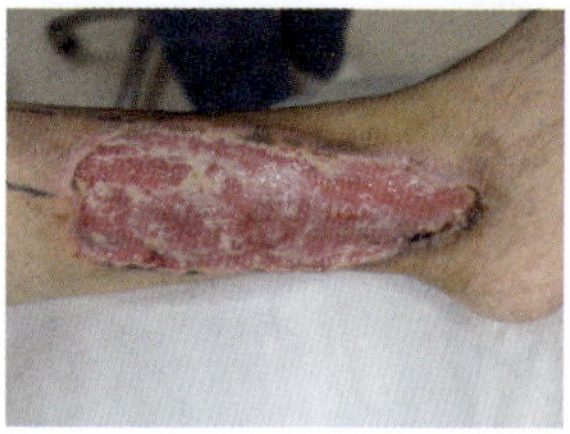

予“中二方案”人工真皮－缝合－负压辅助愈合治疗－家庭延展护理。

于出院当日，进行人工真皮覆盖，携带便携式负压机出院回家。

2020.7【2个月】

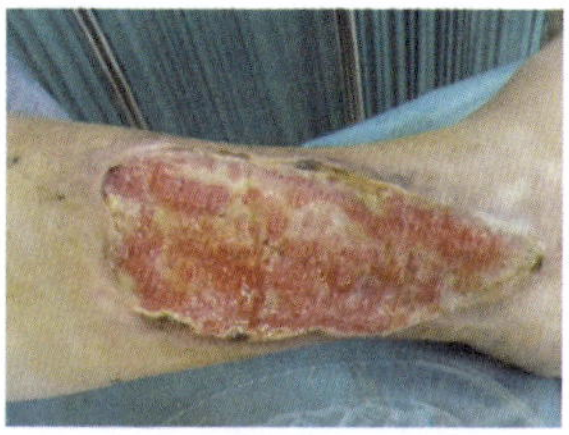

拆除负压，居家使用安尔碘换药。

2020.8月底【3个月】

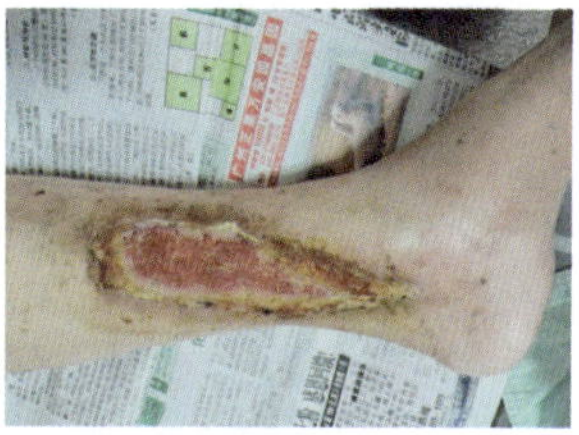

创面继续缩小。

2020.9月上旬【3月余】

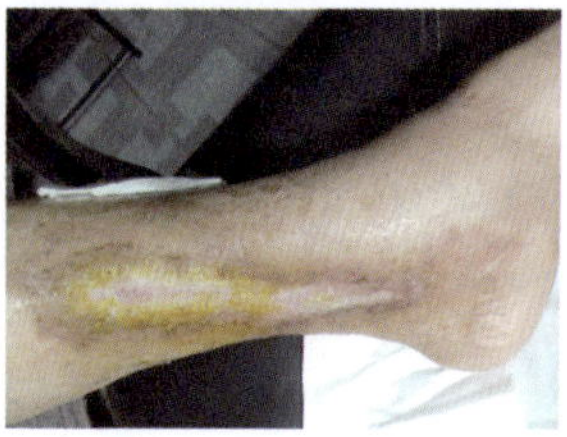

伤口已基本上皮化，还剩部分痂皮未完全脱落，嘱咐家属换药进行巩固。

2020.9 月下旬【4 个月】

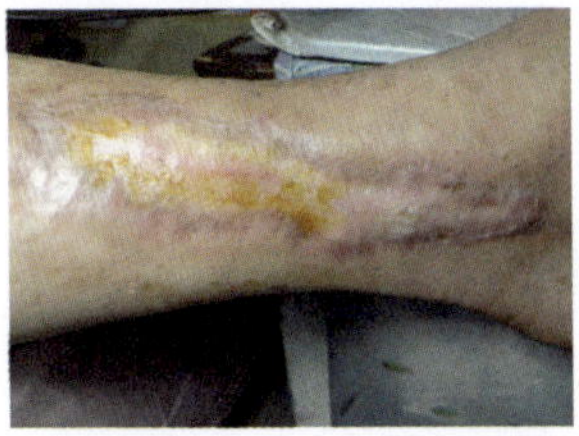

毕业照

2021.9 月底【4 个月】

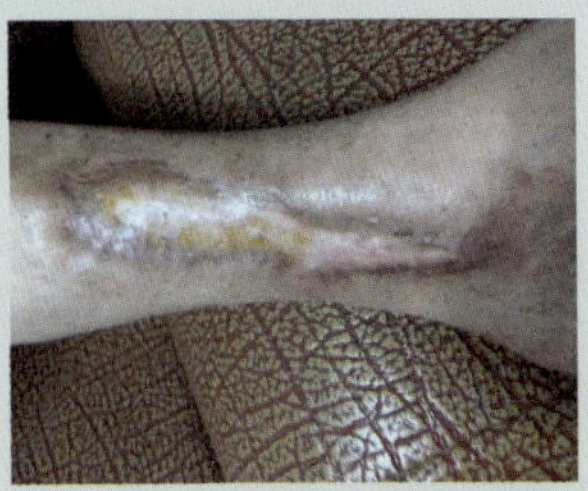

本案例是一位基础病较多、身体情况较差、合并左下肢溃疡的老年糖尿病病人，创面有大面积皮肤缺损且伤口疼痛难忍。

在当地医院处理 2 个多月一直没有好转且有恶化趋势。在我中心，经过一系列清创换药，伤口明显改善，在愈合方案选择的时候，病人及家属宁可伤口愈合速度慢一些、保守一些，也不愿意进行外科植皮，不愿意“一伤未愈，又添一伤”。为此，笔者采取了人工真皮 - 缝合 - 负压辅助愈合治疗 - 家庭延展护理的“中二方案”。

“中二方案”在这个病例中，展现了堪当重任的生命力，愈合速度相对于传统愈合方式差别不太明显，费用相对于外科手术植皮较为低廉，家庭换药操作相对于定期门诊换药较为方便。同时，“中二方案”尽可能减少了不必要的人员流动，减轻了医院门诊复诊的压力。

（叶丹）

DIABETIC FOOT

49 一例糖尿病足截肢残端愈合不良的补救案例

王某，男，70 岁，因“发现血糖升高 4 余年，右小腿截肢术后 1 月余”于 2021.10.15 入院。

7 月前无明显诱因，右足第一、第二趾出现水疱伴有渗液，予青霉素软膏等局部外敷治疗。

2021.8.10 外院行右足第一、第二趾跖趾关节离断术，术后切口不愈合。

2021.8.20 行“右小腿中下段截肢术”，术后截肢创面愈合不良，建议行第三次手术。病人及家属拒绝，转至我院进一步治疗。

诊断：

1. 2 型糖尿病（右小腿截肢术后）
   （1）糖尿病肾病
   （2）糖尿病周围血管病变
   （3）糖尿病神经病变
2. 脑梗死
3. 心包积液
4. 股骨骨折术后

2021.10.15【第 1 天】

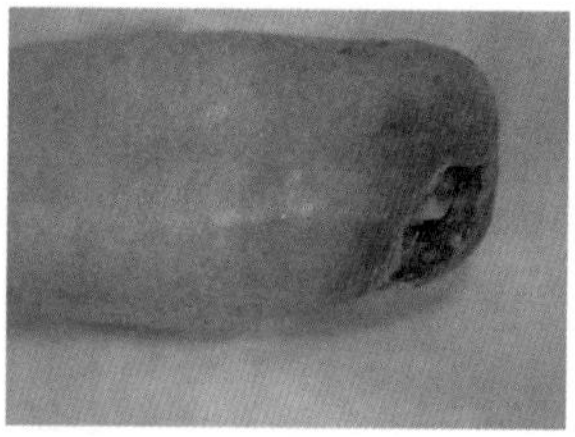

探查伤口，胫骨外露，往膝上可探及 8 厘米窦道。病人疼痛难忍，遂先安尔碘填塞湿敷包扎。

2021.10.17【第 3 天】

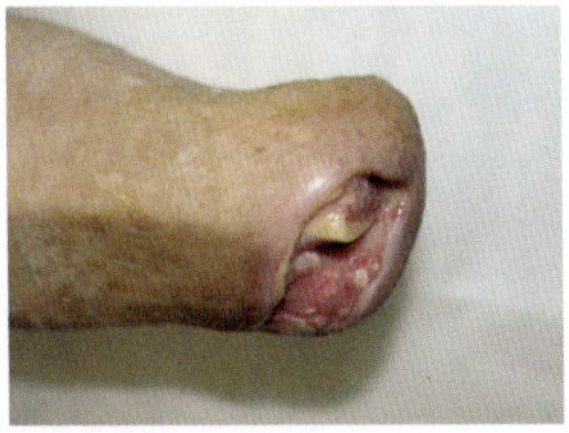
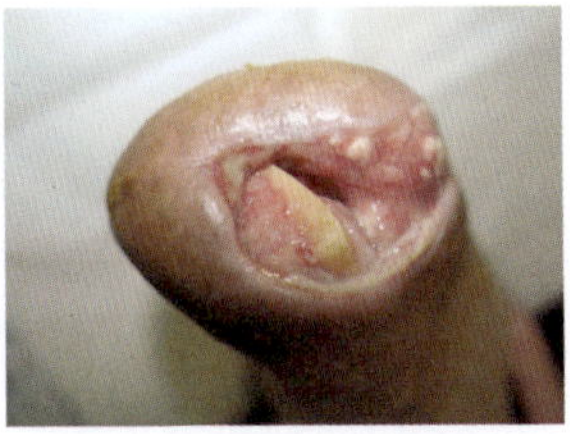

基底肉芽良好，胫骨外露明显，继续安尔碘纱布填塞包扎。

2021.10.18【第 4 天】

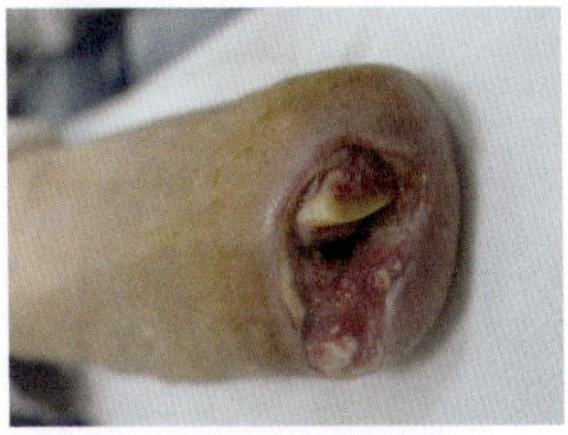
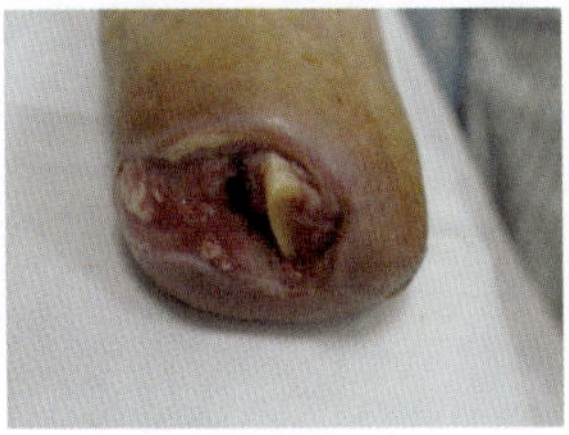

削除外露骨头，以便缝合。

2022.10.19【第 5 天】

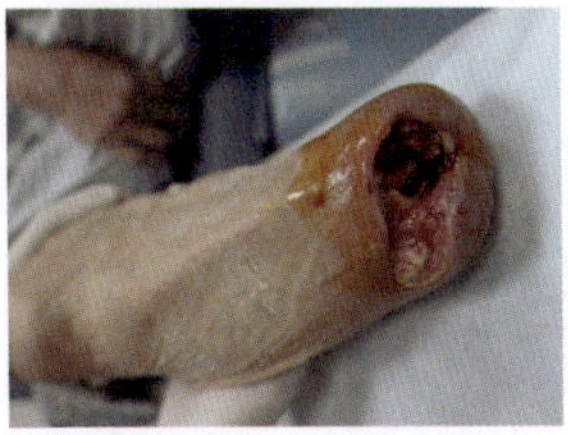
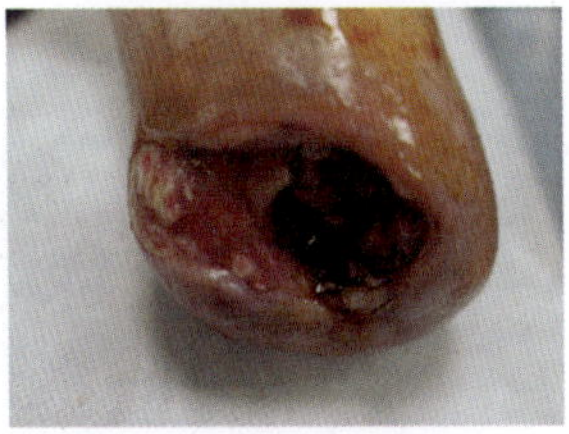
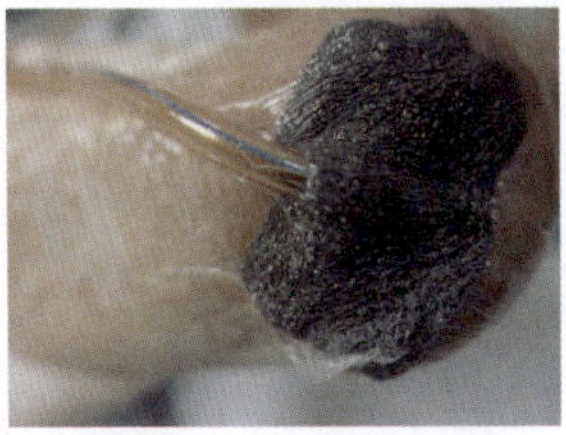

创面基底良好，渗血可止，遂安装负压。

2021.10.26【第 12 天】

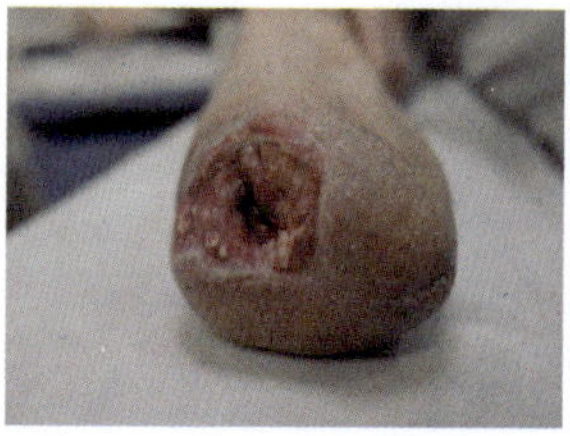

拆除负压，创面基底恢复良好。

2021.10.27【第 13 天】

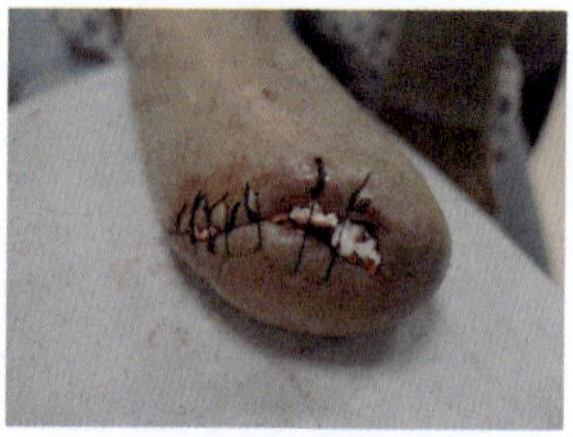

使用“中二方案”，人工真皮－缝合－负压辅助愈合治疗－家庭延展护理。携带便携式负压机出院回家。

2021.11.4【第 21 天】

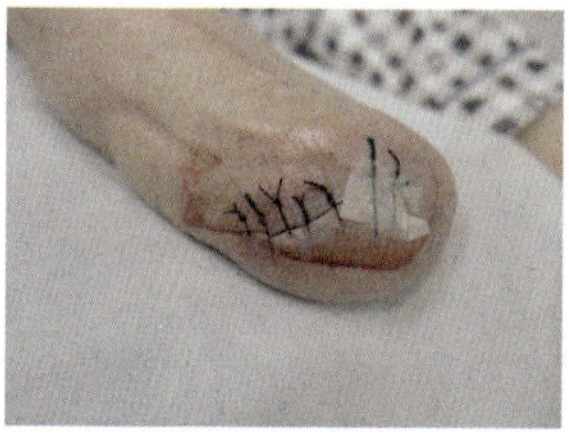

1 周后，门诊复诊，安装第二次负压。

2021.11.22【第 39 天】

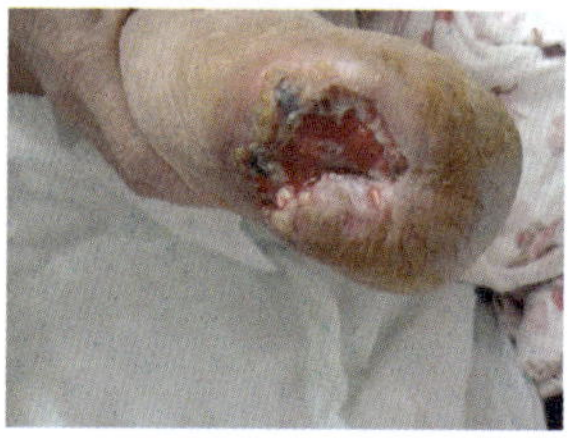

拆除负压后，家庭安尔碘换药，并每天拍照与我院联系。

2021.11.25【第 42 天】

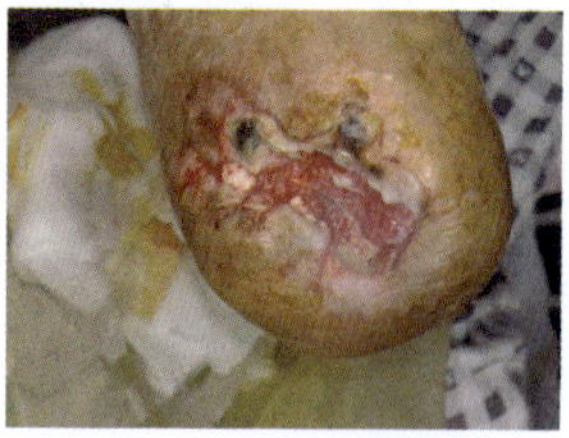

基底已基本被肉芽覆盖。

2021.11.29【第 46 天】

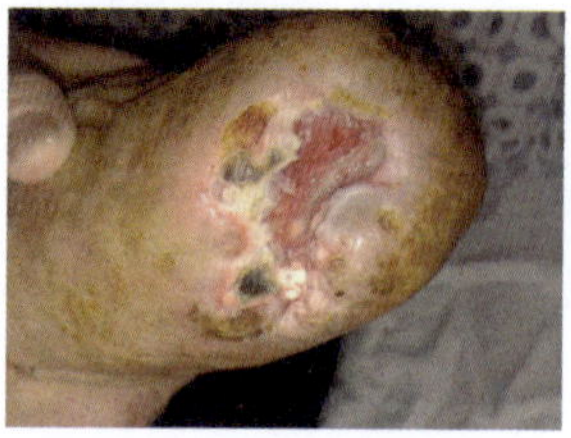

基底肉芽生长旺盛。

2021.12.5【第52天】

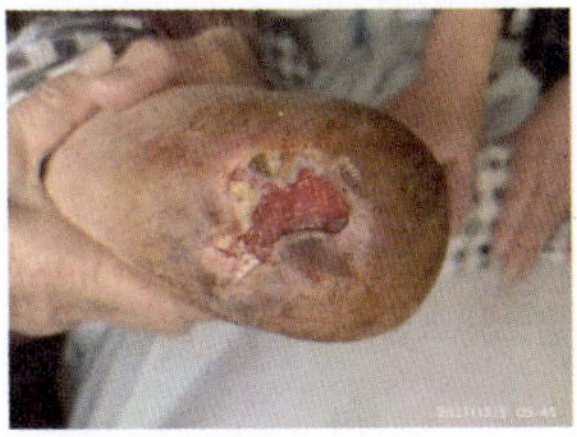

创面逐渐缩小。

2021.12.10【第57天】

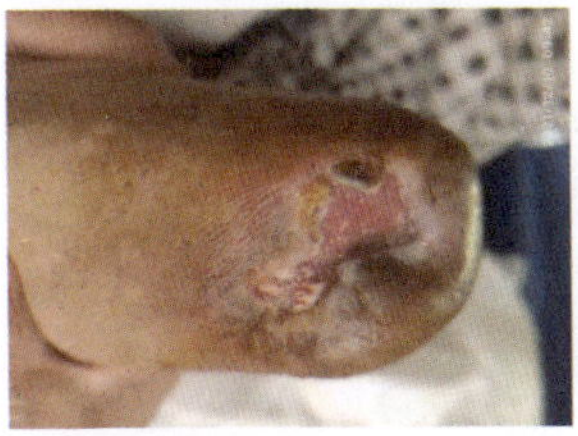

创面继续缩小。

2021.12.20【第67天】

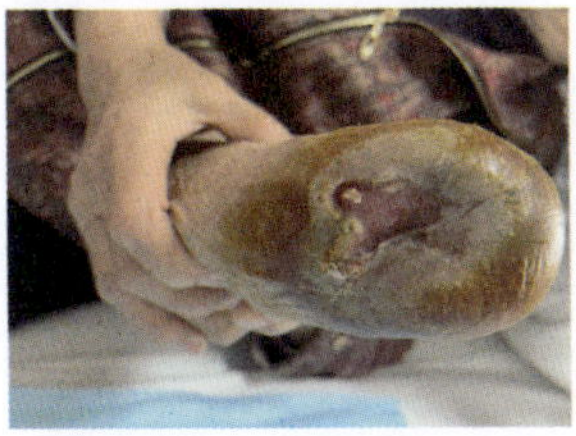

继续换药。

2021.12.23【第70天】

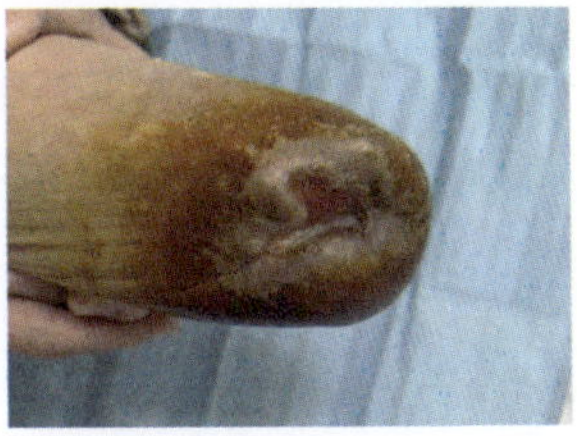

创面明显缩小。

2022.1.4【第82天】

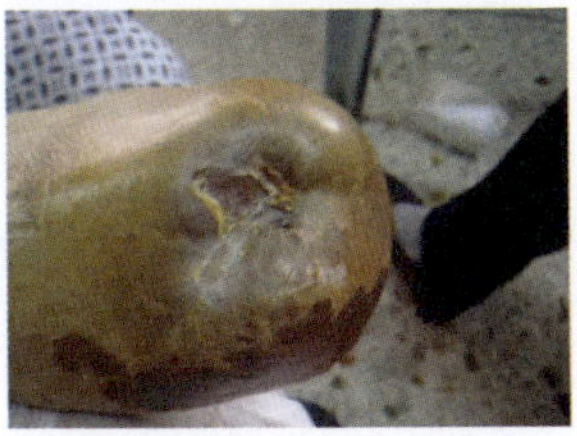

创面逐步结痂。

2022.1.18【第96天】

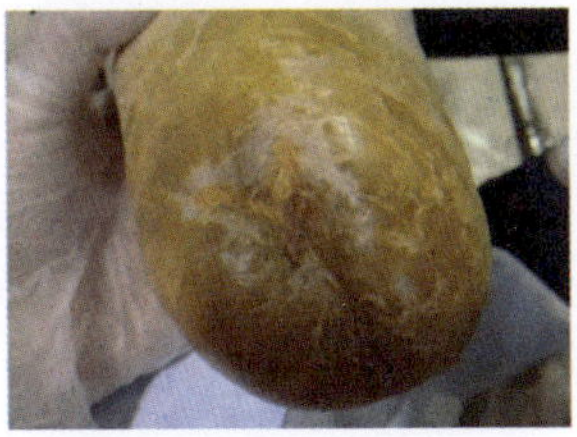

创面完全结痂。

2022.2.8【第 117 天】

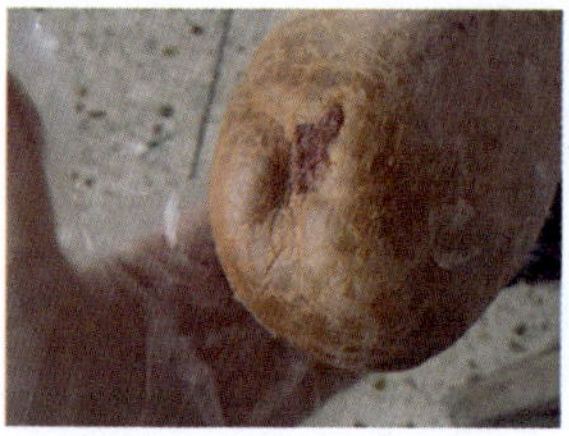

结痂创面继续换药中，
等待脱痂。

本案例是一位年龄较大、基础病较多、截肢残端愈合不良的糖尿病病人。

病人因为两个足趾起水疱，处理不当，后在当地医院外科治疗，直接去除了两个患趾，截趾创面愈合不好，遂进行小腿截肢，截肢创面又愈合不良，计划进行第三次截肢，于是来我院治疗。病人连遭两“截”，创面处理起来已是非常被动，通过这个案例，笔者可以看出，干脆果断的直“截”了当，并非治疗糖尿病足的首选方案。笔者对足趾的保全有很深刻的思考，对截肢创面的一期愈合也颇有心得。就这例愈合不良的截肢创面，笔者判定伤口不愈合的主要原因，一是胫骨外露，二是创面有窦道未填塞到位继发感染，因而对症下药，果断削骨头，塞窦道，将骨头削至能够缝合的程度，尽快使用“中二方案”。

笔者创造性地将“中二方案”应用到截肢残端愈合不良的创面上，实践证明，效果满意。“中二方案”——人工真皮填塞窦道，缝合，加之负压辅助愈合治疗，让病人不再疼痛，转归至家庭安尔碘换药，也便于家属照料。在家属悉心照料下，病人免遭第三“截”。

（刘兴州）

50 一例大腿脓肿的糖尿病病人愈合案例

王某，男，73岁，因“血糖升高13年，右膝关节红肿破溃2周”于2021.9.30入院。

入院后部分检查：

血细胞分析：

白细胞计数 15.58×10^9/L（2021.9.30）

白细胞计数 13.63×10^9/L（2021.10.2）

白细胞计数 8.66×10^9/L（2021.10.3）

白细胞计数 6.04×10^9/L（2021.10.6）

分泌物培养：

金黄色葡萄球菌

诊断：

1. 2型糖尿病右膝软组织感染
2. 原发性高血压
3. 低蛋白血症

2021.9.30【第1天】

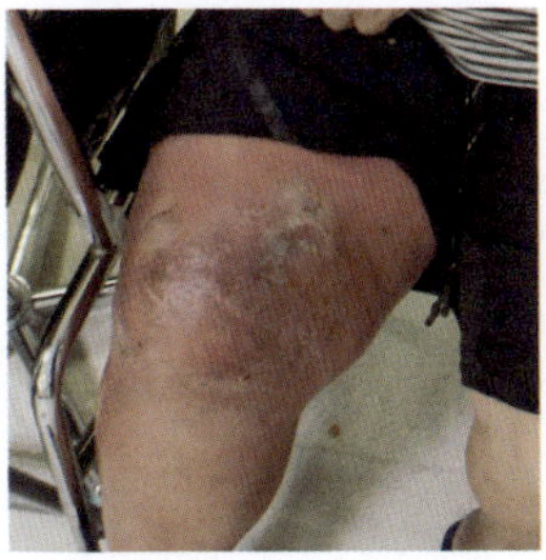
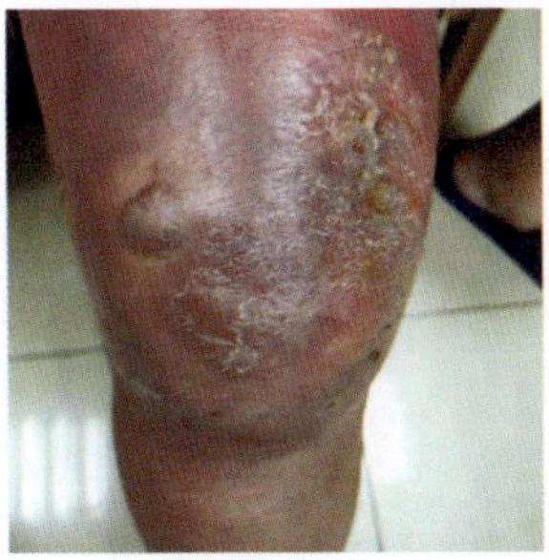
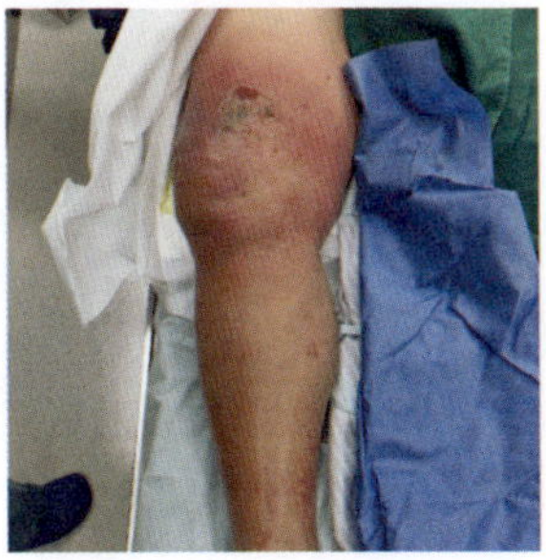

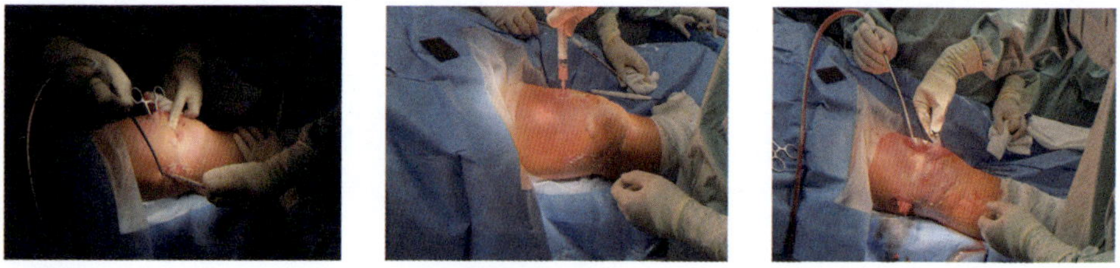

入院当晚，紧急手术，切开引流。

2021.10.1【第 2 天】

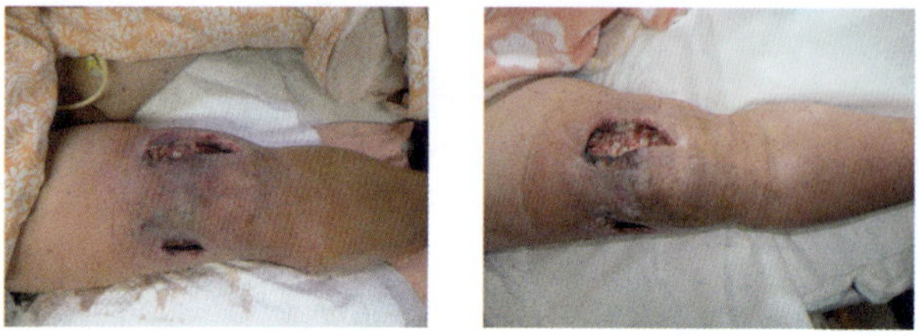

继续安尔碘纱布引流。

2021.10.4【第 5 天】

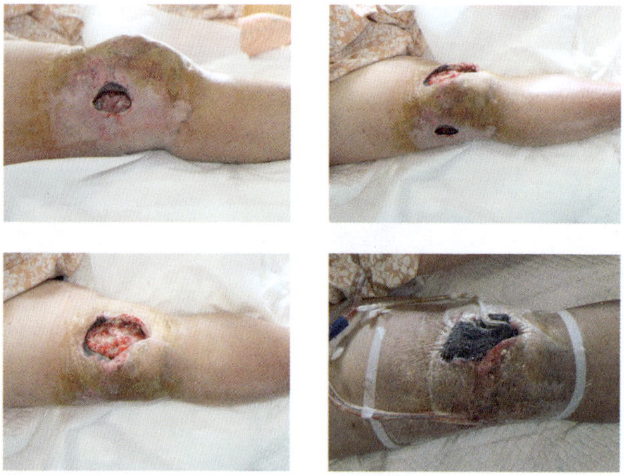

伤口基底较为干净，果断负压治疗。

2021.10.11【第 12 天】

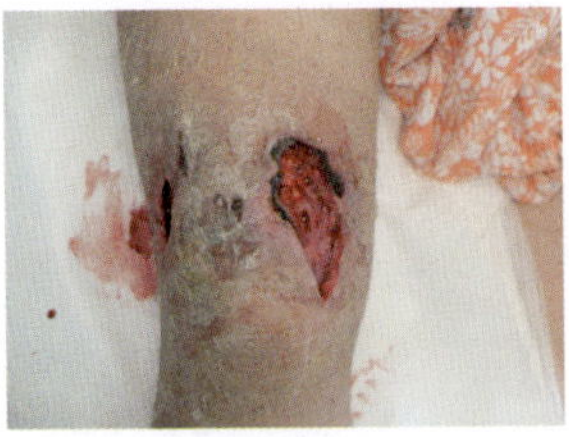
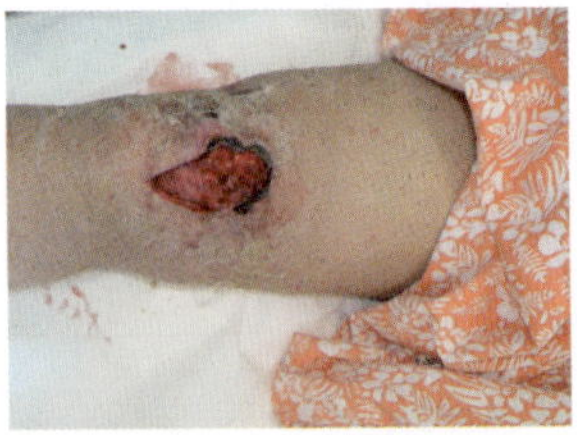

拆除负压，基底红润，效果满意。

2021.10.14【第 15 天】

出院方案，与家属充分沟通，选择“中二方案”——人工真皮 - 缝合 - 负压辅助愈合治疗 - 家庭延展护理。

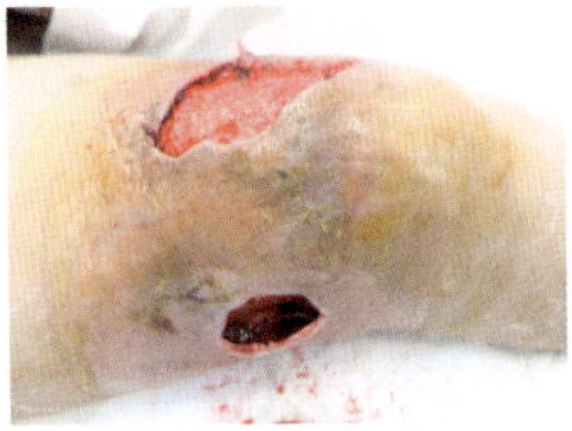
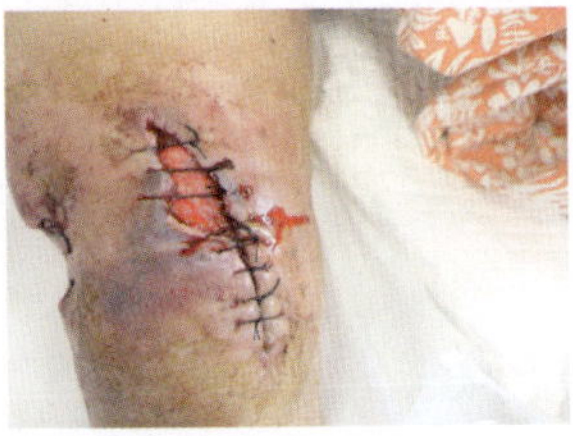
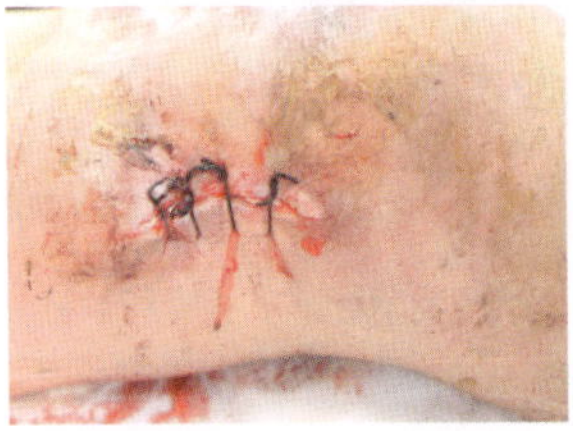

缝合后，携带便携式负压机，出院回家。

2021.10.21【第 22 天】

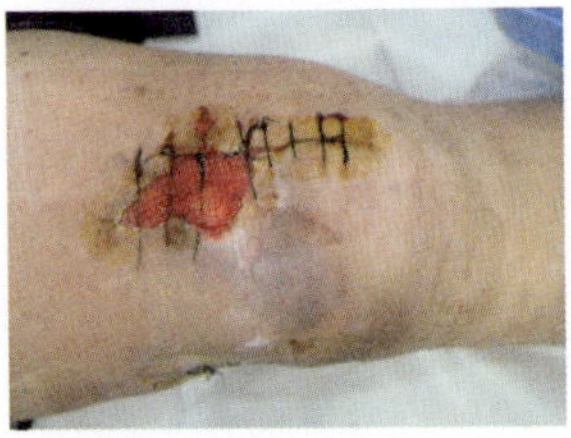
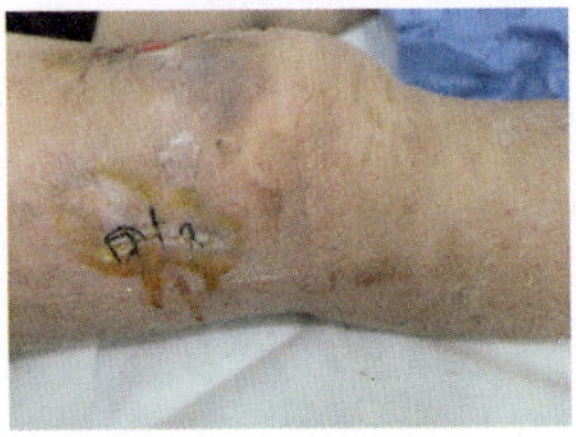

安装第二次负压。

2021.10.28【第 29 天】

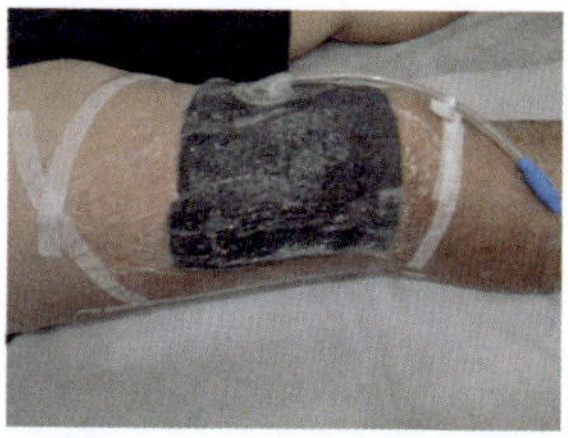
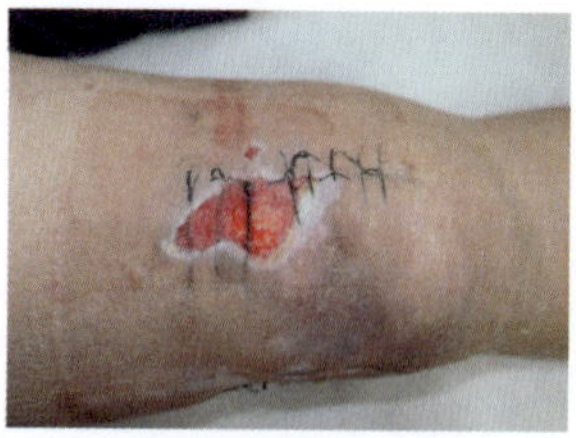
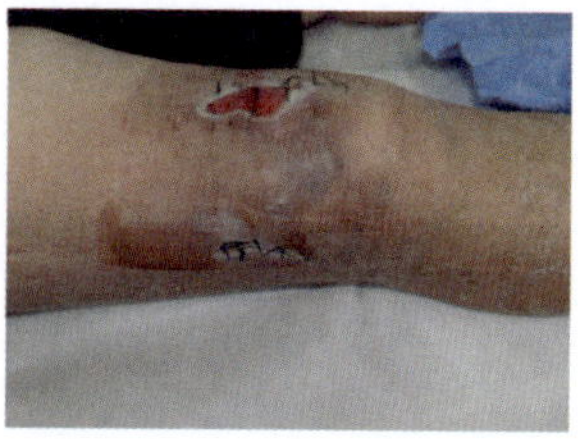

拆除负压，家庭安尔碘换药，并拍照与我院联系。

2021.11.4【第 36 天】

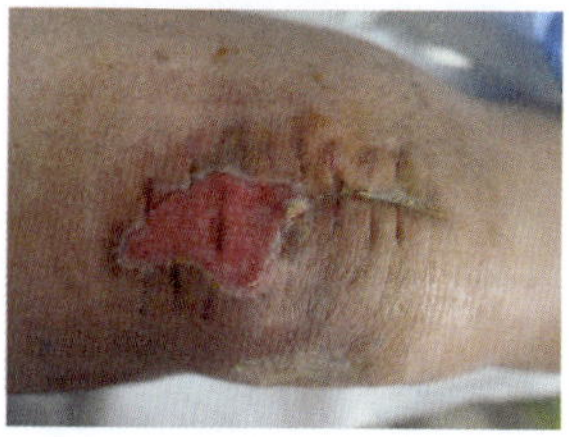
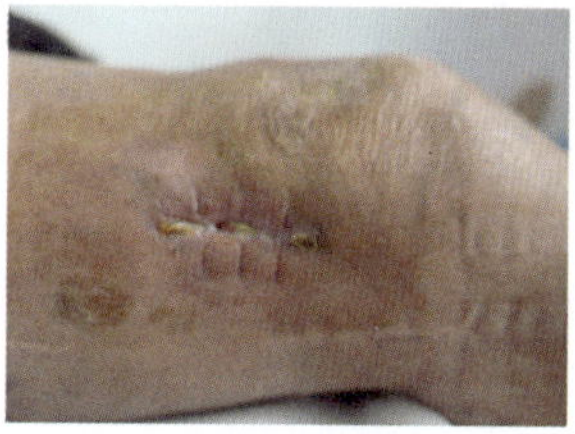

拆线后，继续安尔碘换药。期间病人使用其他类型敷料，导致伤口渗液较多，反复沟通和强调后继续安尔碘换药。

2021.11.16【第 48 天】

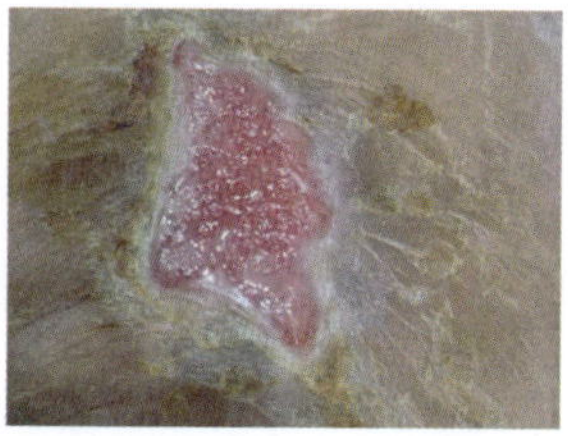
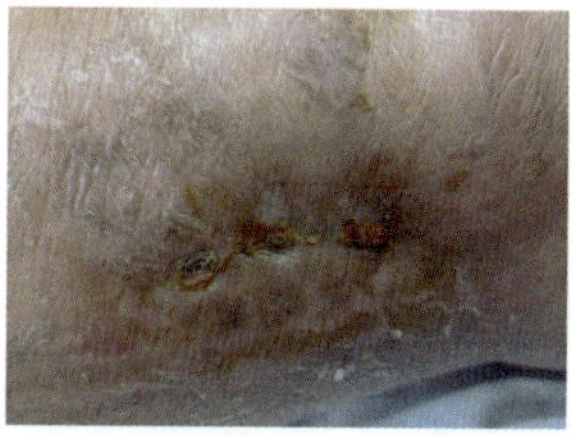

创面恢复顺利，逐步结痂。

2021.12.13【第 75 天】

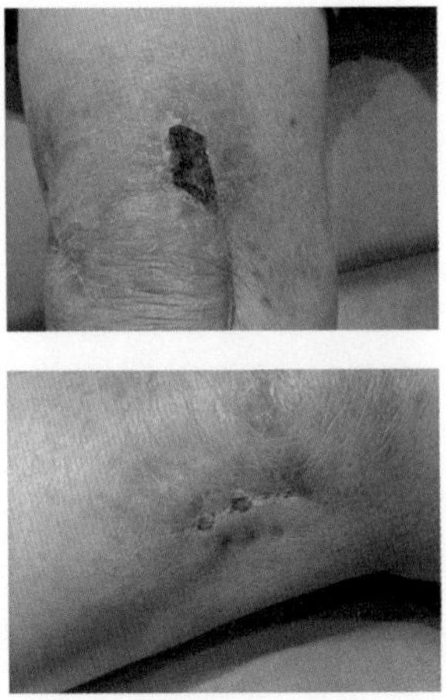

创面全部结痂。

毕业照

2021.12 月中下旬【2.5 个月余】

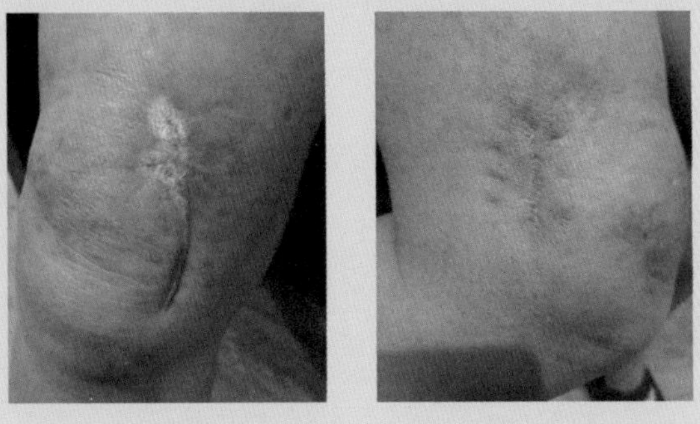

历时 2.5 个月余，完全愈合。

本案例是一位年龄较大、大腿红肿热痛明显的糖尿病病人。

入院时，病情危重，大腿肿胀面积较大，感染已危及生命，于是紧急手术。手术切开后，考虑伤口感染较重，未立即安装负压，而是安尔碘纱布引流三四天，待创面基底感染控制较好时才安装负压。负压效果满意，创面边缘皮肤红肿明显消退，感染指标明显下降，全身情况明显好转。

伤口愈合方案选择了“中二方案”，大腿大面积潜行，被人工真皮填塞并缝合，辅之以负压，加之以安尔碘家庭换药，最终 2.5 个月完全愈合。

（叶丹）

DIABETIC FOOT

51 一例背痈的糖尿病病人愈合案例

彭某，男，52岁，因“背部流脓1月余”于2021.7.11急诊外科就诊。给予抽血、背痈切开引流。

急诊部分检查：

2021.7.11 急诊抽血：

糖基化血红蛋白：13%

2021.7.11 急诊细菌分泌物培养：

无菌生长

后病人又转诊造口门诊，背痈伤口仍未愈。

2021.7.20 就诊糖尿病足门诊。

探查伤口，背部可见一横向切口，上下均可探及潜行，最长约8厘米，基底红润，未见明显坏死组织。予家属沟通，建议使用“中二方案”，人工真皮填塞潜行并缝合，负压辅助愈合治疗。

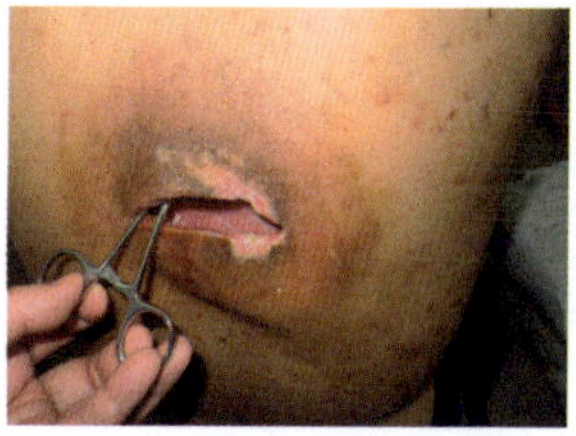

家属同意。

2021.7.20【第 1 天】

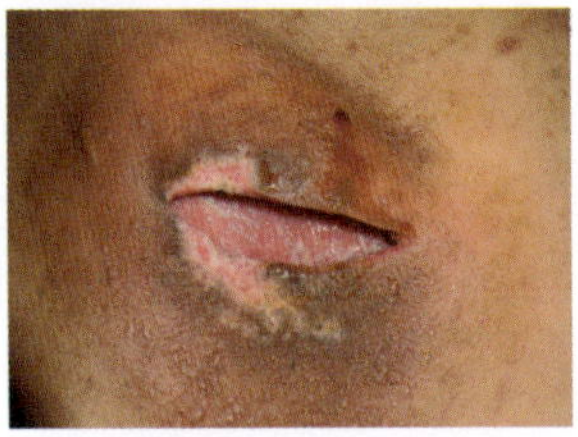

门诊局部清洗伤口，安尔碘纱布填塞换药，为人工真皮的植入做好准备。

2021.7.22【第 3 天】

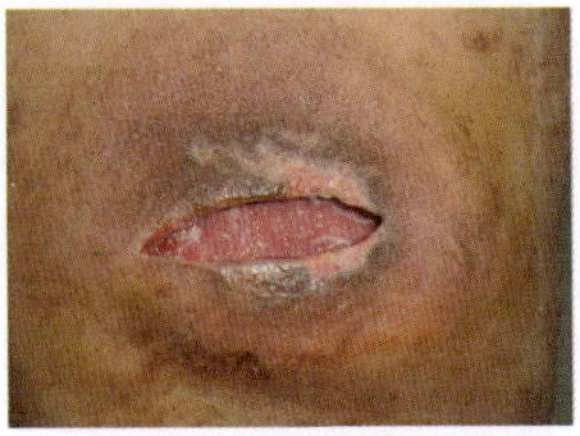

门诊予填塞人工真皮后，缝合，负压辅助愈合治疗。携带便携式负压机居家疗养。

2021.8.19【第 31 天】

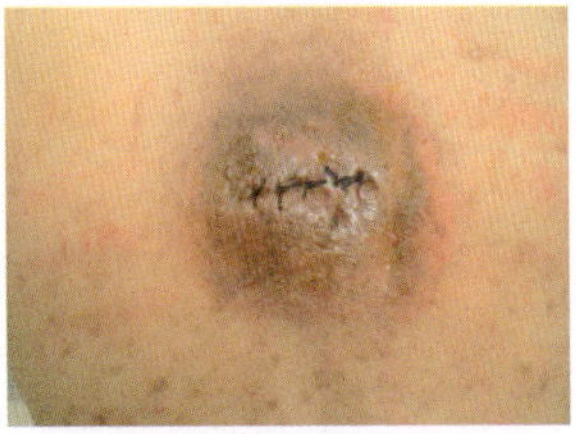

负压、安尔碘居家换药 1 周之后，拆线。

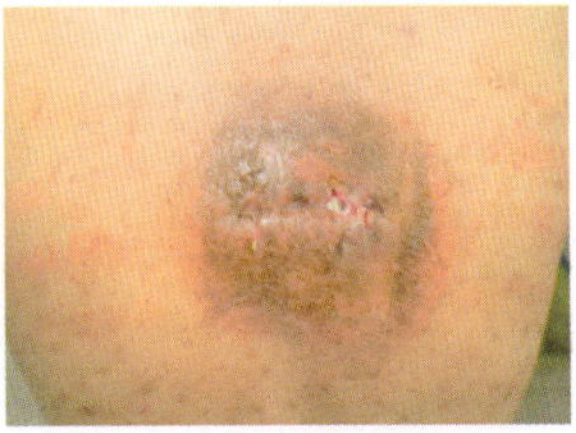

继续居家，安尔碘换药。

2021.8.26【第 38 天】

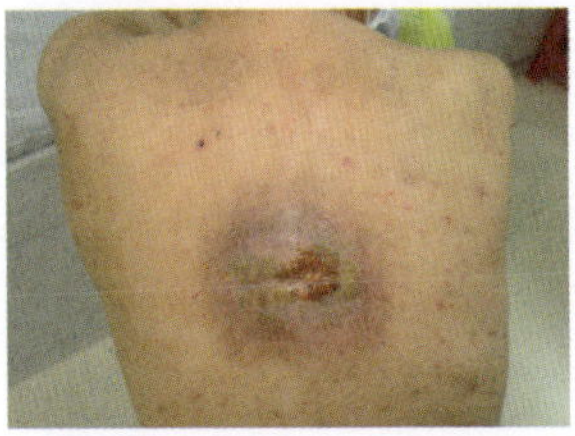

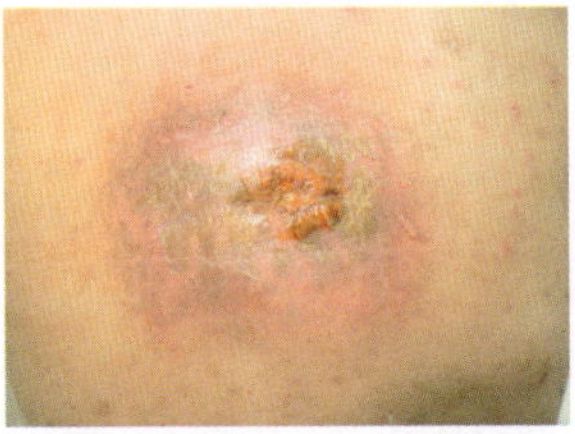

门诊复诊，仍有少许缝合伤口未愈，继续安尔碘换药，并与我院联系。

毕业照

2021.9.23【2 个月余】

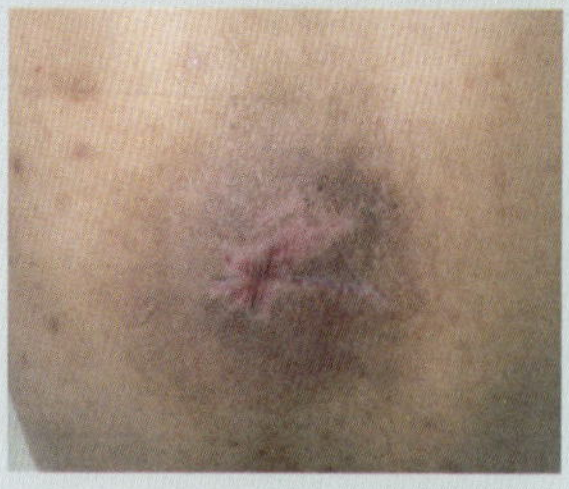

历时 2 个多月，完全愈合。

特别说明

糖尿病背痈和颈痈是一种严重的疾病，一般需要急诊处理和住院治疗。全身治疗（控制血糖，全身抗生素 + 支持治疗，重要脏器的支持）和局部治疗（局部及时切开，充分引流，创面护理）等都非常重要，这些是保证治疗效果及病人安全的关键。本例是特殊病例，有关的处理方法要慎重使用。

本案例是一位较为年轻、背痈切口未愈、初发糖尿病的病人。

门诊调整血糖较为理想，且病人年轻，切开时机把握好，引流充分，感染相对较轻，背部创面较为清洁，故没有收入院的必要性，背部伤口的全程处理可在门诊完成。

伤口愈合方案选择了“中二方案”，背部伤口大面积潜行被人工真皮填塞并缝合，辅之以负压，加之以安尔碘家庭换药，简单快捷。

（刘兴州）

DIABETIC FOOT

52 一例手腕骨折伴溃疡的糖尿病病人愈合案例

陈某，女，77 岁，因“血糖升高 10 年，右上肢摔伤致右腕部溃烂 3 周”于 2020.12.14 入院。

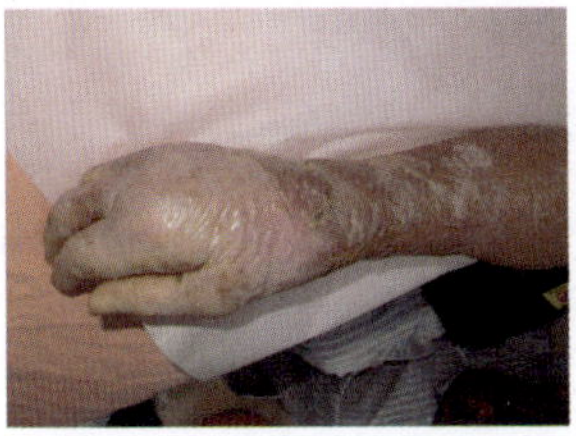

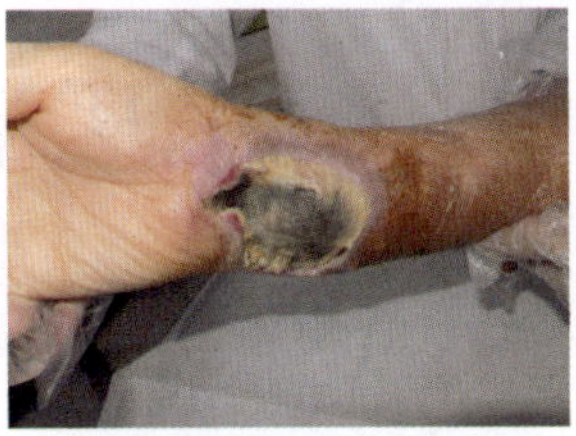

2020.12.14
入院时伤口情况

入院诊断：

1. 2 型糖尿病伴有多个并发症
   （1）糖尿病周围神经病变
   （2）糖尿病周围血管病变
2. 皮肤溃疡（右前臂）
3. 肱骨远端骨折（右侧）
4. 右侧肩关节半脱位

入院后部分检查：

2020.12.15 右侧肱骨、尺骨、桡骨正侧位片：右侧肱骨颈嵌插骨折。右侧桡骨远端嵌插骨折，断端向桡侧轻度移位，向掌侧轻度成角。右侧肱骨、尺骨、桡骨骨质疏松。右侧前臂内侧皮肤破损。

骨科会诊意见：考虑病人骨折已 3 周，无法手法复位。病人功能要求不高，建议继续保守治疗；制动固定 6 周后，可加强功能康复锻炼。

2020.12.14【第 1 天】 2020.12.15【第 2 天】

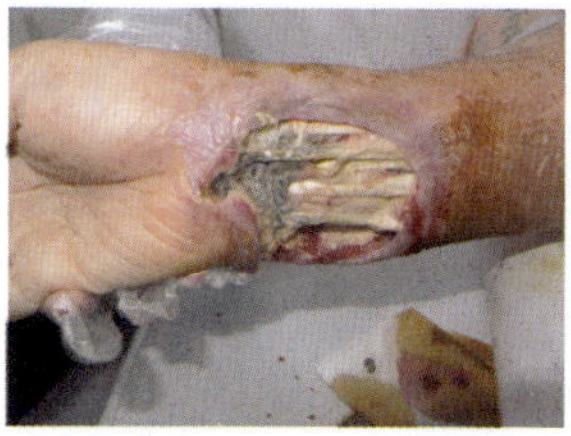

蚕食性清创，安尔碘换药。

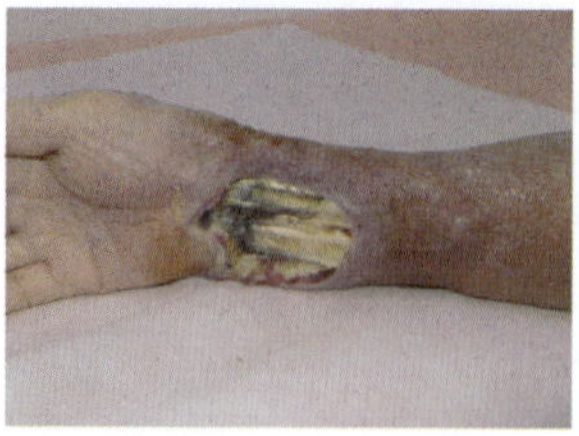

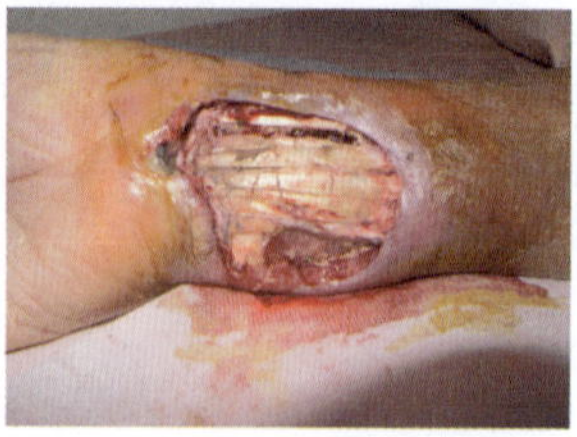

继续清创。

2020.12.18【第 5 天】

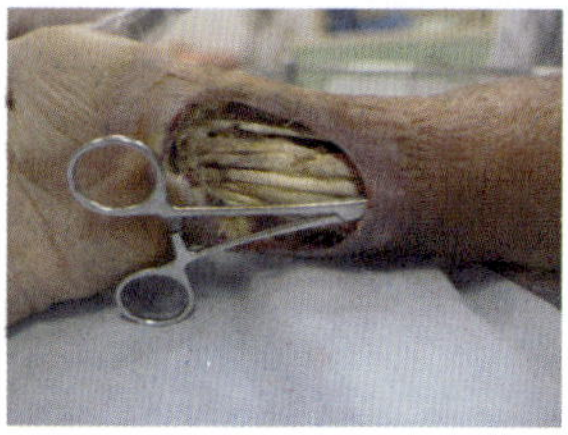

12 点钟方向可探及 7 厘米潜行。

2020.12.28【第 15 天】

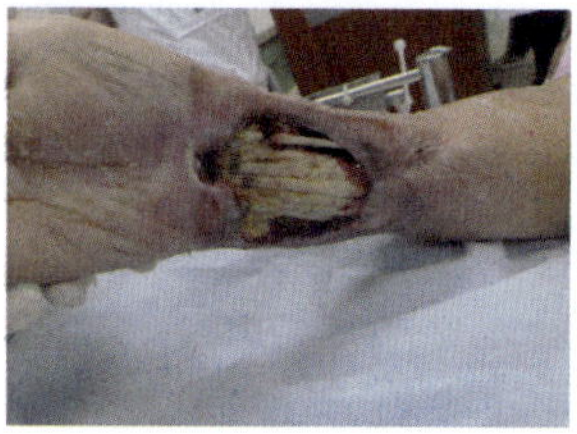

基底情况明显改善，继续安尔碘换药。

2020.12.31【第 18 天】

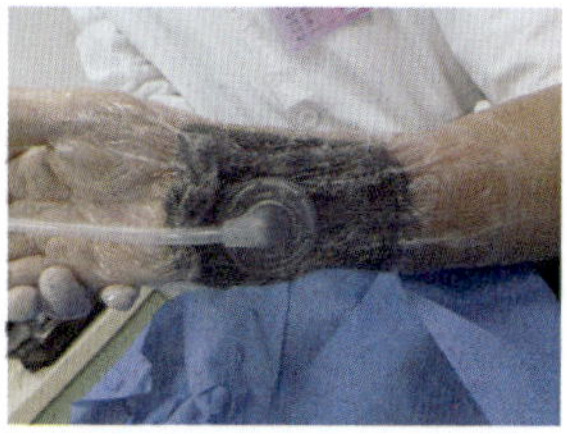

运用“中二方案”，人工真皮填塞潜行并缝合，肌腱曝露区域覆盖人工真皮，负压辅助愈合治疗。

携带便携式负压机出院回家。

2021.1.27【第 1.5 个月】

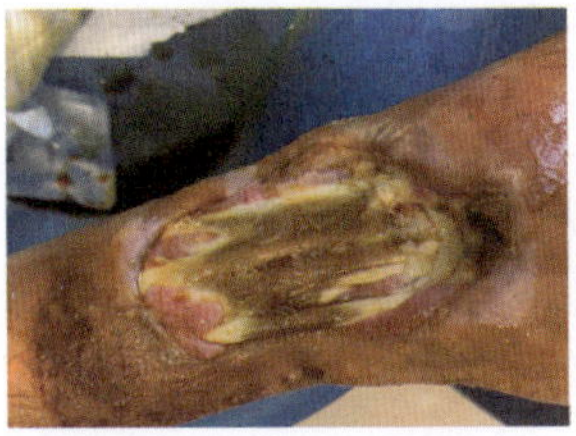

家庭换药，伤口潜行基本愈合。

2021.2.18【第 2 个月】

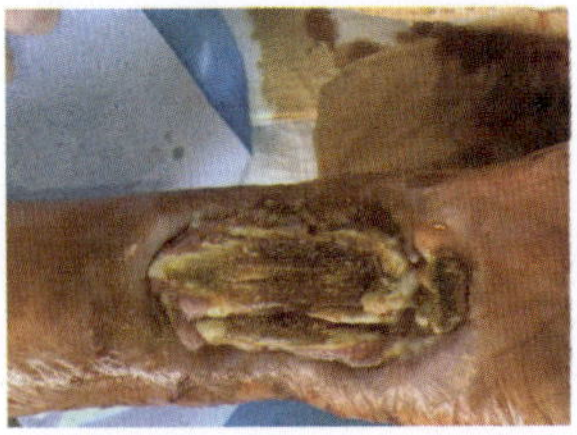

基底肉芽在生长。

2021.3.22【第 3.5 个月】

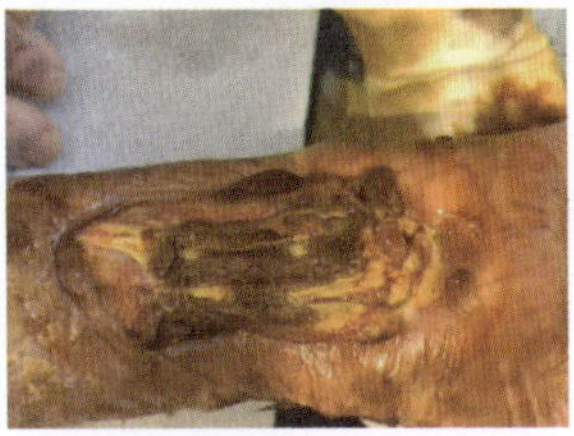

继续安尔碘换药。

2021.5.30【第 5.5 个月】

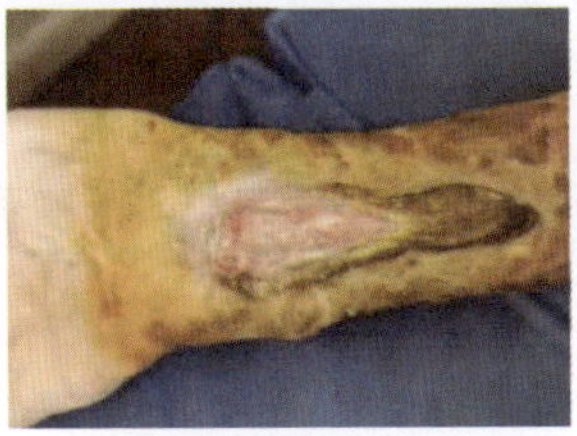

继续安尔碘换药。

2021.5.31【第 5.5 个月】

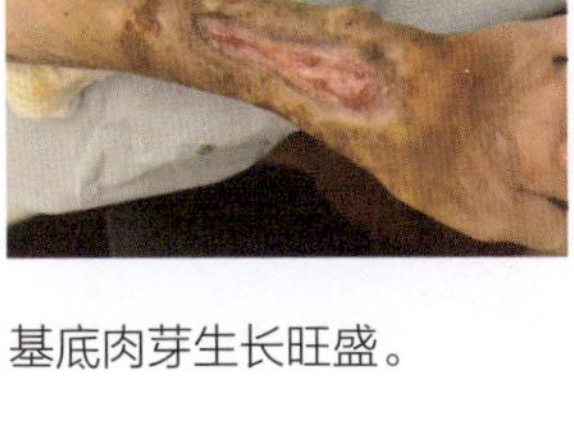

基底肉芽生长旺盛。

2021.6.15【第 6 个月】

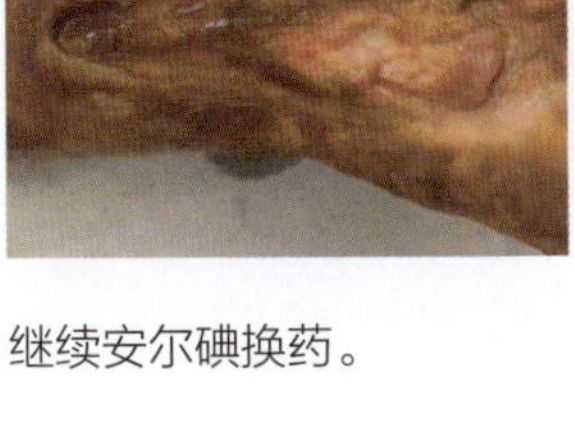

继续安尔碘换药。

2021.8.18【第 8 个月】

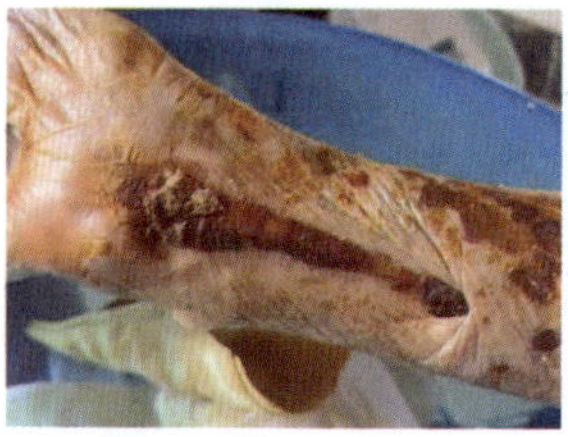

伤口基本结痂。

2021.9.25【第 9.5 个月】

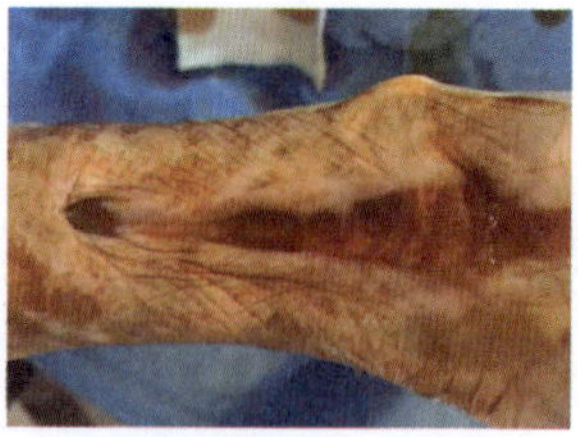

继续安尔碘换药。

2021.10.7【第 10 个月】

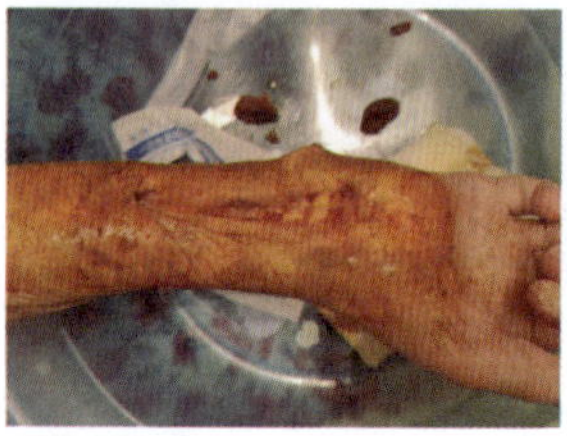

继续安尔碘换药。

2021.10.26【第 10.5 个月】

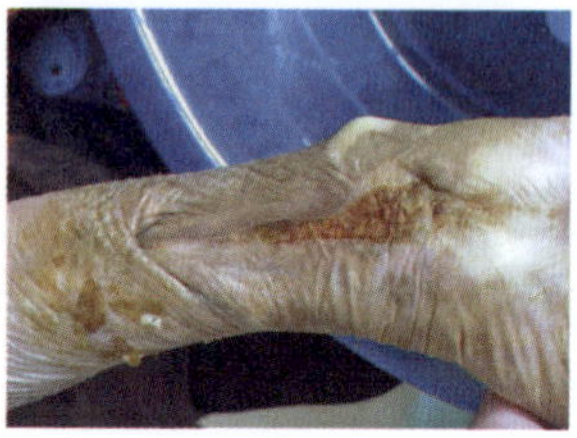

继续安尔碘换药。

毕业照

2021.11.27【11.5 个月】

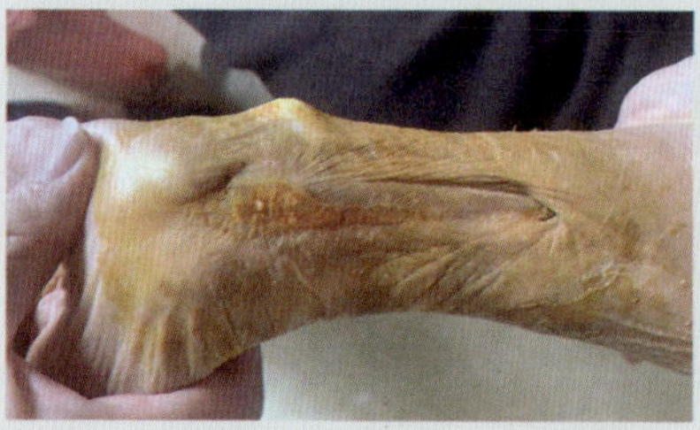

历时 11.5 个月，愈合。

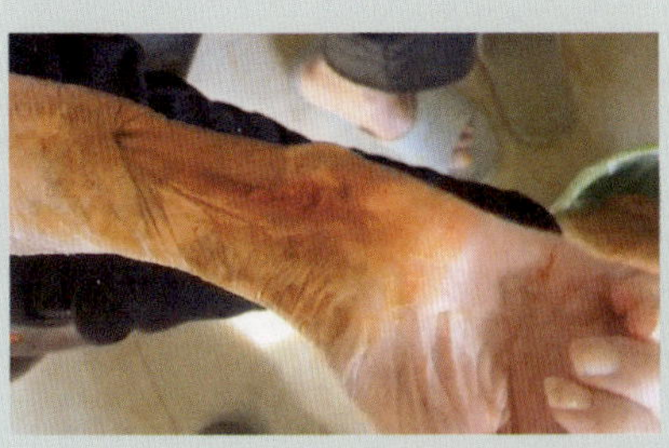

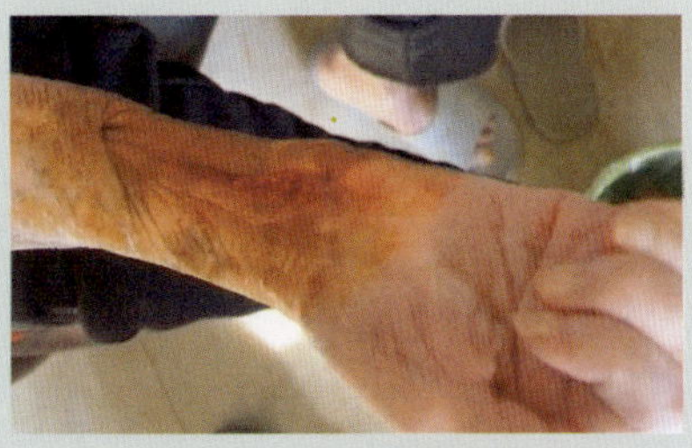

本案例是一位年龄较大、黑痂覆盖、创面在手腕部同时伴有骨折的糖尿病病人。

入院后，经过蚕食性清创、负压治疗，手部红肿明显消退。但较多曝露的肌腱、韧带如何处理，手腕要不要保留等问题仍需解决。否则影响伤口愈合，导致长期迁延不愈。最终伤口愈合方案选择了“中二方案”，伤口潜行被人工真皮填满并缝合，曝露肌腱被人工真皮覆盖，加之以负压，继而以安尔碘家庭换药，最终手腕功能保留，伤口愈合。

病人与家属依从性较高，患处愈合良好。

（叶丹）

医院介绍

中山大学孙逸仙纪念医院（简称中山二院）为国家卫生健康委员会属（管）医院，创建于1835年，是我国第一家西医医院，中国西医学和西医教育的发源地。伟大的革命先驱孙中山先生曾以“逸仙”之名在此学医并从事革命运动。医院屡创祖国西医史上多个第一，如：第一例眼疾手术、卵巢切除术、膀胱取石术、乙醚麻醉术、病理解剖术，第一张X光片，第一本中国医学杂志，第一间西医学堂，第一位中国医学留学生等。解放后，一批全国著名的医学家、医学教育家如林树模、陈耀真、谢志光、钟世藩、秦光煜、陈心陶、周寿恺、毛文书、陈国桢等投身这里，培养了大批医学人才，使其成为祖国西医学的人才摇篮，为中国医学事业做出了巨大贡献。

糖尿病足中心介绍

中山二院糖尿病足中心隶属于中山大学孙逸仙纪念医院内分泌科，组建了以内分泌科为核心，包括骨科、整形外科、血管外科、超声科、介入科等多学科的糖尿病足防治团队，对疑难病人定期会诊，建立了国内至今装备先进、功能齐全的糖尿病足工作室。是国内糖尿病足临床诊治、基础和临床研究、转化医学研究的重要中心和专科培训基地，成为华南地区最具影响力的糖尿病足诊治单位和专科人员培训基地。

杨川教授介绍

杨川教授现任中山大学孙逸仙纪念医院糖尿病专科主任。内分泌代谢学博士、教授、主任医师、博士生导师。广东医学会糖尿病学分会常务委员，广东医师协会内分泌医师分会糖尿病足学组组长。

近 5 年来在国内外杂志发表论文 20 余篇，主持或参加国家及省部级科研项目 12 余项，1 项国家发明专利。培养了上百名糖尿病足专科医生，在全国建立了大大小小糖尿病足治疗中心 20 多个。其病人来自全国各地和东南亚国家，由于医术精湛，深受好评。